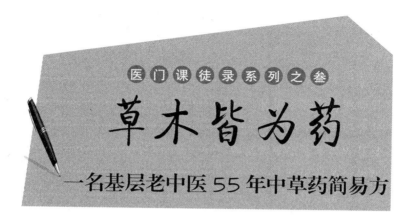

医门课徒录系列之叁

草木皆为药

一名基层老中医 55 年中草药简易方

修订版

周正祎　著

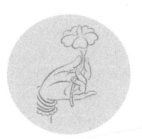

中国中医药出版社

·北 京·

图书在版编目（CIP）数据

草木皆为药：一名基层老中医 55 年中草药简易方 / 周正祎著 . — 北京：
中国中医药出版社，2020.10
（医门课徒录系列）
ISBN 978 - 7 - 5132 - 5522 - 6

Ⅰ . ①草… Ⅱ . ①周… Ⅲ . ①验方 - 汇编 - 中国 - 现代
Ⅳ . ① R289.5

中国版本图书馆 CIP 数据核字（2019）第 061747 号

中国中医药出版社出版

北京经济技术开发区科创十三街 31 号院二区 8 号楼
邮政编码　100176
传真　010-64405750
河北品睿印刷有限公司印刷
各地新华书店经销

开本 710×1000　1/16　印张 16.75　字数 291 千字
2019 年 10 月第 1 版　2020 年 10 月第 2 次印刷
书号　ISBN 978 - 7 - 5132 - 5522 - 6

定价　52.00 元
网址　www.cptcm.com

社 长 热 线　010-64405720
购 书 热 线　010-89535836
维 权 打 假　010-64405753

微信服务号　zgzyycbs
微商城网址　https://kdt.im/LIdUGr
官 方 微 博　http://e.weibo.com/cptcm
天猫旗舰店网址　https://zgzyycbs.tmall.com

如有印装质量问题请与本社出版部联系（010-64405510）

前　言

做一方百姓之医，能够利用一方所产之草木性味功效，以治一方百姓之常见伤病，即使终生不见经传，亦良有口碑。或有人问：口碑好能有何用？吾曰：胜似金杯银杯！古人云："医为仁术。"凡能及时治好疾病，即是好医、好药。医者，意也。一意治病，总以效验为先，不可夹杂他念。

赵学敏曰："一曰贱，药物不取贵也；二曰验，以下咽即能去病也；三曰便，山林僻邑仓卒即有。能守此三字之要者，便是此中之杰出者也。"能于此三字上着眼，用心审疾，对证施治，能治病、见效快、少花钱，谁不乐意接受？只要能够治好病，花钱少、效果好、又省力，谁不满意？"能守此三字之要"，不唯乡间患者求之，即使是繁华闹市患者，多数人亦想有此结果。能看得起病，无非一是经济，二是时间，二者不愁，别无难矣。故三字之说，与亲和医患情感，最为紧要。能做到如是，必为"杰出者也"。

古之"走方"医者，知此三字之要，因而深受百姓爱戴，今之"坐堂"看病，仍有借鉴意义。检查、治疗，当以病情需要而定，不可总要多花钱为"时尚"。假如自病，也愿过度检查、只选昂贵药物乎？富裕之家无忧，拮据之人有难。大病、隐患、复杂病，确须反复检查，以免漏诊延误，失去最佳治疗时机，花钱再多，亦属必要。若是来者都如此，岂不过乎？医为病人及时消灾一次，患者感激，医者欣慰，何乐而不为？感同身受，自圆其说，非敢妄论同仁。

我们不能忘掉老祖先这个根！这个根所指即是中医药。很多中医药人员，辛勤忙碌在广阔大地上、百姓群众中。无论患者钱多钱少，大多都能给予及时治疗。除大病外，花钱都不算多。草药生于荒野，天然宝库，无私奉献，性味纯正，疗效显著，无论口服、熏洗、敷贴等，正确运用，皆有良好效果，还有刮痧、针灸、按摩、膏贴等，用之得当，均能即刻起效，速去病痛。事中医者，多有通晓。凡疗效确切、无毒副作用、少花钱、见效快的都是好方法，百姓都欢迎。但凡能吃苦耐劳，勤奋钻研，深入实践，及时总结，必将成为受百姓欢迎、能治百病的好医生。

今将吾多年来深入大山，在家传师授、民间询访下，积累之有效验方，识药、采药、用药之经验，整理小结，而成《草木皆为药》，期待进一步提高。此辑意在"小结"，内容多"骨"少"肉"，谨为临证实用而辑。属个人数十年治病经验小结，业余写稿，历经三载，今复校修。为缩短篇幅，方解、治验尽已删去。能认识草药者，可对证选用，但不可随意加量，因为草药天然生长，较之人工种植，功效大矣。若确属不认识草药者，切勿滥采、乱用，以免不但不能治病，反会带来不测伤害。

鄂西北区域药用植物在千种以上，个人活动范围十分有限，所识甚少，故此辑不及凤毛麟角，不过管中窥豹而已。为探索更有效之方药，尤其民间常用有效经验方，吾将继续收集、整理，以光大中草药祛病疗伤之用，尽献个人微薄之力。

感谢王显刚编辑花费大量心血整理编辑拙稿！不然的话，即使是所集小方有用，岂能传之于世？出版社力挺，读者认可，这使我很受感动。校修之际，谢谢大家！

医道本高尚。但能不存杂念，用心审疾，对证施治，药以见效为要，则知三字之要矣。律己之言，天人可鉴。能得到高人赐教、读者指正，吾必感激涕零！

周正祎
1999 年初夏于鄂西北黄龙滩
2011 年秋末复校
2014 年夏末再校
2019 年春末修订

目　　录

卷一　试效实用草药方 ··· 1

一、解表方 ··· 1

辛温解表方主风寒束表 ··· 1

风寒感冒简便方 ··· 2

辛凉透表方主感冒风热 ··· 2

清温解毒方主温热时疫（流感类） ····························· 2

清热解毒方主温热流感 ··· 3

预防流感方 ··· 3

暑月感冒方主感冒暑湿 ··· 3

暑月感冒便方 ··· 3

疟疾便方 ··· 4

麻疹不透方主麻疹透出不畅及风疹 ····························· 4

二、清里方 ··· 4

小便淋涩方主心火移于小肠 ····································· 5

胃火牙痛方主胃家实火 ··· 5

赤眼简便方 ··· 5

肺热干咳方主肺热肺火 ··· 6

肌热烦渴方主伤暑热 ··· 6

风火赤眼方清肝火 ··· 7

清肝明目方主肝火目痛 ··· 7

目痛方主虚火目痛 ··· 7

血热鼻衄方凉血止衄 ··· 7

肺热咯血方主肺热咯血 ··· 8

肠风便血方主血热便血 ································· 8

便血方主血热便血 ································· 9

鼻衄单方 ································· 9

口舌生疮方清热毒 ································· 10

咽喉肿痛方清利咽喉 ································· 10

冰胆散主咽喉肿痛 ································· 11

拳参散消肿利咽 ································· 11

一味霜主诸痛热毒 ································· 11

一味消主喉痹 ································· 11

热毒疮疖方主热毒实证 ································· 12

肠痈腹痛方主肠痈 ································· 12

热毒斑疹方主毒蕴血营 ································· 12

乳痈初起方主乳痈热实证 ································· 13

痈毒肿疡方主痈疡热证 ································· 13

湿热黄疸方主湿热熏蒸 ································· 13

湿热肝炎方退黄降酶 ································· 13

湿热泻痢方主湿热泻痢 ································· 14

脓疱疮方主湿热脓疱 ································· 14

脓疱疮单方 ································· 15

湿毒瘙痒方祛湿毒 ································· 15

湿热脘闷方主湿热困脾 ································· 15

虚热盗汗方主潮热盗汗 ································· 15

虚热干咳方养阴敛肺 ································· 16

长夏肌热方清虚热 ································· 16

清热通便方主肠胃积热 ································· 16

肠燥便秘方主津枯便秘 ································· 17

泻水消膨方主腹水痰壅 ································· 17

扶正通便方主正虚便秘 ································· 17

三、理湿方 ································· 18

外感暑湿方化湿利水 ································· 18

外感暑湿便方主暑月感冒 ································· 18

　　外感风湿方主肢体重着 ·························· 19

四、利水渗湿方 ······························· 19

　　水肿方利水消肿 ····························· 19

　　水肿单验方利水消肿 ·························· 19

　　清热利尿方主小便淋沥 ························ 20

　　腹水方泄水消臌 ····························· 20

　　胸闷喘肿方主心阳不振 ························ 20

　　石淋方主尿结石 ····························· 21

五、温里方 ································· 21

　　温里祛寒方温中祛寒 ·························· 21

　　脾虚久泻方温中祛寒 ·························· 21

　　小腹冷痛方主寒邪直中 ························ 22

　　寒疝方主腹股冷痛 ··························· 22

　　肾阳虚方主肾虚阳痿 ·························· 22

六、治风安神方 ····························· 23

　　头风痛方主头风头痛 ·························· 23

　　平眩饮息风平眩 ····························· 23

　　失眠恍惚方安神益智 ·························· 23

　　失眠不寐方主不眠 ··························· 24

　　安神止痛方主失眠体痛 ························ 24

　　二神饮止痛安神 ····························· 24

七、祛痰止咳方 ····························· 24

　　燥湿化痰方主脾虚湿痰 ························ 25

　　温化寒痰方主咳嗽痰多 ························ 25

　　祛痰止咳方主咳嗽痰多 ························ 25

　　清化热痰方主肺热咳嗽 ························ 25

　　火咳方主肺火干咳 ··························· 26

　　二穿饮主肺热久咳 ··························· 26

　　止咳平喘方主咳喘气促 ························ 26

　　又方主哮喘 ································· 27

　　平喘外用方平哮喘 ··························· 27

八、消导方 ·· 28

　　停食脘胀方主新食停滞 ························· 28

　　积滞脘胀方主伤食腹痛 ························· 28

　　消滞方主脘腹胀痛 ····························· 28

　　伤肉食方主肉食停滞 ··························· 28

　　脾虚积滞方主脾虚脘胀 ······················· 29

九、理气方 ·· 29

　　五香饮主气郁不舒 ····························· 29

　　胃脘气痛方主胃脘气滞 ······················· 29

　　舒郁止痛饮主肝气郁滞 ······················· 30

　　三味止痛散主腰痛 ····························· 30

　　疝气痛方主小腹睾丸坠胀 ····················· 30

　　胸背痛方主胸痹 ······························· 31

　　降气止呃方降逆止呃 ··························· 31

　　宣肺平喘方主肺气壅急 ······················· 31

　　降逆止呕方和胃止呕 ··························· 31

十、理血方 ·· 32

　　跌打瘀痛方行瘀止痛 ··························· 32

　　散瘀止痛方主跌仆损伤 ······················· 32

　　胁腹刺痛方疏肝散瘀 ··························· 33

　　跌仆伤痛方行瘀止痛 ··························· 33

　　活血调经方主滞经腹痛 ······················· 34

　　经期发热腹痛方主疏肝行瘀 ··················· 34

　　闭经方主瘀闭腹痛 ····························· 34

　　周身痛方主全身强痛 ··························· 34

　　伤肿外用方散瘀止痛 ··························· 35

　　散瘀接骨外用方 ······························· 35

　　新丹参饮主气滞血瘀胃痛 ····················· 35

　　丹参饮主活血调经 ····························· 36

　　伤痛简便方散瘀消肿 ··························· 36

　　三奇饮主妇女宫血 ····························· 36

独胜饮（红药子）主妇女出血证 ·············· 36

独胜饮（断血流）主妇女出血证 ·············· 37

止便血方主便血 ······························· 37

血痢日久不愈方主血痢日久 ··················· 37

虚损咯血方主肺痨咯血 ······················· 38

月经淋沥不净方止诸血 ······················· 38

止鼻衄方止鼻衄 ····························· 38

止尿血方主血淋 ····························· 38

十一、祛风湿方 ································· 39

桑枝饮主行痹风胜 ··························· 39

忍冬藤饮主热痹 ····························· 39

红毛七饮主热痹 ····························· 40

十藤饮主行痹热痹 ··························· 40

穿山龙饮主痛痹 ····························· 40

入地金牛饮主痛痹 ··························· 41

托腰七饮主痛痹日久 ························· 41

乌龙酒主痛痹 ······························· 42

独龙酒主痛痹及腰腿痛 ······················· 42

龙威镇痛酒主痛痹体实证 ····················· 42

扣子七酒主痛痹体虚证 ······················· 43

扶正止痛酒主痹痛体虚 ······················· 43

鹿衔草酒主痹痛体虚 ························· 43

薏苡仁饮主湿痹偏寒 ························· 44

青风藤饮主湿痹偏热 ························· 44

湿痹饮主痹痛湿胜 ··························· 45

胸痹饮主胸前痹痛 ··························· 45

胸痹简易方主胸痛 ··························· 45

尪痹饮主类风湿关节炎 ······················· 45

雷公藤饮主类风湿关节炎 ····················· 45

松节饮主风湿筋骨肌肉痛 ····················· 46

肾虚腰痛方主腰膝酸痛 ······················· 46

杂痹饮主肢体痹痛 46
风湿痹痛外敷方主痹痛麻木 46
湿寒外用方主痛痹疼痛麻木 47
独行饮主内伤瘀痛寒湿痹痛 47
顽固性头痛方主头痛 47

十二、补益方 48
　太子参饮主脾虚气弱 48
　金雀根饮主脾肺气虚 49
　棉根饮主子宫脱垂 49
　脱肛简便方主脱肛子宫脱垂 49
　血三七饮主血虚 49
　五味补血饮主血虚 49
　三味补血饮主血虚 50
　补血饮主血虚精乏 50
　补肾阳方主肾阳虚 50
　白首乌方主肾阳不足 50
　补肾便方主肾虚腰酸 50
　养阴生津方主肺胃阴虚 51
　枸骨叶饮主肝肾阴虚 51
　鹿功饮主肺肾阴虚 51
　阴亏痿躄方主痿证肝肾阴亏 51
　滋阴养血方主阴虚血弱 52
　养血乌发方主须发早白 52

十三、收敛方 52
　敛汗方主表虚自汗 52
　虚喘方敛肺止喘 53
　莲须饮主肾虚滑精 53
　止带方主带下日久 53
　涩肠止泻方主肠滑久泻 53
　红白痢方主赤白痢下 54

十四、杂治方 54

二味拔毒膏主无名肿毒 54

虫蛇咬伤外敷方主虫蛇咬伤 54

会阴及睾丸湿痒皮破方 54

虫毒蛇咬方外敷拔毒 55

独胜膏主毒蛇咬伤 55

湿毒瘙痒外洗方主湿疹瘙痒 55

疤疹外洗方解热毒 55

黄疸型肝炎外敷方发泡拔毒 56

三味消肿膏主发颐腮肿 56

治癣止痒方外用治癣 56

一味消主痒疹 56

风湿疙瘩方祛风退疹 57

玉露散清热解毒 57

三叶消毒散主无名肿毒 57

咽喉肿痛单方清热利咽 57

魔芋解毒方主痈疽瘰疬 58

甜瓜蒂散涌吐风痰退黄 58

疥癣便方杀虫止痒 58

拔疔虫方主疔疮肿痛 58

慢性乙型肝炎六方 58

妇科带下三方 60

卷二　草药应用经验拾记 61

一、采药记 61

采金果榄记 61

寻鹿衔草记 63

采红药子记 64

采桑寄生记 65

穿山龙记 65

采红木香历险记 66

采三棵针记 66

缬草记 67

断血流记 67

头顶一颗珠记 68

八角莲记 68

采老鹳草历险记 69

采寻骨风纪实 72

兔儿伞记 73

采何首乌记 74

二、单味草药应用手记 76

鸡鸭鱼骨鲠威灵仙可治 76

乌药叶治痈疖肿毒 76

木芙蓉叶治热毒疮疖及手脚湿毒 76

谷树浆治牛皮癣 77

土槿树根皮治湿毒皮癣 77

臭椿树皮治带下 77

槐树枝叶皮治皮肤瘙痒 77

翻白草治赤带肠风下血 77

马鞭草治疟疾及痛经 78

薏苡根治热淋尿道涩痛 78

灯心草治心火过旺 78

鸭跖草治咽喉肿痛及热淋 78

千里光治热毒疮疖 78

霜桑叶治风火眼疾 79

青鱼胆治赤眼喉痛 79

金果榄民间视为神药 79

缬草理气止痛效果好 80

枸橘治疝气小腹痛 80

吉祥草治肺热咳嗽 80

芭蕉根治肺燥火咳 81

天天茄治睡不醒 81

虎耳草外用治聤耳（中耳炎） ……………………… 81

鲜桑白皮蜜汤止咳效果好 …………………………… 81

映山红叶治咳嗽效果亦佳 …………………………… 81

穿山龙治久咳及骨关节痛 …………………………… 82

红木香止痛降酶效果好 ……………………………… 82

兰香草可止诸痛 ……………………………………… 82

小茴香叶治岔气有效 ………………………………… 83

槐花槐豆治痔疮便血 ………………………………… 83

铁苋菜治血痢及月经淋沥不净 ……………………… 83

马齿苋治痢疾腹泻有效 ……………………………… 83

酢浆草治扭挫伤 ……………………………………… 84

土鳖虫治跌打损伤肿痛 ……………………………… 84

扦扦活治跌打损伤 …………………………………… 84

乌桕树根皮消肿有效 ………………………………… 84

野葡萄根有一定治癌作用 …………………………… 84

兔儿伞治风湿痹痛 …………………………………… 85

老鹳草治风湿痹痛及泻痢腹痛 ……………………… 85

祖师麻治跌打损伤效果神速 ………………………… 86

八角莲治跌打损伤效果亦佳 ………………………… 86

入地金牛治痹痛伤肿亦良 …………………………… 87

雷公藤根木心治类风湿效果明显 …………………… 87

八棱麻治外伤疼痛效果佳 …………………………… 87

寻骨风治诸痛效果良好 ……………………………… 88

托腰七治肾虚腰痛 …………………………………… 88

石楠树枝叶治肾虚腰痛 ……………………………… 88

鸡矢藤治诸痛皆宜 …………………………………… 88

土大黄止血效果优 …………………………………… 89

断血流止血优于仙鹤草 ……………………………… 89

红药子止血止泻效果双佳 …………………………… 89

大蒜用途广，止泻效更速 …………………………… 89

艾叶驱寒止痛亦止血 ………………………………… 90

云实根治咳嗽腰痛骨鲠喉 ……………………………… 90

橘叶佛手叶宽胸理气效果佳 …………………………… 90

鹿角末一味治乳痛乳癖效果佳 ………………………… 90

陈樟木治胸脘痞闷胀痛 ………………………………… 90

陈皮消食导滞快膈 ……………………………………… 91

陈莱菔子消食导滞力大效速 …………………………… 91

白芥子功用宽泛 ………………………………………… 91

胡椒鸡蛋清调敷减轻寒喘 ……………………………… 91

土人参炖鸡汤益气养血 ………………………………… 92

冬苋菜治眩晕由来已久 ………………………………… 92

丹参作用很广泛 ………………………………………… 92

益母草活血调经止痛 …………………………………… 93

茜草行血止血消瘀 ……………………………………… 93

紫草和营凉血排毒 ……………………………………… 93

蒲黄行瘀止血俱佳 ……………………………………… 93

大小蓟止鼻衄效果上佳 ………………………………… 94

白茅根凉血止血亦佳 …………………………………… 94

苎麻根凉血润燥治淋 …………………………………… 94

芦根治胃火上升呕哕 …………………………………… 94

连钱草清热利尿排石 …………………………………… 94

竹叶心清心火利尿 ……………………………………… 95

鲜荷叶为清暑佳品 ……………………………………… 95

天麻善治眩晕头痛 ……………………………………… 95

川芎上行头目下行血海 ………………………………… 95

薄荷治风热感冒头痛目赤 ……………………………… 95

野菊花清热解毒功效强 ………………………………… 96

爵床清热解毒不逊色 …………………………………… 96

山豆根清热利咽止咳 …………………………………… 96

开喉箭治喉痹效果神速 ………………………………… 96

三颗针清热泻火功近黄连 ……………………………… 97

天葵子治瘰疬肿毒有效 ………………………………… 97

重楼治疮疖肿毒效果良 ……………………………… 97
石韦利尿通淋止血俱佳 ……………………………… 97
车前草利尿通淋亦佳 ………………………………… 98
苦参治湿热带下湿毒瘙痒 …………………………… 98
苦楝树皮燥湿止痒效佳 ……………………………… 98
石榴皮治久泻久痢效果明显 ………………………… 98
柿蒂为治呃逆要药 …………………………………… 99
甜瓜蒂治鼻息肉有效 ………………………………… 99
紫苏解肌宽中亦解毒 ………………………………… 99
土藿香和胃止呕夏秋必备 …………………………… 99
野西瓜果与苗治疗寒湿痹痛 ………………………… 99
骨碎补生发效果极佳 ………………………………… 100

三、草药小方治验 …………………………………… 100
藿香葱姜水辅治阴暑 ………………………………… 100
干姜小方痛痹治验 …………………………………… 101
叶氏验方牙痛治验 …………………………………… 101
单方蛇头疔治验 ……………………………………… 102
内服外用趾丫疔治验 ………………………………… 102
野菊花指丫疔初起治验 ……………………………… 103
三棱针刺法红丝疔治验 ……………………………… 103
大黄红白痢治验 ……………………………………… 103
小方伤食脘胀治验 …………………………………… 104
红药子久泻不止治验 ………………………………… 104
陈莱菔子新食伤胃治验 ……………………………… 104
自拟药酒方痛痹治验 ………………………………… 105
单味金果榄咽喉肿痛治验 …………………………… 105
自制冰胆散咽喉肿痛治验 …………………………… 105
自配脐疮药治验 ……………………………………… 106
白酒烫伤治验 ………………………………………… 106
内外合用烫伤溃烂治验 ……………………………… 106
金缬散腰痛欲折治验 ………………………………… 107

自拟冻疮酊治验 ·············· 107

白麻散腰部骨折治验 ·············· 107

白麻散陈伤胁痛治验 ·············· 108

卷三　治癌点滴经验 ·············· 109

一、抗癌中草药浅识 ·············· 110

二、部分抗癌中草药功效分类 ·············· 112

三、部分抗癌中草药基本功效 ·············· 114

四、有一定疗效治癌经验方 ·············· 125

卷四　内科常见病症论治 ·············· 133

一、感冒 ·············· 134

二、伤食 ·············· 139

三、泄泻痢疾 ·············· 141

四、劳倦 ·············· 145

五、虚损 ·············· 146

六、厥证 ·············· 151

七、郁证 ·············· 154

八、痞满 ·············· 157

九、脂瘀症（脂肪肝） ·············· 159

十、血瘀症（高脂血症） ·············· 160

十一、水肿 ·············· 162

十二、臌胀 ·············· 164

十三、积聚 ·············· 167

十四、肺痿 ·············· 169

十五、噎膈反胃 ·············· 170

十六、呕吐呃逆 ·············· 172

十七、血证 ·············· 175

（一）咳血 ·············· 175

（二）吐血 ……………………………………………… 176

（三）衄血 ……………………………………………… 177

（四）便血 ……………………………………………… 178

（五）尿血 ……………………………………………… 178

十八、头痛 …………………………………………………… 181

十九、胃脘痛 ………………………………………………… 184

二十、胸痛 …………………………………………………… 186

二十一、腹痛 ………………………………………………… 187

二十二、胁痛 ………………………………………………… 190

二十三、腰痛 ………………………………………………… 192

二十四、痿证 ………………………………………………… 194

二十五、痛风 ………………………………………………… 196

二十六、眩晕 ………………………………………………… 198

二十七、癫狂 ………………………………………………… 200

二十八、痫证 ………………………………………………… 202

二十九、心悸 ………………………………………………… 203

三十、不寐 …………………………………………………… 205

三十一、健忘 ………………………………………………… 206

三十二、多寐 ………………………………………………… 207

三十三、便秘 ………………………………………………… 208

三十四、癃闭 ………………………………………………… 211

三十五、淋证 ………………………………………………… 213

三十六、小便不禁 …………………………………………… 215

三十七、遗精 ………………………………………………… 216

三十八、阳痿 ………………………………………………… 219

三十九、耳鸣 ………………………………………………… 221

四十、脱发 …………………………………………………… 222

四十一、脱肛 ………………………………………………… 224

四十二、汗证 225

四十三、消渴 227

四十四、黄疸 229

四十五、肺痈 234

四十六、失音 235

四十七、痨瘵 237

四十八、中风 239

四十九、虫积 243

五十、疝气 245

五十一、脚气 246

跋 249

卷一　试效实用草药方

一、解表方

凡能疏解肌表，促使发汗，用以发散表邪、解除表证的方剂，称为解表方。所谓表证，就是风寒暑湿燥火六气为淫，侵袭肌表，症见恶寒发热、头痛身痛、脉浮等。又如麻疹初期、疮疡初起、水肿见有表证等，均可选用。

证有风寒、风热之不同，方有辛温、辛凉之各异。外感风寒，症见发热无汗，头痛，恶寒，全身拘紧，口不渴，苔薄白，脉浮紧，宜用辛温解表方；外感风热，症见发热，微恶风寒，头痛，口渴，咽痛或咳，或微汗出，恶风，苔白干燥或微黄，脉浮数，宜用辛凉解表方；暑月感冒则又多夹暑湿，故症见发热体倦，胸闷脘痞，四肢困乏，纳呆神疲，宜芳香化湿、祛暑清热。

如病已入里、麻疹已透、疮疡已溃、虚人水肿、吐泻失水、失血、大汗等症，均不适用解表方，以免损伤正气，导致重虚。

辛温解表方主风寒束表

组成：紫苏叶 9g，水蜈蚣 18g，兰香草 9g，白芷 9g，荆芥、防风各 9g，柴胡 9g，生姜 3 片，葱白 3 茎（连须）。水轻煎（10 分钟内），温服，取汗。

功效：辛温解表，发散风寒。主治感冒风寒，发热头痛，肢体拘紧，鼻塞，喷嚏，畏寒，无汗，苔薄白或润，脉浮或紧。

加减：气虚加党参 9 ~ 15g；热盛加黄芩 9g；咳嗽、胸闷加杏仁、桔梗各 9g；头痛甚加川芎 9g；纳呆加麦芽、陈皮各 9g。无夹症用本方。

注：水蜈蚣，始自师传，考证于《全国中草药汇编》等书。为莎草科水蜈蚣属植物水蜈蚣的全草，俗称水三棱草。味辛性平。功能疏风解表，清热利湿，止咳化痰，祛瘀消肿。主治伤风感冒、咳嗽气喘、疟疾、腹泻、风湿关节痛等症。

水煎服 15 ~ 30g。外用适量，捣烂加陈醋、白酒各少许，敷患处。

兰香草，考证于《本草纲目》《中药大辞典》等书。为马鞭草科兰香草属植物兰香草。药用全草，夏、秋采割地上部分，切段晒干备用。味辛性温，有祛风解表、散瘀止痛、祛痰止咳功效。主治风寒感冒、风湿关节痛、咳嗽痰多等症。内服 15 ~ 30g，水煎温服。外用熏蒸、泡洗、热敷患处，对风湿痹痛、皮肤瘙痒、扭挫伤痛等症，均有较好效果。

风寒感冒简便方

组成：紫苏叶 15g（鲜品 30g），葱白三五茎（连须），生姜 9g。

主治：此方简便易行，药物易寻，为治风寒束表、身热无汗之屡验方。凡初感风寒，头痛鼻塞，身热无汗，肢体酸痛，畏冷无汗者服之，少则 1 剂，多则二三剂，汗出即解，热退可安。

辛凉透表方主感冒风热

组成：薄荷 15g，牛蒡子 15g，蝉蜕 9g，葛根 9g，桑叶 12g，野菊花 6g，桔梗 9g，麦冬 9g，黄芩 9g，柴胡 9g，甘草 3g。水轻煎，温服，勿发汗，或取微汗，其热自退。

功效：辛凉透表，发散风热。主治感冒风热，头痛发热，咽干鼻燥，汗出口渴，心烦体酸，或干咳，或咽肿等症。

加减：如畏风寒，加荆芥、防风各 9g，生姜 3 薄片，葱根 3 茎。一服寒退，葱、姜不可再加。

清温解毒方主温热时疫（流感类）

组成：大青叶 30g，野菊花 15g，贯众 9g，金银花 15g，紫草 12g，牡丹皮 12g，麦冬 12g，玄参 12g，天花粉 9g，黄芩 12g，马勃 12g（布包煎），薄荷 9g，荆芥穗 6g。水轻煎，微温服。

功效：清热解毒，养阴护营。主治温热伤阴，头痛肌热，咽干口渴，四肢酸楚，心烦不宁，甚则烦渴引饮，舌绛苔糙，脉数或洪，温热不解等症。

注意：切勿发汗，以免重耗津液，变生他症。

清热解毒方主温热流感

组成：爵床 15g，金银花 12g，连翘 9g，黄芩 9g，玄参 9g，生石膏 24g，桔梗 9g，板蓝根 9g，半枝莲 12g，麦冬 12g，甘草 6g。水轻煎，微温服。

功效：清温败毒。主治流感。凡冬温、春温、流感，皆可用此方加减治之。其症状与风热感冒相似，咽干舌燥，体倦微热，或咳或不咳，胸微闷，食欲差，或微烦渴，五七日不愈。

加减：咳嗽加贝母 9g，炙桑白皮 15g，炙枇杷叶 15g；纳差加白术、陈皮各 9g；发热加柴胡、薄荷各 9g；烦渴加葛根 12g，天花粉 6g，芦根 12g。

预防流感方

组成：爵床 12g，大青叶 9g，金银花 9g。开水泡，当茶饮。

主治：此方用于预防流感，或治疗轻微发热。若秋季暑温、秋温，可加入鲜荷叶（无鲜品，干品亦可）15g，佩兰 6g，薄荷 3g，同煎服或泡水服。

暑月感冒方主感冒暑湿

组成：藿香 9g，佩兰 9g，香薷 6g，杏仁 6g，薏苡仁 15g，白扁豆 6g，木瓜 9g，车前草 30g，黄芩 9g，鲜荷叶半张。水轻煎，微温服。

功效：祛暑解肌，化湿清热。主治感冒暑气，肌热困倦，胸闷纳呆，头昏心烦，苔滑，脉濡等症。

体会：取微汗，热退，身轻，暑邪即解。

暑月感冒便方

组成：草木樨鲜品 30～60g（干品 21～24g），佩兰（或用荷叶半张）15g。水轻煎，微温服。

注：草木樨，为豆科植物草木樨的全草。药用地上全草，夏、秋盛花期采割，切段晒干备用。味辛微苦，性凉。功能清热解暑，化湿杀虫。主治伤暑受热、胸闷疲倦、疟疾寒热、腹泻、热淋等症。水煎服 15～18g，外用熏洗可治皮肤瘙痒。暑月感冒，同鲜荷叶、薄荷各 15～30g，水煎温服，效果很好。

疟疾便方

寒多热少方　水蜈蚣鲜品 30 ~ 60g（干品 15 ~ 18g），柴胡 9g，马鞭草 12 ~ 15g，生姜 3 片，红枣 3 枚。功效：散寒解热，截疟。主治疟疾，寒多热少，或畏寒不热，身体拘紧，头痛无汗，无论日日疟、间日疟、三日疟，均于发作前五六小时浓煎热服，取汗即解。

热多寒少方　马鞭草鲜品 30 ~ 60g（干品 15 ~ 18g）。水煎温服，微汗出即可（须于发作前五六小时服）。潮热加青蒿 9g。功效：解热截疟。主治疟疾热多寒少，或先冷后热，或微寒大热，头身俱痛。

麻疹不透方主麻疹透出不畅及风疹

组成：薄荷、荆芥穗、防风、蝉蜕、牛蒡子、葛根、升麻、玄参、金银花、紫草、桔梗、连翘壳各 3g（1 岁小儿个人常用量，可根据病情轻重略作加减），少用芫荽或芫荽籽（2 ~ 3g）为引。水轻煎，分多次温服。

功效：疏风解肌，透疹解毒。主治麻疹初起，风寒束表，透出不畅，体热不退，涕泪淌流，咳嗽喷嚏，甚或烦渴不宁，时见惊惕，咳嗽声哑，纳呆体倦，精神不振，麻疹时隐时现。或误诊误治，以致疹出不彻、毒郁气营等症。

注意：室内须洁净透光，切勿昏暗秽浊，勿食荤腥油腻。疹出之时，谨避风寒，勿伤生冷，饮食以清淡为要。待疹出透，另用养阴清润之品调理。

体会：若服药后疹出仍不透畅，可单用芫荽适量煎水，内服外洗，其疹必出。外洗时宜趁大温（温度比较高时）擦洗全身。余用此方治麻疹不畅或被误诊误治，以致患儿垂危者，无不转危为安，从无一例失误。若能辨证加减（但无损主方功用），其效更稳。此方用以治疗风疹，其效更佳。

以上皆经验方也。余用上述诸方治疗外感时症，加减运用，其效稳妥。

二、清里方

"热者寒之，温者清之。"《素问·至真要大论》病机十九条言及火、热者有九，可知火热为患之广。故前人将清热剂列为八法之一的清法，制方精且多矣。俗云："一方水土养一方人"，今为小结一方草药疗一方疾病之经验，凡属清热泻火之用，统列为清里方。热有在气分、营分、血分及脏腑之分，不复赘述。仅以地产药物品种及个人临证经验、民间习用屡效之方列入，纯属经济、实效之剂，以备常见病之用。前、后诸类方均同此。

小便淋涩方主心火移于小肠

组成：鲜竹叶 12g，灯心草 15g，鲜鸭跖草 30～60g，绞股蓝 15g，薏苡根 30g，苎麻根 15g，车前草 30g，萹蓄 9g，麦冬 15g，白木通 9g。水轻煎，代茶频饮。

功效：清热泻火，利尿通淋。主治心烦口渴、小便淋沥、尿道涩痛等症。

胃火牙痛方主胃家实火

组成：生石膏 24g（先煎），麦冬 15g，三颗针 15g，牡丹皮 12g，地骨皮 15g，金银花 15g，生地黄 15g，鲜白茅根 30g，薄荷 9g，千里光 15g。水煎，饭后温服。

功效：清热泻火，养阴解毒。主治胃火实热，牙痛颌肿，甚则牙龈红肿，溃烂流脓，烦渴便秘，小便短赤。

注：三颗针，始自师传，考证于《中药大辞典》等书。为小檗科植物小檗属细叶小檗、三颗针、刺黄连、刺黄柏（本地叫法）的树皮、根或根皮。味苦性寒。功能清热燥湿，泻火解毒。主治痢疾、泄泻、黄疸、热淋、咽喉肿痛、聤耳、火眼、热毒疮疡等症。水煎服 6～15g，外用适量。本品清热泻火、利湿退黄等功效甚佳。黄疸型肝炎及暴发火眼用之，功同黄连、黄柏、黄芩。根皮研细末冷开水调敷治疗烫火伤，水煎熏洗治疗湿毒皮癣，效果亦良。

赤眼简便方

组成：青鱼胆草（远志之地上部分）鲜品 30～60g，天竺叶鲜品 15g，车前草鲜品 30g，鲜竹叶 15g，薄荷 12g，木贼草 9g，刺蒺藜 9g，白木通 9g。

上药干品减半，开水泡，或水轻煎，代茶频饮，大有清热利水之功。勿以药味平淡而轻之，乃民间屡用验方也。或单用一味泡饮亦可。

功效：清热泻火，利尿。主治风火赤眼，红肿涩痛，小便短赤。

注：青鱼胆草，本为龙胆科植物红花龙胆的全草，此处青鱼胆草为鄂西北民间习用，指远志地上部分小青草，夏、秋季节拔取，鲜用或阴干用均可。

天竺叶，民间常用，考证于《全国中草药汇编》等书。植物来源为小檗科南天竹属植物南天竹，以根、茎、果入药。为常绿小灌木。味微苦，性寒。功能清热除湿，止咳平喘（果）。主治感冒发热、红眼病、肺热咳嗽、黄疸、热淋等症。民间常用叶子泡水饮，治疗红眼病、咽喉肿痛等症，效果较佳。常用量15～30g，水煎服。外用适量，熏洗、泡足。

肺热干咳方主肺热肺火

组成：吉祥草18g，鱼腥草12g，千年老鼠屎24g，十大功劳12g，炙桑白皮18g，炙枇杷叶18g，地骨皮12g，鱼鳖草15g，金银花12g，桔梗9g，天花粉9g。水煎温服。

功效：清热泻火，润肺止咳。主治肺热咳嗽，干咳咽痛，胸痛，咽燥。

加减：咳嗽气喘加映山红叶9g。加甘草6g更佳，因非地方草药，所以各方未用，余方同。

注：吉祥草，始自师传，考证于《全国中草药汇编》等书。为百合科吉祥草属植物吉祥草的全草。味甘微苦，性微寒。功能祛风清热，润肺止咳。主治肺热咳嗽、咯血、慢性支气管炎、哮喘等症。常用量15～30g，水煎服。外用消肿止痛，捣烂敷患处。

千年老鼠屎，草医师父传授，本品近似于天冬而株苗细弱矮小，几乎无刺，地下纺锤形肉质根小而多。药用根，蒸透去皮，晒干。性味、功能、主治同天冬。但清热润肺、止咳化痰功效较天冬为胜。生于海拔千米以上，其作用较强，可能与此有关。

鱼鳖草，始自师传，考证于《中药大辞典》等书。为水龙科植物抱石莲的全草。味淡微苦，性凉。功能清热解毒，利湿消积。主治疰腮、咽喉肿痛、痞积腹胀、肺热咯血、心烦溺赤等症。常用量12～24g，水煎服、开水泡服均可。小儿手足心热、夜寐盗汗、溺赤心烦、厌食腹胀、积滞潮热等症，每用适量水煎服，有良好效果。外用适量捣敷可治疗热性疮疡。

肌热烦渴方主伤暑热

组成：党参24g，麦冬15g，鲜竹叶12g，沙参30g，葛根12g，草木樨15g，鲜荷叶半张，车前草15g，连翘12g，莲子心6g，芦根15g，西瓜皮90g。水煎，微温频服。

功效：清暑益气，泻火宁烦。主治暑热所伤，肌热烦渴，心烦不宁，小便淋涩，肢体乏力，甚则烦渴饮冷，饥不思食，头晕目眩，汗出而肌热如灼。

风火赤眼方清肝火

组成：天竺叶鲜品 30g，野菊花 12g，青葙子 15g，决明子 15g，木贼 9g，淡竹叶 12g，白木通 9g，车前草 30g，夏枯草 15g，龙胆草 9g，黄芩 9g，灯心草 15g，霜桑叶 12g。水轻煎，饭后温服。三煎趁热熏洗头目。

功效：泻火解毒，清肝明目。主治风火赤眼，目赤肿痛，口苦心烦，畏光流泪，小便黄赤。

清肝明目方主肝火目痛

组成：夏枯草 15g，白蒺藜 12g，谷精草 30g，青葙子 12g，决明子 12g，密蒙花 15g，千里光 15g，青鱼胆草（远志之地上部分）15g，叶下珠 15g，鱼鳖草 30g，车前子 15g。煎服。

功效：清肝泻火，止痛明目。主治目中赤丝，视物不清，畏光涩痛，头痛目胀，甚或口苦胁胀，心烦易怒。

加减：便秘加酒大黄；胁胀加柴胡、川楝子。

注意：忌食辛辣食物及烟酒、海鲜等发火之物。

注：叶下珠，亦名"苦叶下珠"，始自师传，考证于《全国中草药汇编》等书。为大戟科油柑属植物叶下珠的全草。微苦、甘，性凉。功能清热利尿，明目，消积。主治热淋、石淋、黄疸、红眼病、泻痢、小儿疳积等症。常用量 12 ~ 30g，水煎服。余用于肝胆火旺、目赤口苦、湿热黄疸及夜寐不实。

目痛方主虚火目痛

组成：谷精草 30g，甘菊花 15g，石斛 15g，生地黄 15g，枸杞子 15g，密蒙花 15g，白蒺藜 12g，千里光 12g，茺蔚子 9g，地骨皮 12g，桑叶 12g，车前子 12g。水煎，饭后温服。三煎趁热熏洗头目。

功效：清热养阴，明目止痛。主治肝经虚热，目涩微赤，酸痛畏光，迎风流泪，视物不清。

血热鼻衄方凉血止衄

组成：鲜生地黄 24g，仙鹤草 18g，天花粉 9g，大蓟 9g，侧柏叶 12g，牡丹皮9g，栀子9g，黄芩9g，薄荷9g，桔梗9g，夏日加鲜荷叶半张。水煎温服。

功效：清热凉血止衄。主治血热鼻衄，齿衄，甚则耳衄，咯血。

注意：因药性寒凉，血止勿再服，过服恐生他疾。虚人慎服。应急之方也。

肺热咯血方主肺热咯血

组成：百合七30g，麦冬24g，天冬15g，沙参30g，鲜白茅根15g，鲜侧柏叶12g，炙枇杷叶12g，玄参12g，桔梗9g，鲜芭蕉根30g，仙鹤草15g。水煎服。

功效：清热养阴，凉血止血。主治肺热干咳，燥热伤肺，咽燥咯血，或胸闷刺痛，烦渴不宁。

加减：肺痈加冬瓜仁、薏苡仁、金银花、白及；热甚加黄芩、鲜生地黄；咳嗽加映山红叶、穿破石、穿山龙。

注：百合七，始自师传，考证于《中药大辞典》等书。为兰科植物石仙桃的假鳞茎或全草。别名石上莲、石橄榄、果上叶（当地许多老草药医叫法，并有多种类似品种亦名"百合七"）。味甘性凉。功能养阴清肺，利湿，消瘀，化痰止咳。主治咳嗽吐血、内伤咳嗽、眩晕头痛、痢疾、白带等症。口服1日量9～15g，水煎服。

穿破石，考证于《中药大辞典》。为桑科植物小柘树或柘树的根。味淡微苦，性凉。功能祛风利湿，活血通经。主治风湿关节痛、黄疸、淋浊、闭经、跌打损伤、劳伤咳血等症。常用量1日6～15g，水煎服，鲜品30～60g。外用适量，捣烂敷患处。

肠风便血方主血热便血

组成：土大黄15g，生地榆15g，槐花12g，鲜生地黄15g，金银花15g，红药子9g，红白元6g，当归9g，瓜蒌仁9g，仙鹤草12g，叶下珠15g。水煎，空腹温服。

功效：清热凉血止血。主治肠风下血，痔疮出血，肠燥肛裂，肛门肿毒。

注：红白元，始自师传，考证于《全国中草药汇编》等书。为秋海棠科秋海棠属植物中华秋海棠，以块根入药。味苦酸性平。功能活血调经，止血止痢。主治月经不调、赤白带下、痢疾便血、吐血、衄血等症。常用量6～15g，水煎服。我常用于赤白痢、赤白带下，单味使用，效果亦佳。

红药子，考证于《中药大辞典》。为蓼科植物毛脉蓼的块根。别名红药、赤药、朱砂七、朱砂莲、黄药子、猴血七等。味涩微苦，性凉。功能凉血止血，止泻止痛。主治泄泻、痢疾、崩漏、便血、吐血、衄血、上消化道溃疡等症。常用量1日生品2~6g，醋炒或黄酒炒、食盐炒炮制品6~12g。用于妇女月经过多，淋沥不净，甚至血崩不止，每用30~90g（个人使用最大剂量）合粳米15~30g（养胃护胃）同煎，温服，效果极佳。不但止血效果良好，且不留邪。到目前为止，尚未发现有任何不良反应。因为性凉，不可生药研末吞服，以免伤胃呕吐。胃寒者加煨姜适量，粳米不可少，同煎温服。

便血方主血热便血

组成：马齿苋鲜品60~90g，铁苋菜30g，叶下珠15g，地锦草12g，槐花12g，小蓟全草鲜品30g，苦参9g，荷叶炭15g。水煎，食远温服。

功效：清热凉血，止血解毒。主治湿热蕴结，便血鲜红，大便或秘或泻，烦渴，尿赤，先血后便，大便不畅，肛周灼热。

注意：脾胃虚寒者慎用。上药单味用之亦效。

注：铁苋菜，考证于《全国中草药汇编》。为大戟科铁苋菜属植物铁苋菜的全草。别名人苋、血见愁、海蚌含珠、叶里含珠等。味苦涩，性凉。功能清热解毒，止痢止血，消积。主治痢疾、小儿疳积、吐血、衄血、便血、尿血、崩漏、月经淋沥不净等症。常用量1日15~30g，水煎温服。

鼻衄单方

组成：八角莲鲜叶（如无，鲜荷叶亦可）不拘多少，揉极烂，塞鼻孔内。
鲜小蓟全草不拘多少，揉融塞鼻孔（塞出血鼻孔）。
马枯稍鲜叶揉融，塞鼻孔内，可速止血。

功效：凉血止血。主治血热鼻衄、外伤鼻孔出血，仓促间无药者。

注：八角莲，始自师传，考证于《本草纲目》《全国中草药汇编》等书。我用其叶止鼻衄，乃民间草医传授，效果极佳。味甘苦，性凉，有小毒。功能清热解毒，活血散瘀。主治跌打损伤、毒虫蛇咬伤、热毒疮疖等症。常用量1~2g（此为个人用量，书载口服1日量1~9g），外用捣烂敷患处适量。此方内服量1日切勿超过3g，否则会引起中毒！轻则腹痛腹泻，重则传说有致死案例。叶子外用止血多年，无不良反应。

马枯稍，此为鄂西北民间称呼，亦称"绿豆柴"。叶子揉烂止鼻衄及创伤出血甚佳。本人多次野外创伤出血，用此止血甚速，并无感染出现。民间广泛运用于外伤止血。果形似豆角，种子像绿豆而极小，饥荒年种子煮熟可食。

口舌生疮方清热毒

组成：野菊花 9g，金银花 15g，大青叶 15g，鱼腥草 30g，米口袋 15g，天花粉 9g，麦冬 15g，桔梗 9g，三颗针 12g，白木通 9g，山豆根 6g。水轻煎，饭后温服。

功效：清热解毒，消肿止痛。主治肺胃积热，口舌生疮，咽喉肿痛，烦渴喜冷，甚则牙龈红肿，吞咽困难。

注意：虚火、体弱者慎用。

注：米口袋，始自师传，考证于《中药大辞典》《本草纲目》等书。又名大米口袋、多花米口袋、毛紫云英、疔毒草等，属紫花地丁之一种。味苦性寒。功能清热利湿，解毒消肿。主治疔疮、痈肿、瘰疬、痢疾、黄疸等症。口服 1 日量 15 ~ 30g，外用捣烂敷患处适量。

咽喉肿痛方清利咽喉

组成：山豆根 9g，射干 9g，开喉箭 3g，金银花 15g，金果榄 3g（为细末，吞服），白木通 9g，千里光 12g，拳参 6g，鲜竹叶 12g。水轻煎，饭后代茶频饮。

功效：清热解毒，消肿利咽。主治咽喉红肿、吞咽困难、疼痛、烦渴等症。

注意：虚寒证慎服。

注：开喉箭，为百合科开口箭属植物，以肉质根状茎入药。我用叶子效果亦佳，常用于治疗咽喉肿痛。味甘微苦，性凉，有毒。功能清热解毒，消肿止痛。主治咽喉肿痛、热毒疮疖、虫蛇咬伤等症。内服 1 日量 2 ~ 3g，水煎服，外用捣敷患处适量。

白木通，又称瓜叶木通，即八月瓜的藤。木通常用的有三种：关木通现已不用，因其苦寒过度，古人已有"损肾真"的记载，从 20 世纪五六十年代以后，陆续有报道服关木通引起皮肤过敏，甚至肾衰竭者。现在使用的是川木通和白木通。以下方中凡用木通即白木通。

冰胆散主咽喉肿痛

组成：金果榄（地苦胆）30g，薄荷15g，桔梗12g，玄明粉9g，冰片1.5g（后两味到药店购）。共研极细粉，密贮。用时以少许吹、涂患处，含片刻，缓缓咽之。

功效：清热解毒，消肿止痛。主治咽喉肿痛因于肺胃实火者。无论已溃、未溃，用之有清凉、消肿止痛之功。

拳参散消肿利咽

组成：拳参30g，开喉箭9g，薄荷叶9g，金果榄9g，冰片1.5g。各研细粉，和匀，密贮。用法同"冰胆散"。

功效：清热解毒，散瘀止痛。主治咽喉充血肿痛，吞咽困难，已溃、未溃均可。

一味霜主诸痛热毒

组成：秋末冬初采挖大而坚实的金果榄，研细粉备用。内服每次1.5～3g，温开水送服；外用以醋调糊敷患处，干则以酒润之；咽痛每用少许吹、涂患处；跌仆伤痛用黄酒送服；疮疖用醋磨汁涂；烫火灼伤用冷开水调稀糊敷患处。

功效：清热解毒，消肿止痛。主治一切热证，如胃脘痛、咽喉痛、湿热泻痢腹痛、陈伤腰痛、湿热腰痛、赤眼、黄疸型肝炎、小便淋涩、痈肿疔疖、无名肿毒、烫火灼伤、虫蛇咬伤等症。

一味消主喉痹

组成：开喉箭（用根状茎），以水、醋各半（淡醋）磨浓汁，口含片刻，吐之（咽之亦可），再含；另为细末，每服1.5g，日服3次，冷开水送服。

功效：清热解毒，消肿散瘀。主治喉痹肿痛，咽喉充血，痹阻壅塞（如属急性乳蛾，应以针刺破出恶血，涂"一味霜"或"冰胆散"），吞咽困难。

注：开喉箭，苦寒有小毒，勿久服、过服，病去立止。亦应急治标之方。此方民间广泛使用，消肿止痛效果甚佳，数十年未见有不良反应者。百姓家多有种之，形似万年青而叶偏小，花、果、根俱与万年青同。

热毒疮疖方主热毒实证

组成：野菊花 15g，金银花 24g，蒲公英 15g，紫花地丁 15g，赤芍 9g，牡丹皮 9g，千里光 18g，半枝莲 15g，三颗针 9g，石见穿 18g。水煎温服，渣捣敷患处。

功效：清热解毒，消肿止痛。主治热毒疮疖，红肿热痛；虫蛇咬伤，烦渴饮冷，尿黄便燥等症。

加减：如有脓欲溃加皂角刺、白芷；脓出不畅加生黄芪、白芷。

注意：虚寒证忌服。

注：石见穿，始自师传，考证于《全国中草药汇编》等书。为唇形科鼠尾草属植物石见穿，连根全草入药。别名紫参、水丹参等。味微苦，性平。功能清热解毒，活血镇痛。主治黄疸型肝炎、癌症、肾炎、痛经、淋巴结核等症。常用量15～30g，水煎服，外用捣烂敷患处适量。

肠痈腹痛方主肠痈

组成：黄花败酱草 15g，大血藤 24g，蒲公英 15g，瓜蒌仁 15g（冬瓜仁佳），牡丹皮 15g，大黄 9g（后下，量以大便通畅、微泻为度），白蚤休 15g，白花蛇舌草 30g，马齿苋鲜品 60g，寻骨风（当地民间习称"土木香"）9g。宽水煎（宽水，即水的用量需大）。

功效：清热解毒，通便止痛。主治急慢性阑尾炎，右下腹阵阵刺痛、拒按，脘腹胀闷、疼痛，甚则发热呕吐。

注意：药服下应便泻、胀消、热退、痛止，宜辨证加减。如效果欠佳，不能速愈，宜速到医院手术，不可贻误病机！

热毒斑疹方主毒蕴血营

组成：薄荷 9g，荆芥 9g，升麻 9g，葛根 9g，金银花 12g，紫草 12g，赤芍 9g，玄参 12g，千里光 15g，三颗针 9g，牡丹皮 9g，麦冬 12g。水煎温服。三煎宽水煎数滚，去渣，趁热熏洗，谨避风寒。

功效：清热解毒，和营散瘀。主治热毒斑疹，色红紫暗，灼热微痛，或痛痒交作，斑疹成片，心烦脘闷，或身发寒热，热则甚，寒则隐，烦闷不适。

乳痈初起方主乳痈热实证

组成：蒲公英 24g，金银花 15g，当归 12g，陈皮 9g，黄芩 9g，金柑叶 9g，香附 9g，柴胡 9g。水、黄酒各半煎，大温服（比温服要热，比热服温度稍低）。取微汗，肿痛可消。

功效：清热解毒，消肿散瘀。主治乳痈初起，红肿热痛，乳房胀硬，乳汁不通，或发寒热等症。

加减：如已成脓加白芷、皂角刺各 6g；气虚加生黄芪 18g，党参 15g；寒加炮姜 6g。

痈毒肿疡方主痈疡热证

组成：金银花 24g，连翘壳 9g，当归 12g，赤芍 9g，生黄芪 15g，千里光 12g，拳参 9g，天花粉 9g，白芷 9g，蚤休 9g。煎法、服法同"乳痈初起方"。

功效：清热解毒，消肿散结。主治痈疡热证，红肿热痛，患处高大赤热，或发寒热，心烦不宁。

加减：加减法同"乳痈初起方"。患在身体上部加升麻 9g，中部加桔梗 9g，下部加牛膝 9g，以作引药。

湿热黄疸方主湿热熏蒸

组成：茵陈蒿 30g，三颗针 9g，薏苡仁 24g，龙胆草 9g，黄芩 9g，山栀子 9g，生大黄 6g，白木通 9g，鲜垂盆草 60g，藤梨根 30g，山楂 6g，生大米 15g。水煎温服。三煎宽水，煮数滚，加入陈醋 250mL 待温，泡足半小时。

功效：清热利湿退黄。主治湿热黄疸，眼黄、肤黄、尿黄，纳差口苦，胁满脘胀，肢体困倦，或发寒热等症。

注：藤梨根，始自师传，考证于《中药大辞典》等书。为猕猴桃科植物猕猴桃的根或根皮。味酸微甘，性凉，有小毒。功能清热利尿，活血消肿。主治黄疸型肝炎、水肿、淋浊、带下、癌症等。常用量 1 日 30～60g，水煎服。外用适量。

湿热肝炎方退黄降酶

组成：刘寄奴 9g，绵茵陈 30g，大青叶 12g，三颗针 9g，红木香（五味子的根或粗壮藤茎）24g，凤尾草18g，叶下珠9g，石见穿15g，薏苡仁15g。水煎温服。

功效：清热利湿，退黄降酶。主治湿热肝炎，见胸胁胀满、肢体倦怠、纳呆脘胀、精神不振等症。

加减：便秘加酒制大黄，以利谷道，助邪外出；尿涩加连钱草、车前草，以利水清热；胁痛加柴胡、香附，以疏肝解郁；纳差加山楂、陈皮、白术，以健脾醒胃。余随症增损。

湿热泻痢方主湿热泻痢

组成：黄连6g，薏苡仁6g，白头翁15g，三颗针9g，马齿苋30g，地锦草12g，翻白草30g，蛇莓草15g，车前草30g，白芍9g，青木香1.5g，红枣3枚。水煎温服。

功效：清热燥湿，解毒止痢。主治湿热泻痢，腹痛下坠，甚则痢下脓血，身发寒热，纳呆烦渴，肛门灼热，舌红苔黄，脉见弦数。

脓疱疮方主湿热脓疱

组成：龙葵草鲜品60g，黄柏9g，苍术9g，土茯苓15g，千里光15g，薏苡仁24g，白毛藤15g，杠板归9g，苦参6g，金银花15g，地肤子9g。水煎温服。三煎去渣，趁热熏洗患处。小儿分量酌减，余方同。

功效：清热燥湿，解毒止痒。主治脓疱疮因于湿热毒滞，四肢或腰腹生脓疱如豆，内含脓汁，色白或淡紫，痛痒相杂，或皮肤水肿，或身发寒热等症。

注：白毛藤，始自师传，考证于《中药大辞典》等书。为茄科茄属植物白英，以全草或根入药。味苦性平，有小毒。功能清热利湿，解毒消肿，抗癌。主治黄疸型肝炎、胆囊炎、癌症、宫颈糜烂、白带等症。常用量15～30g，水煎服。外治痈疖肿毒，适量捣烂敷患处。我用于湿毒瘙痒，煎水熏洗亦佳。

杠板归，始自师传，考证于《中药大辞典》等书。为蓼科蓼属植物贯叶蓼的全草。味酸，性凉。功能清热解毒，利尿消肿。主治肺热咳嗽、咽喉肿痛，外用治带状疱疹、湿毒、虫蛇咬伤等症。常用量15～30g，水煎服。外用适量捣烂敷患处、煎水熏洗。

脓疱疮单方

功用同脓疱疮方，即俗谓"天泡瘤"。方用龙葵鲜草揉融擦患处。另用龙葵切碎，每用鲜品 30g，开水泡，代茶饮。亦可将龙葵煎汤洗患处，每日两三次，轻症数日即愈。

湿毒瘙痒方祛湿毒

组成：三颗针 12g，白毛藤 15g，千里光 18g，苦参 9g，苍术 9g，薏苡仁 30g，金银花 12g，首乌藤 24g，地肤子 12g，杠板归 15g，土茯苓 12g。水煎温服。三煎宽水，煎数滚，加入陈醋 200mL，趁热熏全身，待温洗患处。忌食海鲜、酒及一切辛辣发病之物，饮食当以清淡为主。

功效：清热燥湿，解毒止痒。主治湿热之毒，滞留肌腠，皮肤瘙痒，或生疹粒，如豆如粟，极痒难忍，抓破流水，或清或黄，或淡红如血水，愈而复生，缠绵难愈，尤以夏秋为甚者。

湿热脘闷方主湿热困脾

组成：十大功劳叶 15g，黄芩 9g，薏苡仁 15g，车前草 15g，白术 9g，茯苓 12g，藿香 9g，佩兰 9g，木瓜 9g，扁豆 9g，陈皮 6g，鲜荷叶连梗 30g。水煎温服。随症加减。

功效：清热燥湿，醒脾。主治长夏湿热困脾，胸脘痞闷，纳呆体倦，四肢无力，口渴而不思饮，或尿涩，或便溏，或肌热，头眩等症。

虚热盗汗方主潮热盗汗

组成：青蒿 9g，白薇 9g，地骨皮 12g，山银柴胡 9g，十大功劳叶 15g，葎草 18g，谷精草 30g，麦冬 9g，沙参 24g，糯稻根 30g。水煎温服。

功效：清虚热，止盗汗。主治肺肾阴虚，夜寐汗出，口苦咽干，肢体酸楚，纳差，神疲，或晡热微烦等症。

加减：气虚加太子参、黄芪；失眠加合欢皮、首乌藤；汗出甚加土牡蛎、五味子；汗出畏风加防风、黄芪。

注：山银柴胡，为石竹花科丝石竹植物山银柴胡的半肉质根。与银柴胡功用近似。味甘苦，性凉。功能清虚热，凉血。主治虚劳骨蒸、阴虚潮热、小儿疳

积、手足心热等症。内服常用量 1 日（成人）6～15g，小儿酌减。水煎服。

土牡蛎，考证于《中药大辞典》。为蚌壳动物川南珠蚌的沉积贝壳。味咸涩，性微寒，无毒。功能固精敛汗，散结软坚。主治盗汗、遗精、带下、瘰疬、结核、虚热外浮、头晕烦躁等症。我用于治疗胃酸过多引起的胃脘疼痛及带下、眩晕等症，效果显著。

虚热干咳方养阴敛肺

组成：沙参 24g，麦冬 15g，百合 15g，五味子 3g，地骨皮 12g，白薇 9g，炙枇杷叶 15g，炙紫菀 15g，贝母 9g，桔梗 9g，鹿衔草 12g。水煎温服。

功效：清虚热，敛肺止咳。主治肺阴虚耗，虚火上炎，咽干，无痰或少痰，骨蒸潮热，胸痛，肢体酸楚，四肢无力，甚则干咳咯血。

长夏肌热方清虚热

组成：佩兰 9g，青蒿 9g，鲜荷叶半张，草木樨 24g，车前草 30g，黄芩 9g，淡竹叶 9g，麦冬 15g，五味子 6g，薏苡仁 15g。水煎服，或开水泡代茶饮。

功效：清热利湿。主治夏秋感受暑湿，久则化热，体酸肌热，汗出烦悸。

清热通便方主肠胃积热

组成：大黄 9g（后下），望江南 24g，黄木香 6g。水煎温服，以利为度。或用生何首乌一味，9～24g，煎水饮，亦有清热通便之功。

功效：清热荡积，泻下通便。主治肠胃积热，或宿食停滞，脘腹胀满，恶食嗳酸，甚则呕吐，发热。

体会：望江南、大黄，单味服亦同。但大黄用量勿过大，大则泻利太过，恐生他疾。酒制、久煎则泻下力缓。

注：望江南，始自师传，考证于《中药大辞典》等书。为豆科植物田皂角的全草。味甘淡，性寒。功能清热祛风，利湿消肿，解毒。主治黄疸、痢疾、腹胀、热淋等症。常用量 9～15g，水煎服。适量煎水熏洗湿毒瘙痒等症。

黄木香，始自师传，考证于《中药大辞典》等书。为萝藦科植物通关藤的藤根。味苦微寒。功能清热解毒，理气止痛。主治胃脘痛、黄疸型肝炎、积滞脘胀、各种癌症等。我用于治疗肝胃气滞、便秘腹痛等症，效果明显。常用量 6～15g，水煎温服。

肠燥便秘方主津枯便秘

组成：冬葵子 9g，火麻仁 12g，郁李仁 6g，杏仁 6g，桃仁 3g，黑芝麻 15g，当归 9g，麦冬 15g，土木香 6g。水煎，兑蜂蜜和服。

功效：润肠通便。主治津液不足、肠燥便秘及老年血少津枯便燥。

加减：气阴虚加熟玉竹、黄精、土人参、黄芪各适量。

泻水消膨方主腹水痰壅

组成：续随子霜 0.9g（分 2 次吞服），芫花（醋制）3g，震天雷（醋制）0.9g，乌桕根白皮 3g，腹水草 12g（最大量 30g），大米 30g。水煎，饭后缓服。

功效：峻泻逐水，豁痰宽胀。主治胸腹积水，痰饮结聚，喘满壅实。

注意：尿多、肿消至大半即止，切勿多服，虚人及小儿、孕妇禁服。待肿消水退后，速以健脾益肾、疏肝养肝之味调理，以免臌胀水肿再起。

此方只能暂用攻实，不可久服伤正！权宜之法，切勿连用！

注：震天雷，始自师传，考证于《中药大辞典》。为大戟科植物九牛造的根。味甘苦，性温，有毒。功能通便利水，消积破瘀，止痛。主治二便不通、积聚腹胀、胸膈不利、肝硬化腹水、瘀血作痛等症。常用量 1～2g，水煎服。反乌头、甘草。外用捣烂敷肚脐神阙穴，大有利水消肿之功，内服须慎！

腹水草，始自师传，考证于《中药大辞典》等书。为玄参科植物毛脉腹水草、宽叶腹水草或长穗腹水草的全草。味苦，性凉。功能清热解毒，行水消肿。主治肺热咳嗽、淋病、水肿、目赤、跌打损伤等症。常用量 3～15g，水煎服。外用捣敷患处适量。

扶正通便方主正虚便秘

组成：酒制大黄 6g（后下），火麻仁 9g，瓜蒌仁 9g，厚朴 9g，当归 9g，酒炒白芍 9g，土木香 6g，酒炒黄连 6g，党参 30g，炙黄芪 24g。水煎温服。

功效：扶正攻下，益气通便。主治里热实证而兼正气不足者，症见腹胀满硬，疼痛拒按，大便时泻时秘，食少倦怠，甚则发热肢冷，心烦口渴。

体会：此方用于素有虚热，气血不足，身热便秘，心烦口渴者。

三、理湿方

理湿方，具有化湿利水、通淋泄浊之功效。湿有内、外之分，外湿多因久处地湿，或淋雨涉水，感受湿邪，症见恶寒发热、头胀身重、肢体困倦或全身疼痛、面目浮肿等表现；内湿者，每因恣食生冷，饮酒过度，而出现胸脘痞闷、呕恶泄痢、黄疸、淋浊、足跗浮肿等症状。然表里相通，里湿可达表外溢；外湿可内传脏腑，且有寒化、热化、属虚、属实、兼风、夹暑等错杂变化，临证须详辨之。限于地产草药品种及运用经验，为便于运用，仅分芳香化湿及利水渗湿两类，以备参用。

祛外湿方，与解表方"暑月感冒方"功效相类；治风湿痹痛方，另见"祛风湿方"。

外感暑湿方化湿利水

组成：藿香 9g，厚朴 9g，苍术 9g，木瓜 9g，薏苡仁 15g，草木樨 24g，白扁豆 9g，陈皮 6g，辣蓼草 12g，鲜荷叶半张。水煎温服。

功效：芳香化湿，利水消肿。主治外受湿邪，肢体重着，胸脘满闷，纳呆神疲，甚则肌肤浮肿，关节酸痛，恶寒发热。

加减：发热加黄芩、柴胡；夹暑加香薷、佩兰；水肿加地肤子、木防己、茯苓皮；有寒（或寒化）加附子、生姜；有热加三颗针、生地黄；风湿俱明显者加防风、黄芪、独活、白术；无表证去草木樨，藿香酌减。

注：辣蓼草，始自师传，考证于《中药大辞典》等书。为蓼科植物水蓼的全草。别名泽蓼、水红花、红蓼子等。味辛，性平。功能化湿行滞，祛风消肿。主治痧秽腹痛、泄泻、痢疾、风湿、脚气、疥癣、扭挫伤肿等症。我常用于痧证腹痛、热淋尿涩及湿疹瘙痒等症。内服鲜品 15～30g（干品减半），水煎服或开水泡服；外用适量，煎水熏洗或捣烂敷伤肿。

外感暑湿便方主暑月感冒

组成：土藿香鲜品 30g，草木樨鲜品 30g（干品减半），荷叶（连梗）1 张。水煎温服，取微汗，诸症可解。

功效：芳香化湿，解表退热。主治暑月感冒，头痛胸闷，发热体倦，纳呆神疲。

加减：恶心、畏寒加生姜 9g；腰腿重着、酸痛加木瓜 12g，薏苡仁 24g；胸脘满闷加厚朴 9g，陈皮 9g；热不退加青蒿 9g，马鞭草 9g；足跗浮肿加木防己 9g，冬瓜皮 30g。

注：土藿香，始自师传，考证于《中药大辞典》等书。为唇形科植物广藿香或藿香的全草。习惯称地方种植的为土藿香，功效相近。味辛性温。入肺、脾、胃三经。功能快气和中，祛湿辟秽。主治感冒暑湿、寒热头痛、胸脘痞闷、呕吐泄泻、疟痢、口臭等症。成人 1 日量 6 ~ 15g，水煎温服。

外感风湿方主肢体重着

组成：青风藤 15g，木瓜 12g，独活 9g，苍术 9g，薏苡仁 15g，兰香草 12g，生姜皮 9g，冬瓜皮 30g，海风藤 12g（或鸡矢藤、豨莶草、臭牡丹均可）。水煎温服，取微汗。加减随症。

功效：祛湿通络，利水消肿。主治外感风寒湿邪，发热恶寒，肢体困倦，渴不思饮，食少神疲，甚则下肢浮肿，腰膝酸楚无力。

四、利水渗湿方

水肿方利水消肿

组成：茯苓 12g，薏苡仁 24g，车前子 12g，地肤子 9g，白木通 6g，连钱草 15g，土牛膝 9g，白术 12g，冬瓜皮 30g。水煎温服。

功效：利水渗湿消肿。主治水湿伤肾，小便不利，泛溢水肿；或水湿内蓄，癃闭尿涩，烦渴欲饮，或呕吐泄泻等症。

加减：发热加黄芩 9g；呕吐加芦根 12g；水气壅盛加葶苈子 9g，桑白皮 12g；脘闷纳呆加半夏 6g，厚朴、陈皮各 9g。余随症。

水肿单验方利水消肿

（1）鲜土牛膝全草 15g，扦扦活茎叶（鲜）15g。

（2）大青叶 9g，苎麻根 15g。

（3）腹水草 9g，车前草 18g，薏苡根 12g。

（4）木防己 9g，白花商陆 3g。

以上 4 方皆水煎服，或开水泡，代茶饮。

（5）见肿消全草 250g，千里光 250g，野菊花全株 60g，乌桕树根 60g。上药 4 味，煎水熏洗全身，或取微汗。此方用于脓疱疮及皮肤感染化脓而致水肿者，只供外用，切勿内服。虚人忌用。

功效：清热解毒，利水消肿。主治肾炎水肿、脓疱疮、皮肤溃疡感染邪毒，以致尿少、发热、水肿等症。

清热利尿方主小便淋沥

组成：金钱草 15g，连钱草 9g，薏苡根 24g，车前草 30g，萹蓄 9g，白木通 9g，鲜竹叶 9g，苎麻根 15g，辣蓼草 9g。水煎，代茶频饮。

功效：利水通淋。主治水湿内蓄，或癃闭，或淋涩，小水不畅，小便涩痛。

腹水方泄水消臌

组成：腹水草 18g，野葡萄根 30g，乌桕根白皮 6g，石见穿 60g，芫花（醋炒）3g，白花商陆 6g，椒目 9g。水煎温服。

功效：解毒散结，泄水消肿。主治肝硬化腹水，脘腹胀满，气逆喘闷。

注意：此方利水消肿之力较烈，治标之剂也。待水行肿退大半即止，切勿过服，以免伤正。水退后宜接服健脾、益肾、软肝之剂，以图巩固。

注：野葡萄根，即野生葡萄的根。始自师传，考证于《中药大辞典》等书。为葡萄科植物野葡萄的藤、根。味甘，性平，无毒。功能清热化湿，活血生肌。主治湿热下痢、久泻、白浊、带下、崩漏、吐血、衄血等症。我常用于肝硬化腹水、胃癌、肝癌等，常用量 15～60g，最高用至 90g，与群药同煎温服，经比较对照，有一定效果。叶子绞取自然汁，加冰片少许化匀滴耳内，治疗聤耳痛痒或化脓、出血者，效果亦佳。

胸闷喘肿方主心阳不振

组成：薤白 12g，生姜皮 9g，桑白皮 15g，瓜蒌壳 9g，三白草 9g，铃兰 0.9g，半夏 6g，辣蓼草 15g，葶苈子 9g，红枣 5 枚。水煎，饭后缓服。

功效：宣痹降逆，利尿消肿。主治心阳不振，胸闷喘急，气逆水肿等症。

注意：此方治标之剂，待气逆平、水肿消去过半，即宜停服，余随症调理。

注：三白草，始自师传，考证于《中药大辞典》等书。为三白草科植物三

白草的连根全草。味甘辛，性平。功能清热利尿，解毒消肿。主治热淋、石淋、水肿、白带、湿疹瘙痒、虫蛇咬伤等症。内服1日量15～30g，外用捣敷患处适量。

石淋方主尿结石

组成：海金沙全草60g，金钱草30g，连钱草30g，苎麻根15g，薏苡根15g，白木通9g，土牛膝12g，鸡矢藤15g，石韦15g，车前草30g，萹蓄12g。宽水轻煎，大量频服。

功效：利尿排石。主治石淋腰腹疼痛，排尿不畅，胁腹胀痛，甚则腰痛欲折，痛不可忍。

五、温里方

"寒者热之"，凡具有温里祛寒或回阳救逆之功效，用以治疗里寒证的方剂，统称温里剂。属八法中的"温法"。究其里寒之因，有素体阳虚，寒从内生者；有因外寒入里，深入脏腑者；有因误治，用药寒凉太过，损伤阳气者。运用此类方以温里祛寒为主，兼以补养阳气药辅之，如脾肾阳虚，泄泻不止者，参、术相助，必不可少。

温里祛寒方温中祛寒

组成：党参15g，白术12g，干姜6g，吴茱萸6g，炒刀豆9g，红枣3枚。水煎温服。

功效：温中祛寒，止呕。主治脾胃虚寒，便溏，呕吐，腹痛腹满，不渴，不食，膨胀腹痛等症。

脾虚久泻方温中祛寒

组成：党参15g，白术15g，煨姜6g，附子6g，陈皮3g，石榴果皮6g，乌梅9g，红枣3枚，大米15g。水浓煎，食远温服。

功效：温中祛寒，健脾止泻。主治脾肾虚寒，或脾阳不振，久泻不止，下利清谷，完谷不化，腹痛脘胀，渴不欲饮，精神倦怠。

体会：此方对脾肾虚寒久泻不止者，用之屡验。

小腹冷痛方主寒邪直中

组成：炮附子 9g，干姜 9g，吴茱萸 6g，韭菜子 15g，胡芦巴 15g。水煎，空腹温服。外用陈艾叶揉绒，大壮连灸神阙、丹田二穴，至腹痛大减而温，寒散即止，切勿过服、过灸，以免遗热为患。

功效：温里祛寒止痛。主治寒邪直中，小腹冷痛，四肢逆冷，恶寒倦卧，精神委靡，或下利清谷，脉沉细无力，苔白滑。

寒疝方主腹股冷痛

组成：附子 9g，吴茱萸 6g，小茴香 9g，橘核 12g，香附 9g，土乌药（亦称湖北乌药，民间呼其为"土乌药"）12g，青皮 9g，柴胡 9g，毛木香 9g，八月札 15g，枸橘 12g，大米 15g。水浓煎，空腹温服。

功效：温里祛寒，理气止痛。主治寒疝，小腹、睾丸及腹股沟胀痛，恶寒喜温，小便清长，或泻利便溏。

肾阳虚方主肾虚阳痿

组成：盐制杜仲 15g，续断 12g，当归 12g，白首乌 30g，托腰七 15g，淫羊藿 15g，覆盆子 15g，韭菜子 15g，附子 6g，阳藿 9g。水煎温服，或浸酒服。

功效：温肾助阳，暖腰起痿。主治肾阳不足，腰膝冷痛，阳事不举，精神不振，肢体困倦。

注：托腰七，始自师传，考证于《中药大辞典》等书。为萝藦科植物朱砂藤的根。别名托腰散、公何首乌等。味甘苦，性微温，或云有小毒。功能除湿止痛，补肾强腰。主治肾虚腰痛、跌打伤痛、风湿痹痛、目昏、胃脘痛等症。内服1 日量 15 ～ 30g（本人常用量），水煎温服。

阳藿，始自师传，考证于《中药大辞典》等书，其花可做菜肴，肉根入药。为姜科植物襄荷的根茎。别名阳荷、山姜、莲花姜等。味辛，性温。功能活血调经，温肺化痰。主治老年咳嗽、妇女痛经、畏寒腰痛、肾虚阳痿等症。我常用于上述虚寒性病证，有一定疗效。书载治疗目赤、疮肿等热证，有待深研。内服 1 日量 9 ～ 15g，水煎温服。适量水煎泡足，可治胫足不温。

六、治风安神方

凡用疏散风邪或滋阴潜阳息风药物组成的方子，称治风剂；用以滋养安神及重镇安神之药组方的，称安神剂。因地产草药品种所限，不能按"风性善行多变"及内、外、经络、脏腑受病细分，仅有治头痛眩晕及养血安神以治失眠数方，皆经验方也。后有新验，待续补之。

头风痛方主头风头痛

组成：霜桑叶 12g，菊花 12g，薄荷 9g，荆芥穗 9g，防风 12g，白芷 9g，蝉蜕 9g，白蒺藜 12g，决明子 12g，川芎 9g，猪肚子根 12g，制何首乌 15g。水煎，饭后温服。

功效：疏风通络止痛。主治头风头痛，或头屑过多，瘙痒，或迎风流泪，头目不清等症。

注：猪肚子根，始自草医师父传授，曾在西南地方草药资料中查到过。植株形似天麻而发叉，根茎颇似天麻而略含木质，药用半肉质根茎，秋季采挖，切片晒干备用。民间称之为"土天麻"，用于治疗头痛眩晕、肢体困乏等症，有较好效果。内服 1 日量 12～18g，水煎温服。药渣再煎，加陈醋适量泡足，有助于缓解疲劳，减轻疼痛。本人反复试尝，味甘微辛，泡酒试饮，有减轻头痛、疲乏作用，未见不良反应。

平眩饮息风平眩

组成：天麻 15g，钩藤 12g，白芍 12g，生地黄 15g，白蒺藜 12g，土牡蛎 24g，菊花 12g，薄荷 9g，决明子 12g，黄芩 9g，丹参 24g，麦冬 15g，地龙 12g，蝉蜕 9g。水煎温服。

功效：平肝息风潜阳。主治肝阳上亢，肝风上扰，头痛脑胀，眩晕口苦，心烦易怒，多梦不宁等症。

失眠恍惚方安神益智

组成：丹参 15g，麦冬 12g，炙五味子 6g，石菖蒲 9g，土远志（当地民间习惯将本地所产远志称为"土远志"）9g，合欢皮 9g，首乌藤 15g，灵芝 9g，当归 9g，茯苓 9g，缬草 9g，柏子仁 9g。水煎温服。

功效：安神宁志。主治失眠多梦，心烦不宁，健忘怔忡，头昏神疲。

加减：有热加黄芩、生地黄；便秘加大黄、火麻仁；气虚加党参、黄芪；血虚加熟地黄、何首乌；纳差加陈皮、白术。

失眠不寐方主不眠

组成：合欢皮 9g，首乌藤 24g，缬草（七里香）9g，鸡矢藤 15g，丹参 24g，麦冬 12g，灵芝 15g。水煎温服。

功效：宁心安神。主治失眠不寐，或寐而不实，醒而难寐，心烦头昏，易怒不宁，久而善忘，精神不振。

体会：此方安眠、镇痛之功甚佳，失眠头痛者用之屡验。

安神止痛方主失眠体痛

组成：灵芝 15g，鸡矢藤 60g，缬草 9g。水煎温服。

功效：止痛，安眠。主治失眠不寐，肢体酸痛，以及心绞痛、肾绞痛、肝区痛、手术后伤处痛等症。

体会：用治失眠不寐，肢体酸痛，效果甚佳，良方也。

二神饮止痛安神

组成：鸡矢藤 30g，缬草 9g。水煎服、开水泡、代茶饮均可。

功效：止痛，安眠。主治失眠头昏，心绪不宁，胸脘、腰腹诸痛。

七、祛痰止咳方

痰之致病甚广，脏腑经络皆可有之，如咳嗽有痰，胸脘痞闷，眩晕呕恶，以及中风、癫痫、痰核、瘰疬等。痰病众多，治法各异。如脾不健运，湿聚成痰者，治宜燥湿化痰；火热内郁，炼液为痰者，治宜清热化痰；肺燥阴虚，虚火上炎，灼津为痰者，治宜润肺化痰；脾肾阳虚，寒饮内停，或肺虚留饮者，治宜温阳化痰；外邪袭肺，肺失宣降，津失输布，聚液为痰者，治宜宣肺化痰；肝风内动，夹痰上扰者，又宜息风化痰等。今以常见痰之为病，分燥湿化痰、清热化痰、润燥化痰、温化寒痰等，列草药验方如下，以备参用。

燥湿化痰方主脾虚湿痰

组成：姜半夏9g，茯苓12g，白术12g，陈皮9g，白芥子9g，细辛1.5g，干姜6g，五味子6g。水煎温服。加减随症。

功效：健脾燥湿，温肺化痰。主治咳嗽胸闷，体倦，恶心，痰多易咯出，或头眩心悸，四肢沉重，舌苔白滑，脉缓或弦滑。

温化寒痰方主咳嗽痰多

组成：紫苏子9g，陈皮9g，干姜3g，薤白9g，茯苓15g，炙五味子3g。水煎服。

功效：温化寒痰，止咳。主治脾肺虚寒，咳嗽痰多，胸脘痞闷，肢体畏寒，困倦，或胸中气壅，咳喘气急，咳痰清稀，苔白滑，脉迟弦。

祛痰止咳方主咳嗽痰多

组成：穿山龙60g，干姜9g，五味子6g。水煎温服，7日即见明显效果。

功效：温肺化痰止咳。主治咳嗽胸闷，痰多清稀，或痰白稠黏，多而易出，久咳不愈等症。

注：穿山龙，始自师传，考证于《中药大辞典》等书。为薯蓣科植物穿龙薯蓣的根茎。别名穿地龙、地龙骨、串山龙等。味苦，性微温。功能活血舒筋，祛痰止咳。主治风湿痹痛、湿痰久咳、扭挫伤痛、腰腿疼痛麻木等症。口服1日量15～30g，大剂量60g，水煎温服。浸酒服，每用白酒500g，穿山龙120g，浸泡15天，每服30mL，日2次，可治慢性腰腿痛。痰多久咳，每日30g，连服7日，水煎服，止咳效果显著。

清化热痰方主肺热咳嗽

组成：鱼腥草18g，天精草（即地骨皮的嫩叶）15g，百合七15g，麦冬12g，枇杷叶15g，映山红叶12g，桔梗9g，山豆根12g，开金锁30g（隔水炖）。水煎温服。

功效：清热化痰，止咳利咽。主治肺热咳嗽，无痰或痰稠黄难以咳出，咽干喉痛，或烦渴胸闷，苔白干燥，脉数。

体会：此方对肺热咳嗽效果甚佳，屡用皆验。

注：开金锁，考证于《全国中草药汇编》。为蓼科荞麦属植物天荞麦的根状茎。别名苦荞头、金锁银开、铁拳头等。味辛涩，性凉。功能清热解毒，活血散瘀，健胃利湿。主治咽喉肿痛、肺痈、肺热咳嗽、消化不良、妇女带下等症。常用量 1 日 15 ～ 60g，水煎温服。

火咳方主肺火干咳

组成：金银花 15g，鱼腥草 18g，连翘 9g，吉祥草 30g，天花粉 9g，千年老鼠屎 30g，鲜竹叶 9g，珍珠七（麦斛）12g，鲜芭蕉根 30g，炙枇杷叶 15g，炙紫菀 12g，桔梗 9g。水煎温服。

功效：清热泻火，润肺止咳。主治上焦火旺，咽喉肿痛，干咳无痰或少痰，胸闷心烦，口渴饮冷，苔黄少津，脉数。

注：珍珠七，此处指"麦斛"。为兰科植物麦斛的连根全草。别名万年桃、石枣子、七仙桃、石莲子、石豆等。味甘淡，性凉。功能清热化痰，生津养胃。主治肺热咳嗽、胃热烦渴、虚火牙痛等症。常用量 1 日 15 ～ 60g，水煎服。

二穿饮主肺热久咳

组成：穿破石 9g，穿山龙 30g，吉祥草 30g，桔梗 9g，山豆根 9g，瓜蒌壳 9g，麦冬 12g，沙参 15g，映山红叶 9g。水煎温服。

功效：清热化痰止咳。主治肺热咳嗽，无论有痰无痰，或痰多痰少，久咳不愈，胸咽不舒等症。

体会：以上 3 方均为治肺热屡验方，药味寻常，效果颇佳。

止咳平喘方主咳喘气促

组成：胡颓叶 15g，映日红叶 15g，蕈菜 15g，百部 12g，黄荆子 9g，杏仁 9g，白果仁 9g，天竺子 9g，紫苏子 6g，千日红花序 15g。水煎温服。

功效：祛痰止咳平喘。主治胸闷喘促、咳嗽气急等症。

注：胡颓叶，考证于《全国中草药汇编》。为胡颓子科胡颓子属植物胡颓子的叶。味苦涩，性平。功能止咳平喘。常用量 1 日 9 ～ 15g，最高可用至 24g，水煎温服。果和根，我尚未使用过。

黄荆子，为马鞭草科牡荆属植物黄荆的叶、果实、根、茎。我仅用果实入药，其余尚未用到。味苦辛，性温。功能止咳平喘，理气止痛。主治咳嗽、哮喘、胃脘痛、泄泻、痢疾等症。常用量 1 日 3 ～ 15g，水煎温服。

映日红叶，始自师传，考证于《中药大辞典》等书。为杜鹃花科植物杜鹃的叶子。别名映山红、映日红、满山红、艳山红等。味酸，性平。功能清热解毒，镇咳平喘。主治肺热咳嗽、慢性支气管炎、哮喘、痈肿疔疮、湿毒瘙痒、创伤出血等症。我用叶子治疗咳嗽、哮喘，有较好效果。口服 1 日量 9 ～ 18g，水煎温服。外用适量，捣烂敷患处。

蔊菜，始自师传，考证于《本草纲目》《中药大辞典》等书。为十字花科植物蔊菜的全草或花。别名野油菜、鸡肉菜、独根菜等。味辛，性凉。功能清热利尿，活血通经。主治感冒咳嗽、咽喉肿痛、慢性支气管炎、哮喘、麻疹不易透发等症。我主要用于咳嗽哮喘，效果较佳。

千日红花序，始自师传，考证于《中草药汇编》等书。为苋科植物千日红的花序或全草。别名百日红、千金红、千年红等。味甘，性平。功能清肝散结，止咳定喘。主治头风目痛、气喘咳嗽、百日咳、痢疾、瘰疬、疮疡等症。口服花序 3 ～ 12g，全草 15 ～ 30g，水煎温服。外用适量捣敷或水煎熏洗。

天竺子，前"天竺叶"处有注，即南天竹的种子，有止咳平喘功效。

又方主哮喘

组成：洋金花叶 9g，煎水代茶缓饮。或洋金花 0.3g 为末，分 3 次温开水送服，均可速止喘息。

功效：止哮平喘。主治老年哮喘，无痰气促，乃缓急治标之方。

体会：且勿过量、久服，以防中毒。待喘定，再辨证用药，标本兼治。

平喘外用方平哮喘

组成：炒白芥子、紫苏子、白芷、白胡椒、鸡矢藤等份。上药共为细末，蜂蜜调和，寒喘以生姜汁调，做小饼厚约 0.5cm，直径 2cm，烘热透，贴大椎穴，冷则烘热，翻面再贴，可做多饼换贴，每次贴 1 小时，连贴 7 ～ 10 天。

功效：畅肺平喘。主治喘哮气促，遇冷遇热、饮酒、饮冷，或感冒风寒、过度劳累，咳喘便发，缠绵不愈，无论成人、幼儿均治。

体会：谨避风寒，节生冷，忌发物，哮喘必愈。夏秋时贴之效果更佳。贴前辨证用药内服 15 日，效更稳。

八、消导方

消导方是具有消食导滞、消痞化积之功的方剂，属八法中之"消法"。此处因地产药物品种所限，仅制积滞内停、宿食不消、腹胀泄泻等方，以就地寻药、经济实效为目的，用以治疗饮食停滞、宿食不消等症。

停食脘胀方主新食停滞

组成：炒陈大曲 12g，炒莱菔子 9g，陈皮 9g，焦山楂 15g，炒麦芽 9g，土木香 6g。水煎温服。

功效：消食导滞，宽中安胃。主治新食停滞，脘腹胀满，嗳气吞酸，气滞腹胀，纳呆恶食，肢体倦怠等症。

加减：胃寒呕吐加生姜 9g；肠鸣腹痛、气滞不消加鸡矢藤 12g，红木香 9g；脾虚加白术 12g；发热加黄芩 9g；泄泻加车前子 12g，红药子 9g；便秘加酒制大黄 6g；暑月伤食加藿香 9g，厚朴 9g。

积滞脘胀方主伤食腹痛

组成：红木香 15g，陈皮 9g，陈茶叶 6g，炒麦芽 9g，煨姜 1.5g。水煎服、开水泡服均可。

功效：消食导滞，行气止痛。主治新食伤胃，胸脘胀闷，肠鸣腹痛，嗳气吞酸，纳呆恶食。

体会：此方消食导滞、止痛宽胀之功甚速。

消滞方主脘腹胀痛

组成：炒陈莱菔子 15～30g，嚼服，或为末，分 3 次开水送服。

功效：消食导滞，宽胀止痛。主治新食伤胃，脘胀腹痛，或吞酸嗳气，或泄泻臭腐，或完谷不化，纳呆恶食等症。

体会：此方消食宽胀之功甚捷，对新食停滞、腹痛泄泻、肠鸣嗳气等症，炒研吞服或嚼服 15～30g，1～2 小时即见显效，体实无他症相兼者，用之屡验。

伤肉食方主肉食停滞

组成：炒山楂 15～30g，炮姜 6g，鸡矢藤 15g。水煎温服。

功效：消滞化积。主治肉食停滞，脘腹胀闷，腹痛呕吐，或肠鸣泄泻，完谷不化等症。

脾虚积滞方主脾虚脘胀

组成：焦白术 15g，苍术 9g，山药 12g，白扁豆 9g，薏苡仁 15g，炒麦芽 9g，红木香 9g，陈皮 9g，土木香 6g。水煎温服。

功效：健脾消食，导滞宽胀。主治脾虚停滞，脘腹痞闷，或腹胀肠鸣，纳呆体倦等症。

加减：气虚加太子参、黄芪；便秘加酒制大黄；寒加炮姜。

九、理气方

调理脏腑气机，用以治疗气病之方，称为理气剂。气病较广，归纳为气虚、气滞、气逆三大类。气虚方见"补益剂"，此处仅纳气滞、气逆方。

气滞以肝气郁结与脾胃气滞为主，气逆以胃气上逆与肺气上壅为主。前者宜行气，后者宜降气。行气以调畅气机、解郁散结为主，降气以降逆止呕或降气平喘为主，气滞、气逆同现，可行气、降气同用。

五香饮主气郁不舒

组成：醋制香附 9g，红木香 15g，黄木香 6g，香樟根 9g，缬草 6g，苍术 6g，枸橘 9g，鸡矢藤 12g，路路通 9g，八月札 9g。水煎服，或为细末，温开水送服适量。

功效：行气解郁，宽胀止痛。主治气、血、痰、火、湿、食诸郁，胸膈痞闷，脘腹胀痛，胁满不舒，吞酸呕哕，饮食停滞等症。

体会：此方治诸郁气滞，脘腹胀痛，胸胁满闷等症，功效甚捷，亦贱、验、便之方也。

胃脘气痛方主胃脘气滞

组成：八月札 12g，香附 9g，路路通 9g，落新妇 12g，红木香 15g，川芎 9g，土乌药 9g，鸡矢藤 15g，炮姜 6g。水煎，少加黄酒以助药力。

功效：温胃散寒，行气止痛。主治肝胃失和，胃脘疼痛，胁腹不舒，气滞胀满，以及妇女痛经等症。

体会：此方对胸腹诸痛、肢体疼痛，疗效甚佳。孕妇及气阴两虚者慎服。

注：落新妇，始自师传，考证于《中药大辞典》等书。为虎耳草科植物落新妇的根。别名小升麻、马尾参、红毛七、山花七等。味微苦辛，性平。功能祛风清热，活血止痛。主治气滞胃痛、咳嗽咯血、头痛、妇女痛经等症（本人经验）。口服 1 日量 15 ～ 24g，水煎温服。

舒郁止痛饮主肝气郁滞

组成：枸橘 9g，青皮 9g，香附 9g，柴胡 6g，八月札 15g，石见穿 24g，红木香 15g，腊梅花 12g，元宝草 12g，乌药 9g，红花 9g。水煎温服。

功效：疏肝解郁，行气止痛。主治肝气郁结，日久化热，气郁火郁，肝血失活，肝失条达，以致胸胁疼痛，郁闷不舒，以及痛经、疝气等症。

加减：湿热盛加三颗针 9g；便秘加酒制大黄 6g。

注：元宝草，始自师传，考证于《中药大辞典》等书。为藤黄科植物元宝草的全草。别名灯台、对月莲、对月草、宝心草等。味苦辛，性凉。功能活血，止血，解毒。主治吐血衄血、月经不调、跌仆伤痛、下乳、催生等。口服 1 日量 9 ～ 15g，水煎温服，鲜品加倍。我主要用于滞经痛经、肝气不舒胁痛、月经前后无定期，效果较佳。

三味止痛散主腰痛

组成：金果榄、缬草、鸡矢藤等份，共为细末。上药每服 3g，日服 2 ～ 3 次，温黄酒送服。

功效：清热行瘀，理气止痛。主治石淋（尿结石），湿热伤肾（肾积水、肾水肿），跌打伤腰（陈旧性腰伤、骨折），疼痛日久，或痛不可忍等症。

体会：此方曾治多人，其中左肾囊肿、右肾结石腰痛欲死数十人，腰椎骨折陈伤疼痛十余年、百药无效 1 人，肝区刺痛及肝胃胀痛 7 人。服药时间最长 15 天，痛止后复发亦很轻。后 7 人服药一二日痛减，再服痛止，不仅止痛，亦可治病，有待深研。

疝气痛方主小腹睾丸坠胀

组成：橘核 12g，小茴香 9g，土乌药 12g，八月札 15g，路路通 9g，青皮

9g，枸橘 9g，寻骨风 9g，川芎 9g。水煎，空腹或食远温服。

功效：疏肝舒郁，理气止痛。主治疝气下坠，睾丸及小腹胀痛。

胸背痛方主胸痹

组成：川芎 12g，薤白 12g，瓜蒌壳 12g，半夏 9g，陈皮 9g，丹参 30g，桃仁 6g，当归 12g，鸡矢藤 30g，红花 9g。水煎温服。

功效：通阳散结，宣痹止痛。主治胸阳不振，胸前闷痛，甚则胸背彻痛，或咳逆喘息，呼吸气短，绵绵不止，隐隐作痛。

降气止呃方降逆止呃

组成：厚朴 9g，生姜 9g，柿蒂 15g，紫苏梗 12g，刀豆 12g，太子参 15g，竹茹 9g，丁香 3g，大米 15g。水煎温服。或为末，每服 9g，日服 3 次，温开水送服。

功效：理气和中，降逆止呃。主治胃气失于和降，呃逆呕吐，胸脘痞闷，俗称"打嗝"，其证偏于胃寒者。

宣肺平喘方主肺气壅急

组成：紫苏子 12g，姜半夏 9g，黄芩 9g，天竺子 9g，胡颓叶 12g，旋覆花 9g（纱布包煎），映山红叶 12g，桑白皮 12g，莱菔子 9g，杏仁 9g，厚朴 9g。

功效：宣肺缓壅，降逆平喘。主治风寒束表，痰热内盛，以致咳逆痰多，喘息气急，胸闷胸胀，或恶寒，或呕哕等症。

加减：胸闷甚者加枳实 9g，炙麻黄 6g；肺热痰黄稠黏、咳吐不利去姜半夏、紫苏子、莱菔子，加桔梗 9g，贝母 9g，鱼腥草 9g；有风寒表证加荆芥、防风、葱白、生姜。

体会：因此方宣降肺气，以治肺气壅盛、胸闷喘急为主。哮喘不因痰热及气虚脉弱者忌用。

降逆止呕方和胃止呕

组成：芦根 9g，竹茹 9g，生姜 6g，太子参 15g，陈皮 9g，厚朴 6g，白术 9g，砂仁 6g，黄芩 6g，柿蒂 6g，红枣 5 枚。水煎温服。

功效：降逆安中，和胃止呕。主治病人体虚，或妊娠恶阻，呕吐日久，胃有虚热，气逆不降，以致呃逆呕哕、纳呆脘胀、肢体倦怠等症。

加减：若胃阴不足，烦渴欲饮，加沙参、麦冬、石斛；脾虚纳呆，加白术、山药。

十、理血方

以入血分药物组方，用于调理血分，治疗血分疾病的方剂，称为理血方。血在人体周流不息，循环脉中，灌溉脏腑，营养百骸，故《灵枢·营卫生会》曰："以奉生身，莫贵于此。"若因跌仆等，血行不畅，瘀蓄内停，或离经妄行，或亏虚不足等，均可导致血病，如血热、血寒、血瘀、失血等。治法分活血、止血、补血（补血方见"补益方"）等大法。此处仅纳活血祛瘀及止血等常用草药验方，以备辨证选用。

跌打瘀痛方行瘀止痛

组成：八角莲0.9g，祖师麻0.3g。上2味共为细末，等分3份，日2夜1服，温黄酒送下。

功效：活血祛瘀，通络止痛。主治跌打损伤，瘀血内停，胸脘胁腹刺痛，骨折瘀血不行，伤处瘀肿疼痛，或外伤筋骨、肌肉，肿胀不消，关节活动不利，行走及吸气时疼痛难忍等症。

体会：此方无论伤势轻重，甚至打压、撞伤，痛不可忍，瘀血蓄内，神志不清，或卧床不起，或微咳、吸气时伤处痛不可忍，只要脏腑、头脑无大碍者，均可小量黄酒送服。经治多人头颅、脏器未损者，即使昏迷不醒亦验，行瘀止痛之功甚速。体虚及失血者忌服。量不可再大，大则服下腹痛，泄泻，肌肉抽搐，恐通利太过而伤正气。我用此方、此量数十年，治跌打伤痛效果优于他方，并无一人有不良反应及不良遗患者。但时有传闻因过量服此药中毒，口僵肢麻，数日不语，甚至死人！此皆为民间不懂医术之人所用。故此方药效虽好，用量十分重要。不熟医理药性者，且勿轻服！

散瘀止痛方主跌仆损伤

组成：入地金牛6g，穿破石9g，藤三七60g，三块瓦12g，香附9g，红花9g，红毛七12g，八棱麻根12g，土牛膝15g，土乌药12g。水煎，兑黄酒温服。

功效：活血通络，散瘀止痛。主治跌打损伤，气滞血瘀，患处肿胀疼痛如针刺，甚则不能站立，活动不便等症。

加减：便秘加大黄；体虚加太子参。

注：入地金牛，即大型常绿藤本植物"两面针"的根。

藤三七，始自师传，考证于《中药大辞典》等书。为落葵科植物藤三七的珠芽或地下块根。味苦，性温。功能消肿散瘀，强壮腰膝。主治腰膝痹痛、病后体弱、跌打损伤、骨折等症。口服常用量30～60g，水煎温服或炖鸡服。外用适量捣敷患处。当地房前屋后多有种植，常见伤痛多可自疗，效佳、安全。

三块瓦，为酢浆草的一种，始自师传，民间常用，考证于《中药大辞典》等多种著籍。为酢浆草科植物山酢浆草的全草或根。别名老鸦酸、大酸梅草、钻地蜈蚣等。味酸，微辛，性平无毒。功能活血散瘀，消肿止痛，清热利尿。主治血淋、跌打损伤、瘀积肿痛等症。民间常用于扭挫伤痛、局部瘀肿，捣烂加白酒、陈醋适量敷患处，效果甚佳。

红毛七，始自师传，考证于《中药大辞典》等书。为小檗科植物类叶牡丹的根。别名红毛漆、搜山猫、红毛细辛等。味苦辛，性温，有小毒。功能祛风通络，活血调经。主治风湿筋骨疼痛、跌打损伤、妇女月经不调等症。常用量9～15g，水煎温服。外用适量，捣敷患处，治外痔损伤肿痛。

八棱麻根，即陆英的根。

胁腹刺痛方疏肝散瘀

组成：红木香15g，香附9g，柴胡9g，桃仁6g，大黄6g，当归12g，赤芍12g，牡丹皮12g，青皮9g，合欢皮12g，路通通9g，土乌药9g。水煎，少兑黄酒温服。

功效：疏肝散瘀，行气止痛。主治因暴怒伤肝，或跌打损伤，瘀滞胁腹，以致两胁刺痛，甚则发热烦闷，急躁善怒，腹满、呕逆。

跌仆伤痛方行瘀止痛

组成：八棱麻鲜根60～90g（干品30g），酢浆草鲜品60g（干品30g），鸡矢藤鲜品30g（干品15g），卫矛（带翅嫩枝）9g。水煎，兑黄酒温服，渣捣烂，加白酒、醋适量，炒热敷患处。

功效：活血散瘀，通络止痛。主治跌仆伤肿、瘀血不行、活动不便等症。

活血调经方主滞经腹痛

组成：红毛七 12g，月季花 9g，元宝草 12g，益母草 15g，当归 9g，川芎 9g，红花 6g，土乌药 9g，香附 9g，鸡矢藤 15g。水煎，兑黄酒、红糖，空腹温服。

功效：活血散瘀，调经止痛。主治滞经，闭经，经行不畅，血色紫暗或成块，经行腹痛等症。

加减：寒加炮姜、小茴香；气虚加党参、黄芪；血虚加熟地黄、白芍；晡热、便秘加黄芩、鳖甲、酒制大黄。

经期发热腹痛方主疏肝行瘀

组成：凌霄花 15g，茺蔚子 12g，月季花 12g，生蒲黄 9g，柴胡 9g，香附 12g，黄芩 9g，赤芍 12g，对月草 12g，醋制鳖甲 9g。水煎，加黄酒温服。

功效：疏肝解郁，活血调经。主治肝气郁滞，经行不畅，经期发热，目胀，口苦胁满，心烦易怒等症。

注意：气血不足者慎服。

注：对月草，始自师传，考证于《中药大辞典》等书。为唇形科植物鳖菜的全草。别名白花益母草、楼台草、玉容草等。味甘辛，性平。功能破血行血。主治经期不准、腰腹疼痛、妇人血崩、产后腹痛、瘀血作痛等症。口服 1 日量 6～15g，水煎温服。外用捣烂或研末加陈醋敷患处，有消肿止痛功效。

闭经方主瘀闭腹痛

组成：桃仁 9g，红花 12g，卫矛 12g，赤芍 12g，益母草 15g，大黄 6g，香附 9g，柴胡 6g，当归尾 12g，路路通 12g，土牛膝 15g，丹参 24g。水煎，兑黄酒、红糖适量，空腹温服。

功效：活血通经，祛瘀止痛。主治暴怒伤肝，经血瘀闭，以致胁、腹、腰痛，或发热胁满，或心烦易怒，或多梦不宁等症。

加减：寒加炮姜；热加生地黄。

周身痛方主全身强痛

组成：红毛七 15g，毛木香 12g，川芎 9g，土乌药 9g，丹参 30g，路路通

12g，当归15g，藤三七60g，天青地红块根9g。水、黄酒各半煎，温服。

功效：行瘀活络，解郁止痛。主治周身强痛因于气滞血瘀、经络闭阻者。

注：天青地红块，民间称为"草血竭"，始自师传，民间常用于活血调经。考证于《中药大辞典》等书。为菊科植物三七草的全草或肉质块根。别名土三七、见肿消、破血丹、天青地红等。味甘，性平。功能活血，止血，解毒。主治跌打损伤、衄血、咯血、吐血、闭经及气滞血瘀、全身强痛等症。口服1日量15～30g，水煎温服。外用捣烂敷患处适量。

伤肿外用方散瘀止痛

组成：飞天蜈蚣全草、天青地红根、酢浆草等份。上3味共捣融，入白酒、米醋适量，加热敷患处，干则随换，以肿消、瘀散、痛止为度。

功效：活血散瘀，消肿止痛。主治跌打损伤，瘀阻肿痛，伤处紫暗。

注：飞天蜈蚣，始自师传，考证于《中药大辞典》等书。为菊科植物西南菁草的全草。别名刀口药、野一支蒿、白花一支蒿等。味辛，性寒，有毒。功能活血祛风，消肿止痛。主治跌打损伤、风湿痹痛、胃痛、牙痛、闭经、腹痛、乳痈、疔疮肿痛等。口服1日量0.5～1g，水煎服。外用适量捣烂敷患处。

散瘀接骨外用方

组成：醋制自然铜、合欢皮、当归、牡丹皮、独活、金牛七、藤三七、八棱麻、红花、续断、三块瓦各等份。上药共为细末，酒、醋各半调糊，厚敷患处，一日夜一换。

功效：活血祛瘀，接骨续筋。主治跌打骨折，手法复位后外敷患处。

注：金牛七，草药名。始自师传，考证于《中药大辞典》。为毛茛科植物太白乌头的块根。味辛微苦，性温，有大毒。功能止痛解痉，麻醉，败毒，祛风除湿，活血散瘀。主治跌打损伤、劳伤、风湿痹痛、无名肿毒、痈肿阴疽等症。口服1日量0.01～0.03g，水煎3小时，冷服。用绿豆等量煮透金牛七，去绿豆，以去毒性。外用适量以水、酒或陈醋磨汁涂患处，或研细末陈醋调敷。

新丹参饮主气滞血瘀胃痛

组成：丹参60g，寻骨风9g，鸡矢藤15g，缬草6g。水煎温服。或为细末，每服6g，日服3次，温开水送服。

草木皆为药——一名基层老中医 55 年中草药简易方

功效：行气化瘀，安中止痛。主治胃腑气滞血瘀，胃脘疼痛。

体会：此方无论何因而致胃气郁滞，胃血瘀积，胃脘不时疼痛，服之均有显效。若能随症加减，其效更佳。

丹参饮主活血调经

组成：丹参 90g，对月草 15g。于经行前 7 日、经净后 3 日、再经前 7 日各服 3 剂，水煎温服。

功效：活血调经，对月准期。主治月经前后无定期而无他症相夹者。

伤痛简便方散瘀消肿

组成：红花 9g，三块瓦 30g。水煎，加黄酒温服；渣加白酒、米醋适量调敷患处。或一味酢浆草（俗称"酸黄瓜草"）不拘多少捣烂，取自然汁 25mL，兑黄酒，少加红糖温服，渣敷患处亦可消肿止痛。

功效：活血散瘀，消肿止痛。主治跌打扭伤，红肿疼痛，活动不便。

体会：一味八棱麻根，鲜品 30 ~ 60g，两煎水兑黄酒温服，亦为民间常用治跌仆损伤验方。

三奇饮主妇女宫血

组成：断血流 30 ~ 60g，红药子 15g，仙鹤草 30 ~ 60g。水浓煎，少量频服。

功效：活血止血，引血归经。主治妇女月经过多及血崩不止，其势危急，心慌头眩、腰酸腹痛等症。

体会：此方治妇女血崩及月经过多症，非但止血效稳，尤可引血归经，止血而不留邪。药性平平，不寒不热，药易寻得，屡用屡验良方也。

注：断血流，始自师传，考证于《中药大辞典》等书。为唇形科植物灯笼草的全草。别名野薄荷、九层塔、荫风轮等。味辛甘苦，性微温。主治各种出血、腹痛、感冒、白喉等症。口服常用量 15 ~ 30g。我用于妇女血崩不止，最大剂量 90 ~ 120g，水煎温服，效果极佳。此药止血良好，且不留邪。

独胜饮（红药子）主妇女出血证

组成：红药子 15 ~ 60g。水浓煎，少兑黄酒、红糖和服。

功效：止血调经。主治妇女月经过多、腹痛、崩漏及便血等症。

体会：止血屡验之方，止血不留邪，止而能活，亦妇科血证良方也。脾胃弱者加入大米 15g 同煎。

独胜饮（断血流）主妇女出血证

组成：断血流 30 ~ 90g。水煎温服。

功效：温经活血，止血调经。主治妇女月经过多、崩漏失血、经血失调、经行腹痛等症。

体会：此方亦止血不留邪，止血且能调经。

止便血方主便血

组成：红白元 9g，红药子 12g，凤眼 9g，槐花 12g，十姊妹根 9g，地榆 12g，土木香 9g，苦参 9g，三颗针 12g，土大黄 9g，仙鹤草 15g，牡丹皮 9g，大米 15g。文火浓煎，缓缓温服。

功效：清热燥湿，凉血止血。主治痢下脓血，肠风下血，腹痛下坠。

注：凤眼，始自师传，考证于《中药大辞典》等书。为苦木科植物臭椿的果实。别名凤眼子、樗树子、樗荚等。味苦涩，性寒。功能清热燥湿，凉血止血，断带。主治湿热带下、崩漏、尿血、肠风便血、痢疾等症。口服 1 日量 3 ~ 15g，水煎服。

十姊妹根，即野生玫瑰的根。始自师传，考证于《中药大辞典》等书。为蔷薇科植物十姊妹的根或叶。别名七姊妹、姊妹花等。味苦微涩，性平。功能活血散瘀。主治痞块、湿热黄疸、滞经腹痛、崩漏出血等症。常用量 15 ~ 24g，水煎温服。

血痢日久不愈方主血痢日久

组成：太子参 30g，白芍 12g，白术 12g，干地黄 12g，乌梅 9g，香椿根皮 9g，黑三七 15g，翻白草 30g。水煎温服。

功效：涩肠止痢。主治赤痢日久不愈，血痢不止。

加减：寒加炮姜 6g；腹痛加土木香 9g；口渴加葛根 15g；发热加黄芩 9g；纳呆加陈皮、白术、麦芽各 9g。

注：黑三七，考证于《中药大辞典》。为虎耳草科植物鬼灯草的粗壮根茎。亦名鬼灯擎、水五龙、老汉求、猪屎七、天蓬伞等。味酸涩，性平。功能清热化

湿，止血生肌。主治湿热下痢、泄泻、带下、崩漏、便血、创伤出血等症。内服常用量 1 日 5 ～ 15g，水煎温服。外用为细末，适量撒于创口。

虚损咯血方主肺痨咯血

组成：鹿衔草 15 ～ 30g，百合 15g，沙参 30g，麦冬 15g，仙桃草 12g，仙鹤草 15g，白及 9g，桔梗 6g，地骨皮 9g。水煎温服。

功效：益肺止血。主治肺肾阴虚，潮热咳喘，肺痨咯血。

加减：气虚加黄芪、党参；纳呆加白术、陈皮；发热加黄芩、金银花。

体会：此方不仅治肺损咯血，亦可治愈肺痨咯血。

注：仙桃草，为玄参科婆婆纳属植物仙桃草的带虫瘿全草。别名蚊母草、水莴苣等。味甘苦，性温。功能活血止血，消肿止痛。主治跌打损伤、肿胀疼痛、咳嗽咯血、尿血、便血等症。常用量 1 日 9 ～ 15g，水煎服。外用适量，捣融敷患处。

月经淋沥不净方止诸血

组成：莲蓬炭 15g，卷柏炭 12g，棕榈炭 9g，蒲黄炭 9g，小蓟炭 15g，侧柏炭 9g，栀子炭 9g，土大黄 12g，鲜白茅根 15g，仙鹤草 24g，委陵菜 15g，牡丹皮 9g。水煎温服。

功效：止血。主治诸衄及月经淋沥不净。

体会：此方万一因药物难寻，少三两味亦可，不会明显减弱止血功效。如能辨证加减，其效更佳。

止鼻衄方止鼻衄

组成：鲜生地黄 15g，小蓟全草 30g，鲜荷叶半张，鲜白茅根 30g，鲜侧柏叶 9g，白及 9g，山茶花 9g，牡丹皮 9g，土大黄 12g。水轻煎，温服。

功效：凉血止血。主治血因热溢，诸衄咯血。

注：土大黄，又名牛舌头叶，药用根。味微苦涩，性微寒，无毒。几无泻下功效，止血效果甚佳。无论鼻衄、便血，其效俱良。

止尿血方主血淋

组成：白木通 9g，车前草 30g，牡丹皮 12g，山栀子 9g，鲜生地黄 15g，小蓟 15g，海金沙 30g，金钱草 15g，鲜白茅根 30g。水煎温服。

功效：凉血止血，利尿通淋。主治下焦热结，血淋，小便赤涩疼痛。

注：止血方可与"清里方、清热凉血方"互参。

十一、祛风湿方

凡能祛除肌肉、经络及筋骨之间的风湿，用以解除痹痛的药物组方，称为祛风湿剂。常见痹痛症状有肢体疼痛、关节不利、筋骨拘急或麻木不仁等。如疼痛游走不定，痛无定处，为风邪偏胜；疼痛较剧，痛有定处，得暖则缓，为寒邪较胜；疼痛重着或麻木重着，为湿邪偏胜；患处红肿热痛，或身发微热，得凉痛减，为热邪偏胜。故在运用此类方剂时，必须辨证明确，对证治疗，方可有效无误。如病在表者，当配以解表药同用；如病邪入于经络、筋骨，以致气血凝滞者，当配以活血通络药同用；如风湿化热或邪热炽盛者，当配以清热药同用；如气血两亏，则又当配以补养气血药同用，以扶正祛邪。若为痹痛日久，肝肾亏虚者，又当以强壮筋骨之味佐之，因肾主骨、肝主筋是也。

"治风先治血，血行风自灭。"无论行痹、热痹、湿痹、寒痹，活血通络不可忽略，痛则不通，通则不痛，是谓治风湿痹痛之关要也。

桑枝饮主行痹风胜

组成：细桑枝 30g，青风藤 15g，络石藤 15g，丹参 18g，赤芍 15g，桂枝 9g，防风 12g，生黄芪 15g，当归 9g，黄柏 9g，苍术 9g。水煎，温服。头、二煎内服；三煎宽水，趁热先熏后洗全身，勿出汗过多，洗后避风寒，忌生冷。

功效：疏风通络，活血止痛。主治痹痛游走不定，风邪偏胜者。

体会：此方主治风湿侵袭肌表筋肉，肢体酸痛，游走不定，关节不利，或汗出畏风等症，屡验。

忍冬藤饮主热痹

组成：忍冬藤 60g（鲜品 120g），豨莶草 15g，络石藤 15g，臭梧桐 15g，大血藤 15g，南蛇藤 15g，赤芍 12g，藤卫矛 12g，丹参 30g，生地黄 9g。头、二煎内服，渣捣烂少加米醋敷患处。

功效：疏风清热，活络止痛。主治风寒湿邪侵袭，郁久化热，气滞血瘀，关节疼痛发热，患处或红或肿，得凉痛减，遇热则剧者。

注：南蛇藤，为卫矛科南蛇藤属植物的藤。别名南蛇风、黄果藤等。味辛，性温。功能祛风活血，消肿止痛。主治风湿痹痛、跌打伤痛、腰腿痛、闭经等症。常用量 1 日 12～24g，水煎温服。治虫蛇咬伤捣融敷患处适量。

藤卫矛，为卫矛科植物扶芳藤的茎叶。别名岩青藤、土杜仲、换骨筋等。味苦辛，性微温。功能舒筋活络，消肿止痛。主治风湿痹痛、腰肌劳损、月经不调等症。常用量 1 日 15～30g，水煎服。外用捣烂，加温黄酒适量敷患处。

红毛七饮主热痹

组成：红毛七 15g，大血藤 15g，络石藤 15g，茜草 15g，紫金牛 24g，土牛膝 12g，菝葜 12g，鸡矢藤 15g，青风藤 12g。水煎温服。渣捣烂敷患处。

功效：清热通络，活血止痛。主治热痹红肿疼痛，关节不利，活动不便。

注：紫金牛，为紫金牛科植物的茎叶。别名平地木、叶下红、矮地茶、老勿大、矮茶子等。味苦涩，性平。功能祛痰镇咳，活血解毒。主治咳嗽咯血、慢性肝炎、筋骨酸痛、腰腿疼痛等症。常用量 1 日 15～60g，水煎温服。外用捣烂，加温黄酒适量敷患处。

十藤饮主行痹热痹

组成：南蛇藤 24g，石楠藤 12g，钩藤 15g，络石藤 15g，小血藤 12g，青风藤 12g，忍冬藤 15g，常春藤 12g，鸡矢藤 15g，藤卫矛 15g。水煎温服。渣捣烂加陈醋适量，温敷患处。

功效：祛风清热，活络止痛。主治行痹、热痹。

注：小血藤，为葡萄科植物大叶爬山虎根及藤茎。别名三角风、爬山虎、吊岩风等。味微苦，性温。功能祛风除湿，通络止痛。主治风湿痹痛、跌打伤痛、湿毒瘙痒等症。常用量 1 日 15～30g，水煎温服。外用适量，水煎熏洗湿毒瘙痒。

穿山龙饮主痛痹

组成：穿山龙 30～60g，寻骨风 15g，制草乌 3g，制川乌 3g，山当归 15g，海风藤 12g，红木香 15g，香加皮 9g，生姜 9g，当归 12g，红花 9g。水煎，兑黄酒，食远温服。

功效：祛风除湿，温经散寒。主治风湿痹痛偏于湿寒，身体关节疼痛麻木，痛无定处，肌肤不热，关节不利，活动不便，骨刺压痛等症。

体会：此方治愈多人腰膝冷痛，遇寒则甚，得暖则缓，每因季节及天气变化疼痛加剧，劳作不便等症，或水煎酒引服，或以白酒浸服，纵使多年顽症或骨刺椎突压迫血管、神经，以致疼痛不堪者，亦能缓痛。

注：山当归，即野生当归。始自师传，考证于《中药大辞典》等书。为伞形科植物杏叶防风的根。别名土当归、白花箭等。味辛，性温。功能行气温中，祛风除湿，活血消肿。主治风湿麻木、筋骨疼痛、胸腹冷痛、跌打损伤、肿毒、瘰疬等症。口服1日量6～15g，水煎温服。外用适量，捣融敷患处。

入地金牛饮主痛痹

组成：入地金牛（两面针的根）9g，透骨草（凤仙花全株切段晒干）9g，徐长卿15g，独活9g，川芎12g，海风藤12g，石楠藤15g，蜈蚣蒿15g。水煎服、浸酒服均可。

功效：温经散寒，活络止痛。主治痹痛寒胜者，痛有定处，以痛为主，甚则患处肌肤不温，关节不利，或兼麻木、冷痛等症。

体会：此方功同"穿山龙饮"，但药量不得再加。因方中入地金牛、透骨草均有小毒，用量不可过大。

注：蜈蚣蒿，始自师传，考证于《中药大辞典》等书。为菊科植物千叶蓍的全草。别名锯草、一苗蒿、洋蓍草等。味甘苦辛，性寒。功能清热解毒，和血调经。主治痈疖肿毒、跌打损伤、虫蛇咬伤、月经不调、风湿痹痛等症。口服1日量3～9g，水煎温服。外用捣烂敷患处适量。

托腰七饮主痛痹日久

组成：托腰七30g，桑寄生24g，杜仲15g，续断15g，石楠藤15g，山当归12g，藤三七30g，穿山龙15g，菟丝子15g，寻骨风12g，金毛狗脊15g，金牛七0.9g（先煎2分钟）。水煎服、浸酒服均可。

功效：强腰膝，止痹痛。主治痹痛日久，缠绵难愈，时发时止，腰膝无力，劳累及气候变化时疼痛加剧，或陈伤作痛等症。

体会：此方对痹痛日久，腰膝无力，中老年人劳伤风湿疼痛，无论水煎酒引服，或浸酒缓服均可。

乌龙酒主痛痹

组成：制草乌15g，制川乌15g，穿山龙240g。上药3味，用高粱酒5000mL，加入生姜60g，红糖250g，同浸1个月，每服25mL，渐加至50mL，日服2次，食远服。

功效：温经散寒，通痹止痛。主治痹痛寒胜，痛有定处，痛入关节筋骨，患处麻木不仁、活动不便、屈伸不利等症。

注意：有热证及消化道溃疡者忌服，小儿及孕妇忌服。高血压、糖尿病、肝病患者禁服。

独龙酒主痛痹及腰腿痛

组成：穿山龙180g，高粱酒1000mL。上药浸泡1个月，每服25～50mL，日服2次，食远温服。

功效：祛风除湿，通利关节。主治风湿痹痛，腰腿关节痛，坐骨神经痛。

体会：禁忌同"乌龙酒"。此方对大骨关节痛、风湿腰腿痛、坐骨神经痛均有效。

龙威镇痛酒主痛痹体实证

组成：穿山龙120g，威灵仙30g，制川乌15g，制草乌15g，海风藤30g，鸡矢藤30g，藤三七120g，独活30g，香加皮30g，石楠藤30g，鸡血藤30g，桑寄生30g，菝葜30g，木瓜30g，寻骨风30g，四块瓦30g，铁骨散30g，木防己30g，红花30g，紫金牛30g，丹参30g，土牛膝30g，淫羊藿30g，杜仲60g，续断60g，金毛狗脊60g，生姜250g，红糖500g，高粱酒10L。

以上诸味用小口瓷缸浸泡100日，每服15～30mL，日服2次。小儿、孕妇及有消化道溃疡、热证、高血压、糖尿病、冠心病、痛风患者忌服。

功效：活血通络，舒筋止痛。主治痹痛湿寒偏胜，肢体关节疼痛，屈伸不利，活动不便，以及陈伤作痛，劳伤作痛。

注：四块瓦，始自师传，考证于《中药大辞典》等书。为金粟兰科植物宽叶金粟兰或报春花科植物重楼排草、狭叶排草的连根全草。别名四大天王、四匹瓦、四儿风等。味辛，性温，有小毒。功能祛湿除湿，活血散瘀。主治风寒咳嗽、风湿麻木、肢体疼痛、月经不调、跌打、劳伤等症。口服1日量3～9g，

水煎温服。外用捣烂敷患处适量。或浸酒少量饮。

铁骨散，始自师传，考证于《中药大辞典》等书。为木兰科植物铁箍散的连根全株。别名钻骨风、八仙草、满山香、化食草等。味辛，性温，无毒。功能行气止痛，活血散瘀。主治跌打损伤、风湿麻木、筋骨疼痛、积滞腹胀、痈肿等症。口服1日量9～15g，水煎温服。或适量浸酒服，外用捣烂敷患处。

扣子七酒主痹体虚证

组成：珠儿参（亦名扣子七、鄂三七）240g，藤三七60g，托腰七60g，刺五加60g，石楠藤60g，红木香60g，八棱麻60g，鸡血藤60g，当归60g，独活60g，穿山龙60g，寻骨风60g，鸡矢藤60g，海风藤60g，黄芪60g，熟地黄60g，生姜60g，红糖250g，高粱酒10L。上药同浸100日，每服50mL，日服2～3次。禁忌同乌龙酒。

功效：益气和血，舒筋活络。主治痹痛日久，体气不实，痹痛不解，正虚邪恋，痹痛缠绵，以及劳伤诸痛，陈伤作痛，肢体酸痛等症。

扶正止痛酒主痹痛体虚

组成：刺五加180g，扣子七90g，穿山龙90g，石楠藤90g，鸡矢藤90g，红花30g，金毛狗脊60g，生姜60g，红糖250g，高粱酒（玉米酒亦良）7500mL。上药同浸100日（3年更佳），每服50mL，日服2次。

功效：扶正通痹，舒筋活络。主治痹病体虚，肢体疼痛，关节不利，活动不便。

体会：此方除治病外，自制小量常服，大有解乏、止劳伤体痛之功。阴虚火旺、潮热自汗者慎服。

鹿衔草酒主痹痛体虚

组成：鹿衔草120g，扣子七60g，藤三七60g，当归60g，独活60g，托腰七60g，叶上花60g，桑寄生60g，石楠藤60g，制赤首乌60g，白首乌60g，血三七60g，土牛膝60g，四块瓦60g，兔儿伞30g，天麻60g，木瓜60g，生姜90g，红糖250g，高粱酒或玉米酒等纯粮食白酒10L。

功效：益肝肾，养气血，祛风湿，利关节。主治痹痛体虚，肢体疼痛，关节不利，腰膝酸痛无力，骨刺压痛，陈伤作痛等症。

制法、服法、禁忌同"扶正止痛酒"。

注：叶上花，始自师传，考证于《中药大辞典》等书。为玄参科植物小叶来浆藤的全草。别名蜂糖罐、小白叶、野连翘等。味微苦，性凉。功能祛风利湿，清热止血。主治风湿痹痛、骨髓炎、泻痢、浮肿等症。常用量12～24g，水煎温服。或浸酒少量服。

血三七，为罂粟壳植物人血草的连根全草。别名大人血七、大金盆、野人血草等。味苦（腥），性温。功能活血调经，止血止痛。草药医生多作"补血"使用。因其全株，尤其是根，损破流出如人血状，色红气腥，可能因其形色，同气相求，用于补血。主治跌打损伤、月经不调、外伤出血等症。内服常用量1日6～12g，水煎温服。外用适量，捣烂敷患处。

兔儿伞，始自师传，考证于《全国中草药汇编》等书。为菊科兔儿伞属植物兔儿伞的连根全草。别名雨伞蒿、一把伞、破雨伞等。味辛，性温，有小毒。功能祛风除湿，活血止痛。主治跌打伤痛、风湿痹痛等症。口服1日量6～15g，水煎温服。外用捣敷患处适量。

薏苡仁饮主湿痹偏寒

组成：薏苡仁90g，独活15g，木防己12g，菝葜12g，木瓜12g，香加皮9g，制川乌3g，制草乌3g，苍术12g，当归15g，四块瓦9g，红花9g，生姜9g。头、二煎加黄酒温服，渣捣烂加白酒炒热，布包熨患处，冷则加热再熨，每次熨1小时许，熨后避生冷风寒。

功效：祛湿通阳，活络止痛。主治痹痛湿邪偏胜，肢体疼痛重着，甚则腰膝冰冷，肌肤不温，肿胀麻木等症。

青风藤饮主湿痹偏热

组成：青风藤15g，薏苡仁24g，苍术12g，三颗针9g，豨莶草15g，臭梧桐15g，土茯苓15g，土牛膝12g，老鹳草15g，木瓜12g。水煎，温服。二煎后渣捣烂加酒、醋炒热敷肿痛处。

功效：清热利湿，除痹通络。主治湿热痹证，骨节烦痛，肢体酸楚，腰膝沉重无力，甚则膝踝肿胀，屈伸不利，活动不便等症。

湿痹饮主痹痛湿胜

组成：菝葜 15g，穿山龙 60g，薏苡仁 120g，苍术 12g，木瓜 9g，生姜 15g。水煎服、浸酒服均可。

功效：除湿通痹，活络止痛。主治痹痛湿胜，关节肿痛，肌肤不温，腰腿重着，膝踝冷痛，甚或肿胀，疼痛麻木等症。

胸痹饮主胸前痹痛

组成：川芎 15g，薤白 15g，生姜 9g，陈皮 9g，丹参 30g，瓜蒌壳 12g，红木香 15g，海风藤 12g，缬草 9g，桔梗 9g，土乌药 9g。水煎，食远温服。

功效：温通胸阳，宣痹止痛。主治胸阳不振，胸络不舒，胸闷胸痛。

胸痹简易方主胸痛

组成：丹参 60g，川芎 15g，薤白 9g。水煎服、浸酒服均可。

功效：通痹止痛。主治胸闷胸痛，游走不定。

体会：此方药物易寻，疗效明显。心前区压痛亦有效。

尪痹饮主类风湿关节炎

组成：珠儿参 24g，黄芪 18g，当归 15g，熟地黄 15g，桑寄生 15g，鸡血藤 15g，红花 9g，丹参 24g，石楠藤 15g，雷公藤根木芯 3g。水煎，兑清黄酒适量温服。

功效：益气养血，舒筋活络。主治类风湿关节炎，关节肿大，肌肉萎缩，肢体强硬，活动不便，屈伸不利，劳作失常。

雷公藤饮主类风湿关节炎

组成：雷公藤（采侧根去净皮，用木芯）3g，刺五加（用根皮）30g，珠儿参 24g，鸡血藤 24g，当归 15g，赤芍 15g，红花 9g，石楠藤 15g，黄芪 30g，穿山龙 30g，续断 15g，金毛狗脊 15g，鸡血藤 12g。水煎，加黄酒、红糖适量温服。浸酒服亦可。

功效：益气活血，通络止痛。主治类风湿关节炎气血亏虚，身体羸弱，关节肿痛，肌肉萎缩，甚则肢体强硬，屈伸不利，活动不便。

松节饮主风湿筋骨肌肉痛

组成：松节 15g，木瓜 15g，薏苡仁 30g，威灵仙 9g，独活 12g，当归 15g，香加皮 9g，鸡血藤 24g，土牛膝 12g，老鹳草 15g，兔儿伞 6g。水煎，兑黄酒温服，浸酒服亦可。

功效：祛风胜湿，舒筋活络。主治风湿痹痛，肢体关节活动不利，腰腿无力。

肾虚腰痛方主腰膝酸痛

组成：杜仲 24g，续断 15g，金毛狗脊 15g，桑寄生 15g，鹿衔草 24g，托腰七 15g，刺五加 15g，当归 15g，木瓜 12g，土牛膝 9g，石楠藤 15g，菟丝子 15g，韭菜子 18g。水煎服数剂，腰膝痛减后，再用上药浸酒缓服，巩固疗效。

功效：壮腰健肾，舒络止痛。主治肾虚腰酸，四肢无力，风湿关节痛。

杂痹饮主肢体痹痛

组成：黄芪 30g，川芎 15g，桑寄生 15g，独活 15g，兔儿伞 9g，苍术 12g，麻布七 1.5g，寻骨风 15g，肉连环 9g，红木香 15g，土牛膝 12g，铁脚威灵仙 15g。水煎，兑黄酒适量温服。三煎熏洗全身，谨避风寒。

功效：祛风湿，止痹痛。主治周身痹，肢体关节疼痛，屈伸不利，腰膝无力，或四肢关节疼痛麻木等症。

注：麻布七，为毛茛科乌头属植物高乌头的根。别名网子七、蓑衣七、统仙袋等。味苦辛，性温，有毒。功能祛风除湿，散瘀止痛。主治风湿痹痛、跌打伤痛、胃寒气滞疼痛、宫寒等症。内服常用量 1 日 2～3g，水煎服。外用捣烂，加温黄酒适量敷患处。

肉连环，始自师传，考证于《中药大辞典》等书。为兰科虾脊兰属植物三褶虾脊兰的根。别名九子连环草、竹叶石风丹等。味辛甘，性温。功能舒经活络，祛风止痛。主治风湿痹痛、尪痹疼痛、劳伤作痛、跌打损伤、胃脘痛等症。口服 1 日量 6～9g，水煎温服。外用捣烂，加陈醋适量敷患处。

风湿痹痛外敷方主痹痛麻木

组成：生草乌 30g，橘叶 120g，苍术 60g，桃树虫蛀末 120g。上药 4 味捣细末，加白酒、米醋适量，以潮湿为度，加热，用棉布包之，放患处熨敷，冷则再加热熨之，以患处潮红汗出及疼痛麻木减轻为止，1次可熨1小时，熨后避风寒生冷。如内服祛风湿药，其效更佳。严禁内服。

功效：祛湿通络止痛。主治关节疼痛麻木、肌肤不温、活动不便等症。

湿寒外用方主痹疼痛麻木

组成：祖师麻60g，生川乌30g，生草乌30g，高度白酒1000mL。上药锉碎，入酒中泡1个月即得。轻症用少量擦患处，每日2～3次；重症（患处痹痛麻木冰冷）将药酒加热，用布浸药液敷患处，冷则加热蘸酒再敷，勿伤皮肤。

功效：温经散寒，活血止痛。主治痹痛寒胜，肢体关节疼痛麻木，肌肤冰冷，遇寒则甚，得暖则缓之湿寒证。

独行饮主内伤瘀痛寒湿痹痛

组成：祖师麻切细末，每服0.09～0.3g，以痛缓便利为度。

功效：通痹活络，祛瘀止痛。主治风湿痹痛，跌打损伤，胸胁刺痛，腰腹瘀蓄，疼痛胀闷，二便不通，或发潮热，躁扰不宁等症。

体会：如跌打损伤，内蓄瘀血，腹胁刺痛胀满者，服药后大便即通畅，瘀血排出，疼痛便随之减轻。服药须用黄酒送服，以助药力。用量须视患者病情及体气虚实而定，寒湿痹痛1次口服勿超过0.15g，多则肠鸣腹痛、大便泄泻。此药祛瘀活血力量之大，效果之速，非他药能比。

顽固性头痛方主头痛

组成：头顶一颗珠一味，为末每服0.3g，日服2～3次。

头顶一颗珠15g，白酒500g，泡1个月，每服25mL，日服3次。高血压患者慎服。

功效：活血通络，舒郁止痛。主治偏、正头痛，风湿痹痛，眩晕胁痛，情志不舒，日久不愈，或屡发不止等症。

体会：此方亦治妇女痛经及跌仆伤痛、肝气不舒胁痛，服法同上。我用此药治疗顽固性头痛十余例，效果明显，预后良好。

注：头顶一颗珠，为百合科延龄草属植物白花延龄草头顶一颗珠的粗壮茎及根。别名延龄草、芋儿七、狮儿七、三角七等。味甘（有桐油气味，直接吞服，

部分人呕吐），性温，有小毒。功能镇静止痛，止血，解毒。主治眩晕头痛、高血压病、跌打损伤、腰腿痛、月经不调等症。内服常用量 1 日 2 ~ 6g，为细末，装入胶囊，分 2 次，饭后温开水送服。外用捣融，和陈醋适量敷患处。

十二、补益方

《素问·阴阳应象大论》曰："虚则补之""损者益之""形不足者温之以气，精不足者补之以味。"凡以补益药物为主，具有补益功用，用以治疗诸虚不足，称为补益剂，属八法之"补法"。

引起虚证的原因较多，归纳而言，无外乎先天不足与后天失养两方面，而气血、阴阳又为其总纲。气弱乏力者，为气虚，治宜补气；营血不足者，为血虚，治宜补血；气虚血少者，为气血两虚，治宜气血双补；阴虚内热者，治宜补阴；阳虚自汗者，治宜补阳等。又有脾肺气虚、脾肾阳虚、心阴虚、心阳虚等，其治法有阳中求阴，阴中求阳，补血求之于气，补气求之于血，及大实有羸状、至虚有盛候等真假虚实，又不可不辨。但本书为草药验方，受当地药物品种限制，故仅列补脾、益肾、养阴、补血等数方，以供就地寻药，辨证施治。

太子参饮主脾虚气弱

组成：太子参 24g，白术 12g，山药 15g，黄精 15g，茯苓 12g，金雀根 24g，扁豆 9g，黄芪 30g，陈皮 3g，红枣 5 枚，煨姜 3 片，大米（或小麦、小米）15g。小火缓煎浓汁，温服。

功效：益气健脾，补中养胃。主治脾胃气虚，运化无力，以致面色㿠白，四肢乏力，言轻声微，纳呆神疲，或肠鸣泄泻，或大便溏稀，舌质淡，苔薄白，脉象虚软无力。

注：金雀根，始自师传，考证于《中药大辞典》等书。为豆科植物锦鸡儿的根或根皮。别名白心皮、阳雀花、金雀花根、板参、土黄芪等。味苦辛，性平。功能清肺益脾，活血通脉。主治虚损劳热、眩晕、咳嗽、妇女经血不调、带下、痛风、跌打损伤等症。口服 1 日量 15 ~ 30g，水煎温服，浸酒少量。外用捣融敷患处，视病情而定。

金雀根饮主脾肺气虚

组成：金雀根 24g，鹿衔草 15g，土人参 30g，百合 15g，沙参 30g，麦冬 12g，五味子 6g，玉竹 15g，白首乌 15g，山药 15g，大米 15g。文火缓煎温服。

功效：补脾益肺，养阴止汗。主治脾肺气虚，阴津不足。症见面色㿠白，体倦懒言，口渴多汗，咽干舌燥，干咳气短，久咳自汗，虚烦不宁。

棉根饮主子宫脱垂

组成：棉花根皮（蜜炙）24g，炙黄芪 15g，当归 9g，党参 30g，升麻 6g，柴胡 6g，桔梗 6g，白术 12g，陈皮 3g，黄精 12g，红枣 5 枚，大米 25g。水煎温服。

功效：益气升提止脱。主治脾虚气陷，倦怠懒言，肢体乏力，甚则脱肛、子宫脱出等症。

脱肛简便方主脱肛子宫脱垂

组成：棉花根皮 30g（蜜炙），升麻 15g，明党参 30g，大米 15g。水煎温服。

功效：益气升提收脱。主治脾虚气陷之子宫脱垂、脱肛不收等症。

血三七饮主血虚

组成：血三七 18g，制何首乌 15g，桑椹 15g，鸡血藤 15g，当归 9g，白芍 9g，川芎 9g，熟地黄 12g，红枣 5 枚，炙黄芪 30g，大米 15g。文火缓煎，浓汁温服。上方去四物（归、芍、芎、地），功效不减。

功效：养血补血，和血调血。主治营血虚乏，唇甲无华，头晕惊悸，目眩耳鸣，妇人血少经闭，脐腹作痛，舌质淡，脉细无力或细涩等症。

五味补血饮主血虚

组成：制何首乌 30g，当归 12g，炙黄芪 60g，川芎 9g，续断 12g。文火缓煎浓汁，温服。

功效：补血和血。主治血虚血亏，经血量少或闭经，唇甲无华，面色㿠白。

三味补血饮主血虚

组成：血三七 30g，川芎 9g，红枣 10 枚，大米 15g。文火缓煎浓汁，兑入红糖搅化，温服。

功效：养血补血。主治同"血三七饮"。

补血饮主血虚精乏

组成：桑椹 24g，黑芝麻 9g，制何首乌 15g，续断 12g，当归 12g，杜仲 12g，墨旱莲 15g，枸杞子 12g，桑寄生 12g，炮姜 6g，大米 15g。煎服法同上方。

功效：补血益精，乌须黑发。主治血虚精乏，须发早白，目昏耳鸣，牙齿松动。

补肾阳方主肾阳虚

组成：当归 12g，续断 12g，淫羊藿 18g，菟丝子 15g，杜仲 12g，制赤首乌 12g，白首乌 15g，韭菜子 15g，核桃肉 15g，蛇床子 9g，金樱子 12g，山茱萸 9g。文火缓煎浓汁，温服。

功效：温补肾阳。主治肾阳不足，腰膝酸软，畏冷倦卧，小腹拘急，小便清长而量多，或阳痿冷漠，精神不振等症。

加减：阳虚火衰者加炮附子；血虚甚者加熟地黄；脾肾阳虚者加党参、白术、附子；肾气不固者加莲须、覆盆子、核桃仁。

白首乌方主肾阳不足

组成：仙茅（酒洗）12g，淫羊藿（羊脂炒）15g，杜仲（盐制）15g，胡芦巴 12g，金毛狗脊 12g，鹿衔草 15g，韭菜子 12g，附子（盐制）6g，白首乌 60g，当归 9g。文火缓煎浓汁，温服。或酒浸服亦良。

功效：温肾助阳，健腰起痿。主治肾阳不足，腰膝无力，精神委靡，阳事不举等症。

补肾便方主肾虚腰酸

组成：淫羊藿（羊脂炒）24g，白首乌 60g，核桃肉 30g，上白酒 1000mL。

上药同泡百日，每服 25 ~ 50mL，日 2 次，微温服。

功效：温肾益精。主治肾虚阳痿，腰膝乏力，肢体倦怠，精神欠振，阳事不举。

养阴生津方主肺胃阴虚

组成：石斛 15g，麦冬 12g，沙参 15g，玉竹 15g，百合 15g，十大功劳叶 12g，地骨皮 12g，鱼鳖草 24g。水煎温服。

功效：滋阴生津润肺。主治肺胃阴虚，干咳咯血，虚热烦渴，或唇赤舌绛，苔剥，咽干等症。

枸骨叶饮主肝肾阴虚

组成：枸骨叶 18g，枸杞子 15g，墨旱莲 15g，桑寄生 12g，楮实子 12g，女贞子 12g，白芍 12g，鹿衔草 15g，桑椹 15g，十大功劳叶 12g，玉竹 12g。水煎温服。

功效：养阴清热，补益肝肾。主治肝肾阴虚，骨蒸潮热，头晕耳鸣，腰膝酸痛，咳嗽咯血，虚烦咽干等症。

鹿功饮主肺肾阴虚

组成：鹿衔草 30g，十大功劳叶 24g，生地黄 9g，玄参 9g，续断 9g，玉竹 12g，天冬 12g，仙鹤草 12g，山银柴胡 9g，地骨皮 9g，百合 12g。水煎温服。

功效：养阴退热，补益肺肾。主治肺肾阴虚，骨蒸潮热，咽干咯血，肢体酸痛，以及肺痨吐血，腰膝无力等症。

阴亏痿躄方主痿证肝肾阴亏

组成：当归 12g，续断 12g，桑寄生 12g，牛膝 12g，杜仲 12g，山茱萸 9g，紫金牛 15g，鸡血藤 15g，制何首乌 15g，枸骨叶 24g，熟地黄 9g，鹿衔草 15g。水煎温服。

功效：养阴益血，滋补肝肾。主治肝肾阴亏，精血不足，以致腰脊酸软无力，或眩晕耳鸣，或遗精遗尿，或妇女月经不调等症。

注意：痿躄肺胃津伤、湿热浸淫、脾胃虚寒等证，不宜此方。

滋阴养血方主阴虚血弱

组成：血三七 60g，十大功劳叶 30g，女贞子 12g，黑豆 9g，大米 15g。水煎温服。

功效：滋阴养血。主治阴虚血弱，唇甲苍白，眩晕心悸，虚烦不寐，肢体酸痛，腰膝无力，以及妇女血虚经少，或经闭潮热等症。

养血乌发方主须发早白

组成：制何首乌 30g，当归 12g，续断 12g，枸杞子 12g，桑椹 15g，墨旱莲 12g，熟地黄 12g，太子参 30g，红枣 5 枚，黑芝麻 9g，黑豆 9g，女贞子 12g。水煎温服。

功效：补益肝肾，养血乌发。主治肝肾不足，精血亏乏，以致须发早白，面无华色，眩晕心悸，腰膝无力，以及经血不调等症。

十三、收敛方

凡具有收敛固涩功用之药为主组方，用以治疗各种滑脱症候，称为收敛剂。滑脱常见病症有自汗盗汗、久泻久痢、久咳虚喘、遗精滑精、溲多遗尿、白带日久、失血崩漏等病症。如滑脱诸症日久，必致元气大衰，应本"散者收之""涩可固脱"之意，及时治之，以防变生他症。

此处方主要有敛汗、止泻、固精、缩小便、止血、止带、止嗽等功用。如外感实邪未尽，或泻痢、咳嗽初起，均应慎用，以免滞邪。

敛汗方主表虚自汗

组成：土牡蛎 24g，糯稻根 60g，浮小麦 30g，五味子 6g，生黄芪 30g，红枣 5 枚。水煎，不拘时温服。

功效：固表止汗。主治体虚表卫不固，自汗气短，心悸烦倦，或入夜更甚。

加减：此方盗汗、自汗俱治。如阳虚可加白术、附子以助阳固表；阴虚可加白芍、地黄以养阴止汗；气虚可加党参、白术以健脾益气；血虚可加熟地黄、制何首乌以滋养阴血。

虚喘方敛肺止喘

组成：五味子 6g，山药 24g，百合 15g，桔梗 9g，白果仁 9g，鹿衔草 15g，糯稻根 30g，杏仁 3g，贝母 9g。水煎温服。

功效：敛肺止喘。主治肺虚久嗽，津少烦渴，汗多虚喘等症。

加减：有热加黄参、麦冬，以退热生津；气虚加党参、黄芪以补脾益气固表；阴虚加石斛、沙参或生地黄、玉竹以养阴益肺。

莲须饮主肾虚滑精

组成：莲须 24g，五味子 6g，覆盆子 15g，金樱子 15g，山茱萸 9g。水煎温服。

功效：固肾涩精，收敛止遗。主治肾虚遗精，滑精遗尿，小便频数，腰酸膝软，心神恍惚，健忘头昏等症。

加减：心神恍惚加远志、石菖蒲以开窍醒神；失眠加合欢皮、首乌藤、缬草、丹参以安神；尿涩黄短加车前子以清热利尿；腰膝无力加杜仲、续断以补肾；头昏加甘菊花、枸杞子以滋养肝肾，尿血加鹿衔草以补肾止血。

止带方主带下日久

组成：银杏树细根 30g，山药 24g，白扁豆 15g，莲子 15g，土牡蛎 15g，樗白皮 9g，白芷 9g，鸡冠花 15g，覆盆子 15g，红药子 12g，糯米 30g。水煎温服。

功效：收敛止带。主治妇女带下淋沥不绝，体虚带浊，日久不止。

加减：如夹湿热者加苦参、三颗针以清热燥湿；肾元虚寒者加附子、杜仲以补肾壮阳；气虚者加党参、黄芪以补气；脾虚者加白术、党参以健脾益气；夹湿者加苍术、薏苡仁以燥湿渗湿。

涩肠止泻方主肠滑久泻

组成：红药子 15g，乌梅 9g，石榴果皮 9g，糯米 15g，山药 15g，炮姜 6g。水煎温服。

功效：涩肠止泻。主治正虚体弱，肠滑久泻，痢下不止。

加减：纳呆加白术、陈皮以健脾行滞；夹湿热者加黄连、苦参以清热燥湿；腹痛下坠加土木香、白芍以理气止痛；虚寒甚则加附子以散寒温里；脾虚加党参、白术以健脾补中；便血加五倍子、地榆以收敛止血；痢下有白冻加白头翁、翻白草以清热燥湿止痢。无兼夹症即用本方。

红白痢方主赤白痢下

组成：红药子 60g，白头翁 30g，糯米 15g，红枣 5 枚，秦皮 9g，红白元 9g。水煎浓汁，温服。

功效：清热解毒，收敛止滑。主治湿热痢下赤白，或体虚肠滑，痢下红白不止，日久不愈。

加减：加减同"涩肠止泻方"。如无夹症，即用本方治赤白痢下，日久不愈者，一两剂即可见效，至重三五剂可愈。痢下初起夹实者，不宜早用，以免止涩过早而留邪。

十四、杂治方

此门所列多为有毒药物组成，主要用于外治疮疖疔毒及虫蛇咬伤等症。除消肿解毒、化腐生肌、收敛止血、排脓止痛方外，亦含涌吐风痰、截疟等方。

二味拔毒膏主无名肿毒

组成：白石英（俗称"白火石"）、蒲公英根（鲜品）等份。上药放石臼内捣极烂如膏，视患处大小，厚敷留头，外以树叶盖之，干则随换，以肿消痛止或有脓拔出，毒尽自愈。

功效：消肿散瘀，拔毒止痛。主治一切无名肿毒，赤热焮痛，或有脓不出。

虫蛇咬伤外敷方主虫蛇咬伤

组成：杠板归、蜈蚣蒿、七叶一枝花各等份，少加明矾、雄黄、大蒜。上药共捣如泥，备用。用时先以三棱针或缝纫针消毒，轻刺患处令出毒血，若以火罐拔出毒血、毒汁更妙，再将上药敷患处，干则随换。

功效：清热解毒，消肿止痛。主治毒虫毒蛇咬伤，赤暗肿痛，痛痒难忍。

会阴及睾丸湿痒皮破方

组成：苏叶 90～120g，煎水熏洗患处；再以干苏叶为细粉，待熏洗毕趁湿撒患处，1日两三次，不过3日痛痒止而皮破自愈。

功效：活血解毒，止痒止痛。主治同方名，性病不在治疗范围。

虫毒蛇咬方外敷拔毒

组成：紫三七（俗称土血竭，叶、根俱可）、透骨草（俗称指甲花，白花者优）各等份，共捣烂如泥。如为蛇咬，先将毒血拔出，再将上药厚敷患处。熬膏涂更佳。

功效：清热解毒，消肿散瘀。主治热毒痈肿，无名肿毒，虫蛇咬伤，肿胀疼痛。

独胜膏主毒蛇咬伤

组成：白花透骨草连根（盛花期采集佳）不拘多少，捣烂熬膏，放冷透，涂患处。

功效：活血散瘀，消肿拔毒。主治一切痈肿毒疖，无名肿毒，虫蛇咬伤。

体会：此方大有消肿解毒、止痛止痒之功，且采制极易。

湿毒瘙痒外洗方主湿疹瘙痒

组成：白毛藤、千里光、苦参、苍术、槐枝、土大黄、地肤草，上药不拘多少，煎水，趁热先熏后洗全身，加入枯矾、明雄细粉适量于煎好水中熏洗，其燥湿解毒止痒功效更佳。

功效：清热燥湿，解毒止痒。主治湿毒瘙痒，或有疹粒如粟如豆，或皮肤瘙痒，抓破流出黄水淡血，周围扩展，痒痛交加者。

注意：忌食辛辣海鲜及烟酒。

疱疹外洗方解热毒

组成：杠板归全草不拘多少，鸭蛋清适量。先将杠板归煎水洗患处（亦可适量内服），再将蛋清涂患处，1日两三次。

功效：清热解毒，散瘀止痒。主治周身各处出丹出疹，成线成片，色红，痛痒难忍，或如火燎。

黄疸型肝炎外敷方发泡拔毒

组成：鲜毛茛草适量，揉极烂，敷于臂中段外侧三角肌处，外以树叶盖之。如感发热或痛或痒，一二小时即去之。皮肤起水泡后，以消毒针刺破出水，再以淡盐水勤洗，勿使感染。

功效：发泡解毒，退黄。主治黄疸型肝炎初起湿热并重期。

注意：此方可连续敷 2 次，皮肤已破勿再敷。严禁内服，因有大毒！

三味消肿膏主发颐腮肿

组成：鲜仙人掌（去净刺）、鲜蒲公英连根、鲜白蔹、大青叶、鲜瓦松等份。上药共捣如泥，加冰片细粉少许，和匀敷患处，干则随换。亦可捣烂开水冲搅去渣，取药汁加入白砂糖适量，搅化，温服。

功效：清热解毒，消肿止痛。主治发颐（腮腺炎）腮肿、发热咽痛、烫火灼伤、无名肿毒等症。

注意：虚寒证禁用。

治癣止痒方外用治癣

组成：土槿根皮 30g，露蜂房（焙焦）15g，雷公藤根皮 9g，羊蹄根 15g，杠板归 15g。上药各为细末，混匀。如皮肤干燥而破者，用蜂蜜调敷；皮肤干燥未破者，用醋调敷；牛皮癣用谷树浆调敷（谷树俗称"构叶树"）；虫蛇咬伤者，先拔出毒血，亦用醋调敷患处。

功效：祛风燥湿，杀虫止痒。主治皮肤疥癣瘙痒难忍。

一味消主痒疹

组成：蛤蚂草（亦称"野腊菜"）不拘多少，揉烂，擦患处，轻症擦一二日即消，重症须内服清热解毒方，并忌辛辣、烟酒、海鲜。

功效：解毒止痒。主治皮肤瘙痒或过敏性痒疹。

注：蛤蚂草，民间常用，始自师传，考证于《全国中草药汇编》等书。为紫草科斑种草属植物斑种草的全草。别名细叠字草、蛤蟆草等。味苦，性凉。功能解毒消肿，利湿止痒。主治痔疮、肛门肿痛、湿疹瘙痒等症。民间习惯外用揉融涂擦，治疗各种疱疹痒痛交加，初起者多可治愈，效果极佳。外用煎水，熏洗

患处。

风湿疙瘩方祛风退疹

组成：白蚂蚁窠，去净泥土杂质，焙黄，为末。上药每服 3 ~ 9g，温黄酒冲服，取微汗，风湿块即消。

功效：祛风止痒。主治风湿块，俗称"风湿疙瘩"。

体会：须忌生冷数日。此方少则服三五次，多则三五天见效，年久不愈，反复发作者亦有显效。

玉露散清热解毒

组成：霜降日采木芙蓉叶风干，研极细粉过筛，备用。用时以冷开水、蜂蜜、酒、醋调敷均可。如脚丫湿痒，用苦参煎水洗净，趁湿将药粉撒于患处。若红赤痒痛相兼者，少加冰片效果更佳。

功效：清热解毒，消肿止痛。主治一切热证无名肿毒及虫蛇咬伤、轻微烫火伤。

三叶消毒散主无名肿毒

组成：红花夹竹桃叶 60g，木芙蓉叶、紫三七叶、蒲公英、紫花地丁、白蔹、生天南星、羊蹄根、苦参、黄柏各 30g。以上 10 味共研极细粉，过筛，另加入冰片（研细粉）9g，掺匀，备用。用时先洗净患处，以药粉撒之；如肿毒未溃者，用酒、醋或鸡蛋清调糊，厚敷患处，勿使干燥，1 日两三次。

功效：清热解毒，燥湿止痒。主治一切无名肿毒、红疹脓疱、湿毒瘙痒、虫蛇咬伤、烫火灼伤等症。

体会：此方清热解毒燥湿，消肿止痛止痒，无论疮疖肿痛或湿毒瘙痒，用之俱验。

咽喉肿痛单方清热利咽

组成：山豆根（以侧生膨大肉质根佳）鲜品 30g（干品 15 ~ 18g），青鱼胆草鲜品 9 ~ 15g（干品 3 ~ 6g），开水泡，代茶饮。

功效：清热利咽，消肿止痛。主治肺胃郁热，咽喉肿痛，吞咽困难。

魔芋解毒方主痈疖瘰疬

组成：魔芋 12g（先煎 1 小时），蒲公英、紫花地丁、金银花、连翘、千里光、拳参、赤芍、当归尾各 9g。有脓加白芷、皂角刺各 9g。水煎服。内服须先煎一二小时，以去其毒。亦可单味魔芋加蒲公英根（2 味俱用鲜品）等份，捣烂如泥，敷患处，但用量切勿过久，以免刺激皮肤，引发水泡。

功效：消肿解毒。主治无名肿毒，瘰疬硬核，肿胀疼痛。

甜瓜蒂散涌吐风痰退黄

涌吐痰食：瓜蒂、赤小豆等份，为细末，每服 0.3～0.9g，香豉煎汤送服。
退黄：瓜蒂为细末，嗜鼻。虚人慎用，切勿过量。
主治痰涎壅盛，宿食停聚，湿热黄疸。

疥癣便方杀虫止痒

组成：苦楝根皮（或用成熟果实焙存性）、藜芦等份，共为细末，备用。无论何癣，俱用香油或桐油调稀糊，涂敷患处，一日一换。

功效：杀虫，疗癣。主治头、手、足及体癣，或干或湿，瘙痒难忍。

拔疔虫方主疗疮肿痛

组成：苍耳虫（于白露节日未出时，割取苍耳全株，剥开粗秆，取虫如小蚕状）放香油或蓖麻油内，另入朱砂、冰片、麝香、蟾酥少许，同浸，备用。用时取虫放疗疮上，外以膏药或树叶盖之，一日夜一换，化疗止痛甚验。

功效：消肿解毒，拔疔止痛。主治疔疮初起肿痛及欲溃、溃后疔根不出。

慢性乙型肝炎六方

清热解毒方主湿热郁滞

组成：刘寄奴 9g，绵茵陈 30g，叶下珠 15g，三颗针 9g，石见穿 15g，黄花败酱草 9g，凤尾草 9g，车前草 15g，藤梨根 15g，土牛膝 9g，大青叶 9g，陈皮 6g，红枣 9g，大米 15g。水煎，食远服。

功效：清热解毒利湿。主治肝炎湿热并重，胸胁胀满，脘闷纳呆，或见眼、尿、皮肤发黄，大便不实或便秘燥结，小便短赤，厌油，体倦，精神不振。

加减：便秘加大黄；发热加黄芩；黄疸甚加栀子、大黄。

疏肝解郁方主肝气郁滞

组成：丹参60g，红木香24g，常春藤15g，六月雪15g，鸡矢藤15g，柴胡9g，香附9g，土乌药9g，赤芍15g，青皮6g，大米15g。水煎，食远服。加减同上方。

功效：疏肝解郁止痛。主治肝气郁滞，脘胁胀痛，甚或胁腹刺痛。

注：六月雪，为茜草科六月雪植物六月雪的全株。别名白马骨、满天星、鸡骨柴、天星木等。

活血散瘀方主肝血不活

组成：卫矛12g，石见穿30g，桃仁6g，红花9g，丹参30g，酒大黄6g，鸡矢藤15g，灵芝12g，红木香15g，柴胡9g，土牛膝15g，延胡索9g，大米15g。水煎，食远温服。

功效：活血散瘀软坚。主治肝血失活，胁腹胀硬，肝区刺痛等症。

软坚消水方主肝硬化腹水

组成：腹水草18g，野葡萄根30g，半枝莲15g，茯苓皮15g，震天雷（醋制透）0.9g，乌桕根白皮3g，红花9g，桃仁6g，黄芪15g，白术12g，青皮、陈皮各6g，大米15g。水煎温服。

功效：软肝散结，泄水。主治肝硬化腹水，胁腹胀满，甚则腹大如鼓。

体会：待腹水消去大半即止，切勿过服，以防伤正。水消后需辨证施治，柔肝益肾，健脾和胃，不可忽之。

肝脾同调方泄水后接服

组成：党参30g，白术15g，山药15g，茯苓12g，续断12g，灵芝12g，丹参30g，刘寄奴9g，红木香15g，六月雪12g，柴胡9g，红枣3枚，大米15g，陈皮6g。水煎温服。加减随症。

功效：疏肝健脾。主治乙肝脾虚正弱，肝气不舒，纳呆体倦，精神不振。

益肝方主肝病日久

组成：红木香30～60g，灵芝15g，紫金牛15g，丹参30g，石见穿18g，酒大黄6g，刘寄奴9g，生何首乌9g，当归9g，叶下珠9g，白术12g，陈皮6g，红枣15g，大米15g。水煎温服。

功效：降酶益肝。主治乙肝日久，脘胁不适，纳差体倦，精神委靡。

加减：脾虚气弱加党参、黄芪；肝区刺痛加香附、鸡矢藤、八月札；血热阴虚加大蓟（或小蓟）、酒制生地黄；尿少尿黄加连钱草、车前草。余随症。

妇科带下三方

清热燥湿方主湿热带下

组成：三颗针 12g，苦参 9g，樗白皮 9g，薏苡仁 30g，山药 15g，白芷 9g，鸡冠花 15g，白商陆 6g，十姊妹根 9g，车前子 15g，大米 15g。水煎温服。三煎去渣，趁热熏洗外阴。

功效：清热燥湿止带。主治湿热下注，黄白带下，气味腥臭，腰腹不适，肢体倦怠，甚则头昏体重，腰腹胀痛等症。

温经止带方主虚寒带下

组成：煅土牡蛎 24g，炒山药 24g，炒白扁豆 12g，炒薏苡仁 18g，白芷 9g，金樱子 15g，杜仲 15g，淫羊藿 15g，艾叶 9g，炮姜 9g，附子 6g，苍术、白术各 12g，红枣 15g，糯米 15g。水煎温服。三煎宽水，适温泡足。

功效：温经祛寒，止带。主治下焦虚寒，带下色白清稀，淋沥不止，腰酸腹痛，精神委靡，甚至下肢水肿等症。

健脾益肾止带方主脾肾两虚带下

组成：党参 30g，白术 15g，茯苓 12g，山药 15g，白扁豆 12g，杜仲 12g，淫羊藿 12g，白首乌 15g，煅土牡蛎 15g，白果仁 9g，金樱子 12g，芡实 12g，鹿角霜 9g，糯米 15g。水煎温服。

功效：补脾益肾，涩精止带。主治脾肾两虚，腰膝无力，白带过多，或淋沥不断，或肢体浮肿，纳差体倦等症。

注意：忌食生冷及冷浴，勿过度劳累。

因篇幅所限，亦为避免重复，另有健身验方、跌打损伤方、药茶方、药膳方、熏洗方、外敷方、足浴方等参见《医门课徒录》卷二。

卷二　草药应用经验拾记

一、采药记

野生草药，民间习用，药房少有。如八角莲，又名鬼臼；金腰带，又名祖师麻；羊角七，药名生草乌；女血竭，又名白屈菜；红蚤休，又名拳参；青鱼胆，根皮为远志等。据《中药大辞典》《药海》记载，共有八千余种。而千古以来，常用药不过400味上下。故流散民间及地方习惯使用者，数千之巨。一药多名，误用错用，更是常见。为草医者，口授身传，以讹传讹，比比皆是。如以商陆当人参，教人大补元气；以生草乌称"七"，喻治劳伤力大；以萹蓄称发汗，教人治外感等，非与症反，即为大毒，故常见虚脱水肿、中毒身亡者，依旧用之，不思其误，一误再误！余亦力正之，无奈黑夜荧光，力不从心！反屡遭人非议，谩骂侮辱！眼见受害者不悟，授人者自夸，我心痛矣！每思此弊，唯仰天长嘘焉！

然野生草药中多有治病奇效者，如鹿衔草治肺痨咯血、肾虚腰痛、风湿痹痛；金果榄治咽喉肿痛、泻利腹痛、热淋涩痛；七里香（缬草）治胸腹诸痛、失眠头痛；红木香（五味子根）治肝胃不和、胁腹胀痛、风湿肌痛；佛指甲治湿热黄疸；三棵针（小檗）治三焦火旺、口舌生疮等，用之得当，其效甚良。此皆草药也，过不在药，而在授人以误也，服食者轻己之命也。例不胜举，略言至此。

采金果榄记

金果榄，为防己科多年生常绿缠绕性植物。根茎块状，圆或椭圆、扁圆不等，块根连珠状，少则三五枚，多则十余枚连生，内外皆金黄色，晒干白色微黄。此药多生于岩石缝隙内，采挖极难。故《本草纲目拾遗》记之，"一生得数枚，必开山凿岩，深挖丈许方得之。"喻其采集甚是费力也。金果榄藤茎纤细，绿色，老藤灰白色，藤长可至数尺，叶箭形，革质，总状花序，花极小，淡黄色，浆果球形，豌豆大，未熟青色，熟时淡红。初春开花，立秋果熟，内有种子1粒，种之出苗，10 年后方可采取块茎。药用块茎，秋冬采挖，去净泥土，晒干或阴干备用。

金果榄，味大苦，性寒。清热解毒，消肿止痛。主治暴发火眼，耳流脓血，牙痛喉痛，口舌生疮，湿热胃痛，泄泻痢疾，痔疮黄疸，二便秘结，疔疮肿毒，蛇虫咬伤等症。凡用于实火热毒诸病，其效甚佳。虚火、寒证禁用。治咽喉肿痛之"清音丸"，即含此药。用量 0.9 ～ 9g。单味为末吞服，水煎服，入丸散服，开水泡服均可。外用为细末吹喉，醋磨浓汁涂敷患处，或合他药为细末，醋蜜调糊敷患处皆良。此药乡民多有知之者，视之为宝，因其治病效速也。然药源奇少，又极难采挖，且生长缓慢，故药房几无货售。需用之时，只能在民间访购，或亲自采集。小诗为证：

> 欲得金果榄，镐挖加炮轰，
>
> 民间视为宝，药行却陌生。

我用此药 60g，冰片 1.5g，合研细粉，吹口内，治咽喉肿痛，口舌生疮，其效不凡。用金果榄、霜木芙蓉叶各半，研细末，醋、蜜或水调糊敷治无名肿毒、痈毒疔疮、虫蛇咬伤、干湿脚气及带状疱疹等症，俱获良好效果。醋磨浓汁涂热疖，止痛消肿甚速。治湿热气滞胃痛，为末服，每次 1.5 ～ 3g。湿热黄疸，泄泻，痢下红白，用 3 ～ 9g 水煎服；为末吞服，1 次 0.9 ～ 3g，其效俱良。治痔疮肿痛，用法同痢疾。

曾为采金果榄，我与老伴及二子，跑遍白马山上下左右，10 年得干品总共数斤，送人、治病数十载，视为至宝，年年晒之，密密藏之。花盆中种之 10 年，取之晒干，不足 1 斤！一次我与老伴在柳树沟，老伴见金果榄藤，长数尺，粗如细筷，我二人喜出望外，欢呼雀跃！每值假日，便与老伴同往挖之。镐、钎用去十余件，耗时 8 个月，块根刨之不出。后邀壮年二人，用大锤、镐、钎，仍掘之不出，再用钢棍撬之，反复数日，终将大石掀下岩！然金果榄仍在石缝下，又数日，将其挖出，共 3 枚，大者近 1 斤，两小者各数两，皮已长至浅褐色，至少生长百年以上矣。采草药近 50 年，此次得之为最大者。可见此药得之颇难矣！

此药乡民称谓甚多，如金木香、秤砣木香、九粒子、九连子、九连环、九子还阳丹、青年胆、地苦胆、猴子七等。民间有用以治咽喉痛者，有用治脘腹痛者，有用治跌打损伤者。用于治火证居多，治痛证者亦众。有多人用治跌打腰痛，食之数斤，其痛若失。自云为末，黄酒送服。云治腰痛、胃痛者，比比皆是，皆曰"神效非常"。我用金果榄与七里香（缬草）等份为末，黄酒送服，治愈多人肾积水及损伤腰痛，其效在众药之上，其理有待详也。二药皆无毒，常服久服者从无不适感，真良药也。

寻鹿衔草记

鹿衔草，常绿小草也。生高山千米以上林间草丛中。叶形心圆，厚革质，叶面深绿，叶脉银灰色，似肺络状，叶背紫红如血，叶具长柄，花梗单一直上，秋开小白花，穗状，结果椭圆，饼状，内有种子数枚。丛生，一株三叶上下，根茎似鱼腥草，向外伸展发蘖，另成一株，根须状甚多。秋冬采集，全草入药，干后黑褐色，较耐贮存，不易变质。味涩微苦，性平，入肺、肾。功能补肾止血，益肺平喘。治肺痨咳血、喘促、膏淋、肾虚腰痛、风湿痹痛之良药也。

我寻此药三十余载，见之稀少。记得50岁时，专往采此药，往返千余里，耗时半月，获之斤许。时值隆冬，我与弟同行。归来时不觉日暮天黑，伸手不见五指，我与弟携手蹒跚，望天探路，不时跌倒。行之正难时，朔风大起，随之天降大雪，眼前大白，不识路径矣。待下山至大路，已是夜半人静，到家已天明。我二子知此药难寻，多次入山觅之，所获甚微。我次子入大川，山上大雪覆盖，便用手刨之。因入高山深处，忽见一老豹卧于大树下，因次子不识为何物，亦不知惧。待豹离开，再转回寻草，下至大路，天色已晚，早无车辆，便步行至顾家岗五二厂，时已后半夜。采回鹿衔草晒干七八两。我用此药为主，治一余姓女，年21岁，因患肺痨空洞，发热不退，吐血不止，1周医院5次告病危，无救出院。街坊诸老者邀我曰："死马当活马医。"我视病人双目半闭，面无光泽，脉细欲绝，已5日不进饮食，奄奄一息矣！我以鹿衔草15g，红枣3枚，糯米25g，煎浓汁，缓缓灌之。1日后双目能开，调理3日，思饮食，吐血大减，身热渐退。原方加人参9g，生黄芪15g，又治7日，热退尽，吐血全止。复用鹿衔草24g为君，佐以他药，治月余病愈。随访，来年已婚，续访5年，母子平安。此鹿衔草之功也。后用此药治肾虚腰痛、肺虚喘促多人，其效亦佳。赋诗为证：

> 高山林下草间找，幽处栖息鹿衔草。
>
> 阳光雨露少滋润，难怪人间奇药少。

鹿衔草异常娇贵，多次连根采回栽植，隆冬时生机盎然，到春暖便连根死去。后在生长处带土栽之，亦不活；栽于八九百米高山阴处，精心养护，仍不活；以籽种之，未见出苗，无奈放弃之。此药最喜寒冷，不喜温暖，喜恬静环境、清净之地，故屡植屡死，种之不出耳，是不喜温燥污染之地也。

采红药子记

红药子，蓼科攀援性植物。藤茎粗而中空有节，春生秋死，来年再发新芽。叶心圆，中央尖，纸质绿色，中有褐色斑。攀援靠叶柄缠绕他物，甚紧。根肉质大块状，形如小猪蜷卧，尾有一长根，半木质；根被细毛，黑褐色；根皮黑灰色，故俗称"猪砂莲"。切开里红似肉色，晒干红褐色。一物两种，另一种色大黄，干后深黄，治同。黄色者治痢力胜，俗称"雄黄连"。深秋采挖，块根入药。味涩性平，健胃止泻，理血止痛。主治新久泻痢，无论红白，崩漏下血，无分久暂。单味煎服，其效甚速。最优之处，止病不留邪。无论止血治痢，病去痛去，不滞余邪，真奇药也。

用红药子一味，治王姓妇女，红崩出血3日，甚时自床上流至地，诸治欠验，用此药60g，头服血止，1剂身安。一蔡姓妇女，患崩漏8月余，用红药子为君，佐以断血流，3剂病痊愈。单味红药子治红白痢多例，皆初服便止，3日身安。每用必验，可谓百无一失矣。然此药忌生服，勿用于丸散。因生服则"反胃"，多有作呕欲吐者，煎汤内服，则无此弊。

红药子生于山高处近千米以上，乱石窖及石崖缘。大块根半露于地表，以双手用力，抱之即起。秋冬季采挖良，春夏采质劣。去细毛、泥土，切片晒干。耐贮藏，须防潮。常用量1.5～18g。为采此药，我与老伴到白马山北岩，见岩上有红药子藤叶，便往上攀，因岩极陡，身紧贴崖，眼不见上下左右，足寸步难移，急呼问老伴，药在何处？老伴见我身贴半崖，惊"呀"一声，我闻之心颤，浑身发抖，直出冷汗！稍歇之，不敢再上。便寻回路，来回挪动，见一高树，一手勉强拉之近前，身附树尖，离崖甩去数尺远，幸未离树，来回摆动，缓缓从上溜下，半日身软如绵，站立不起！如此险遇，历有数次，且药皆未采到。50岁以后，渐不敢为之。然此药易得时，又易如反掌。如一次严冬，万木凋零，红药子藤秧亦被雪压，风吹，离开根处。采此药于大石窖，因我次子不识此药，我拾一段红药子干枯藤，示于次子，令识其上下。少时，次子便抱一大块茎，重约20斤，正此药也，众皆大喜，如获至宝！此药易于栽植，喜排水良好之沙腐壤土，易活易长，但宜半阴处种之。

采桑寄生记

桑寄生，桑科寄生小灌木，四季常青，多寄生于栎树上。冬开淡黄色小花，叶椭圆，革质，被细毛，叶面青绿色，背面浅褐色。枝叶俱脆，折之易断，枝皮光滑，灰黑色，晒干黑褐色，药用嫩枝及叶。味苦性平，入肝、肾。功能补肝肾，强筋骨，祛风湿，安胎。主治风湿腰痛、关节不利、胎动不安因于肝肾不足者。或云有降压功效。四季可采，以秋为优。此药由于寄生，故有毒树上生者，万不可用！如漆树、油桐树等。以桑树生者最良，槐、柳、柿树生者亦可用。此药常寄生于大树枝杈，高高在上，往往采之不易。一次为采此药，到白马山椴树垭，因反复寻之不见，又恐天黑难归，心甚急之，跑之太快，无意惊扰一头大野猪，只听轰隆一声，乱石飞滚，灰烟如雾，霎时天昏地暗，飞沙滚石！将我与老伴吓成一团，不敢吱声！待半晌平静，才敢缓缓寻之，不敢轻以躁动，当寻见时，又在大花栎树上，树粗难以合抱，唯望而生叹！若不会攀树者，采之难矣！有诗为证：

> 寄生他树上，枝高叶飘扬。
>
> 吸取大树精，四季生长忙。
>
> 入药补肝肾，安胎有专长。
>
> 大树空千岁，莫如尔风光。

此药采回，切段晒干即可，贮藏须防潮湿。用量9～15g，治风湿可配他药浸酒服。

穿山龙记

穿山龙、穿地龙、地龙骨乃一药也。薯蓣科多年生宿根植物。药用粗壮根茎，去须根，刮去外皮，切片，晒干备用。此药生于中高山之半阴处，采之不难，用之效佳。穿山龙易于栽植，方法如种"黄姜"，但勿上化肥。以富含腐质沙壤为佳，易于生长。种植3年以上采挖。野生根茎粗壮，色淡黄无朽烂，切片晒干，色白微黄，质密坚实者良。味甘苦，性微温。功能祛风活络，舒筋止痛，化痰平喘。主治风湿痹痛，关节不利，四肢麻木，骨质增生，陈伤作痛，痰多咳嗽，慢支哮喘。以治风湿痹痛、陈伤作痛及骨质增生为胜。化痰止咳，治痰多久嗽、慢支哮喘亦良。治哮喘咳嗽水煎服，治骨刺陈伤泡酒服。单味60g，白酒500mL，泡1个月，每服半25～50mL。入群药，穿山龙为君，活血通络药为佐，水煎加黄酒温服，或泡白酒缓服均良。此药长服久服，无不良反应，为草药之上品也。

穿山龙为缠绕攀援性植物，叶有三浅裂、五浅裂，形近掌状，花腋生，穗状，结果三棱，翅状，与山药、黄姜果近似而稍长。山药果干后白色，黄姜果干后黑色，穿山龙果干后橘红色，三物皆薯蓣科，故果形近同而色异。穿山龙藤、叶、果经霜后皆橘红色或褐色。秋后采之，其形其色易辨，因其缠绕攀援，故多在灌木枝上，极为醒目而易寻也。小诗赞曰：

> 山中多此物，止痛效验殊。
> 化痰定咳喘，舒络利筋骨。
> 物美又价廉，单味病能除。
> 种植易生长，全株俱无毒。

采红木香历险记

红木香，木兰科大型攀援性藤本植物，五味子的根或根皮及粗壮藤。味辛苦酸甘咸，性微温，入肺、肾、肝、脾。滋肾固肺，疏肝和胃，理气止痛。主治肝胃不和，胁腹胀满，虚喘，腰痛，周身痹痛，气滞腹痛，"慢肝"气滞型，降酶优于五味子。凡内外诸痛，用之皆验，且能和胃，亦良药也。此药用治"慢肝"高酶、肝胃不和、脘腹胀闷、懒食体倦及周身痹痛，其效优于他药，治百余例，非但效验佳且无任何不良反应。我用野生草药中，红木香列为上品，因无不良反应也。用量9～24g，多至30～60g，水煎服、浸酒服、为丸散服均可。其性微温，热证、虚热证不可多用、久用。

红木香落叶藤本，叶椭圆，藤有斑点，灰褐色或红褐色，粗可至拳，常攀援于灌木、乔木上，花腋生，结果穗状，熟后五味俱备，故名五味子。常生于中高山区林间，全株有香气，以根香味最浓。根橘红至大红色，干后红褐色，较耐贮存，勿使受潮。拙诗为证：

> 理气止痛红木香，疏肝和胃功效卓，
> 临证治验上百例，降酶疗痹非虚说。

采三棵针记

三棵针，小檗科落叶灌木，叶披针形，有锋利芒刺长寸许，春夏开小白花，浆果椭圆，熟时淡红，味酸涩。生山高近千米阴坡处，药用根及全株，根药效力胜。味苦，性寒。苦寒燥湿，功与芩、连、黄柏同。主治湿热痢疾、黄疸、泄泻、口舌生疮、湿毒瘙痒等症。用治湿热黄疸及湿热痹证，其效甚良。湿毒瘙痒、湿热带下阴痒，内服外洗，其效亦佳。可以替代黄柏、黄芩、秦皮、黄连。此药通身金黄，俗称"木黄连"。皮色浅灰，剥去粗大树干皮，外层稍栓而粗糙，去外层栓皮，切片晒干备用。易贮藏，不霉变虫蛀。日用量3～15g，水煎服。根皮研末吞服，1次1.5～3g。为末撒湿疮亦良。

此药虽不难采，而运回切制饮片则难矣。因其木质坚硬，仅根稍软，然只用根，破坏甚大，因其生长缓慢也。采此药因不忍只用根，故全株运回，十分沉重。每采此药，天未亮出行，夜半方归。有诗为证：

草药三棵针，去皮黄如金。

只因路途远，采集颇艰辛。

缬草记

七里香（缬草），又名墨香。菊科多年生草本植物。生中高山区半阴处林下。羽状复叶，小叶钝锯齿波状，3～9片，伞形花序，初夏开花，白色，种子带絮羽，随风飘逸。根肉质，须状，有浓墨香气，故又称墨香。药用根，采挖后去净杂质泥土，阴干备用。较耐贮存，注意霉变、虫蛀。味辛甘、性温，理气止痛，镇静安神。主治胸腹诸痛，失眠头痛，腰痛肢强。此药无毒副作用，止痛安神甚良。若与金果榄合用，治各种腰痛功效倍增。与鸡矢藤合用，镇痛安神功效神奇。其镇痛安神之功在诸药之上（除麝香、罂粟壳）。且易种植，2年可收，产量不大。余用以治肝胃气滞，失眠头痛，周身痹痛，肾病腰痛，效验俱佳。我甚珍之，视之为宝。宜秋末采挖，他季则效验大失。有诗为证：

墨香飘逸在山中，良药疗病济众生。

镇痛安神名缬草，吾爱此物情由衷。

断血流记

断血流，生旷野河边，路旁田缘。夏秋采收，药用全草，切段晒干备用。味淡微辛，性平。功能止血调经。主治妇女月经过多，崩漏下血，男女便血，鼻衄。单味日用量60～120g，水煎服。此药止血不留邪，故能调经止痛。既可止血治崩，又可引血归经。且无任何不良反应，亦良药也。若与红药子同用，则止血调经之效更佳。故我拟"断红汤"，即断血流与红药子也。此药十分易得，并且价廉。余用此药治多例功能失调性子宫出血，无论轻重，其效俱佳。今小记之，以示铭记耳。小诗曰：

> 易得价廉断血流，崩漏下血勿用愁。
>
> 夏秋沟边去割取，调治还须听医嘱。

喻此药止血虽良，但调治时还应遵医嘱，以免因夹他症，而误失病机也。

头顶一颗珠记

头顶一颗珠，延龄草科，多年生草本植物。生高山阴处，神农架多产。叶梗长，三出复叶，纸质，心圆或卵圆，无柄，花顶端，外紫内白，浆果球形，熟时褐色。药用球根，形似小芋，故名芋儿七。秋末采挖，去净泥土晒干。味甘辛，性微温。功能祛风疏肝，活血止痛。主治高血压头昏头痛、偏正头痛、风湿痹痛、妇女痛经等症。为末服，每日 1.5 ~ 3g，水煎服每日 3 ~ 4.5g。泡酒服适量。为末吞服，最好装入胶囊，因其气味颇似桐油，胃气弱者服之作呕。治风湿痹痛泡酒，或水煎加酒服。滞经腹痛，水煎加红糖、黄酒服。我用此药治高血压头痛、偏正头痛，为末服，其效俱佳。有人自幼头痛，或因生疮后头痛，痛时难忍，恶心干呕，或吐风痰，百药乏效，用此药 15 ~ 30g，分作 5 ~ 10 日服之，其痛渐止，且愈后少有复发。因其药较难得，故未验之于风湿痹痛及妇女痛经等症。小记于此，以候后验。

八角莲记

八角莲，又称鬼臼，十堰俗称一碗水，人们把它传说得神之又神，称它为"百步还原"，因为将其叶子打破，不过人走百步之遥，叶子便能自行愈合。故能治跌打损伤，即使重伤致死，亦可救活。如无根状茎，叶子作用亦妙。有人言其几十年寻觅不遇，好不容易见之，不过两三棵而已。即使十分需要，见之亦不敢采集，因为有毒蛇围一圈保护，加上叶片似荷叶，上有一滴"神水"，轻易触碰，必遭丧命。而地摊上摆放的，吹嘘得更神，什么跌打致死能复生，毒蛇咬伤可治愈，大小疮疡皆消散，肚子疼，全身痛，用之皆验，等等。因为不知道真假，始终不敢购买。留心追求数十年，心中依然是个不能证实的"玄"。如果药效真的这么好，怎能不使人垂涎？

直到我 46 岁那年秋天，带领 9 个学生到赛武当认药，当地卫生院负责人是其中一个学生的哥哥，听我说对一碗水的梦寐以求，哈哈一笑说："让我弟弟领你们去，大可圆你的一碗水梦。它的功效只是民间传说，唯有草药医生把它当宝，传统中医多不知晓，或者说根本就不会使用。"我闻此言，巴不得立即见到。顿时忘却疲劳，当天下午便让其弟弟带领去找。其实他弟弟也不认识此药，而我只是听传说多了，加上执着追求、多种书籍参考，对其形态模样已有大致印象。这个学生是当地人，按他哥哥说的方向，带我们进沟、登山，大约走了一个多小时，攀爬越过陡峭的崖壁，上面是一道凹槽洼状不宽的地带，定神一望，啊！这么大一片生长旺盛的一碗水，该不是人工栽培的吧？学生们大多是山里人，七嘴八舌地说："深山老林，人迹罕至，哪有人来此种植，绝对是自然生长！"我随即招呼他们，要采大留小，不可贪婪。因为此药用量很少，采多了浪费！其实我不忍心多采，需要的人多着呢。我们只顾惊喜，一下子忘却了所有的传说，什么一滴神水，毒蛇保护，叶子打破走开百步，转身回来，叶子破损能自行修复，等等。欲下山时，方想起神奇传说，但无论如何寻觅查找，哪有神水、毒蛇！将生长茂盛的叶子弄破，咋等也不能愈合。难怪人们常说："看景不如听景"。传说邪乎，当你见到，多非真实。

此次共采集鲜品1斤多，放于这个学生家的大桌子上。第二天许多乡民看到，纷纷议论说："在哪里采的这么好的百步还原？它可是好药。"你一言，他一语，讲了许多关于百步还原的神奇故事，依然把它说得很玄乎。

后来我才知道，此药神农架更多，西南诸省广为生长。但在未证实前，越听传说，越使人向往，甚至朝思暮想，梦寐以求。一旦获得，并加以使用观察，特别是自己伤痛服之，包括这次所带的一个学生腰椎间盘突出，多人跌打伤痛，与祖师麻等份为末，少量温黄酒送服，都有较好的止痛效果，但远不是传说的那样邪乎。不亲身证实，何以知其真假？这亦是传统医者严谨求实、追求良药之为也。

采老鹳草历险记

老鹳草，又名五叶草、天罡草、五齿草、五瓣花、老鸹嘴、野老鹳、老贯草等。为牻牛儿苗科牻牛儿苗属植物牻牛儿苗及老鹳草属植物老鹳草、野老鹳草等带果实的全草。味苦微辛，性微温。入肝、大肠经。功能祛风活血，消肿止痛，涩肠止泻。主治风湿痹痛，跌打伤痛，脚气肿胀，骨刺疼痛，颈腰椎间盘突出症引起的肢体疼痛麻木，以及脾虚久泻等症。

此药全国各地都有生长，和冬小麦同时出苗、生长、枯死。为1年生匍匐状，植株高15～45cm，根多须状，色微红。采集时间最好在冬小麦将成熟时，老鹳草植株颜色变红、大半种子成熟时，拔去连根全草，去净杂质、泥土，切段晒干备用。其余季节的幼苗、枯死植株采之无药用效果。野老鹳草茎直立或斜生，高30～70cm，高山生长的根多灰黑褐色，时有纺锤形肉质小块根，味较辛，入口有辛麻感，近似于生草乌、生半夏味感而很轻，无较久停留、口麻舌强反应。

在使用本品的多年临证观察中，野老鹳草与田埂路旁生长的老鹳草比较，无论水煎服、浸酒服、外敷、煎水泡洗等，仔细观察效果，野老鹳草的消肿止痛效果较佳，止泻作用无明显区别。这是个人对鄂西北部分地区所生长的不同品种的老鹳草，在临证使用中的粗浅认识和经验小结。此药所治病症十分常见，可谓伸手可得之消肿止痛良药。无奈多生于较高山区阴暗狭沟处，采集时间又在盛夏酷暑季节，欲得此药，颇为不易。但为了治病效果，还是常常登山涉险，专程采集。一般险情，难以阻拦。无奈有一次遇险，使我终生难忘。

在我57岁那年盛夏的一个星期天，凌晨3点钟吃饭，天色朦朦亮勉强能看见路时，便和往常一样，与老搭档（老伴）一同入山，行走了4个小时后，总算到达了有野老鹳草生长的山顶，再下去大约四五里，几处狭沟边都有此药生长。走了足有40里路，又累又渴，来时带的水早已喝光，山上一路无水，只剩下1个五六斤重的西瓜。随即坐到大树荫凉下吃西瓜和干粮。西瓜尚未吃到一半，忽闻要下去的狭沟方向有豹子连吼三声，因为山高林密，看不到具体情况，我和老伴互相对视了一眼，继续吃剩下的西瓜和干粮。这时我心里七上八下，头皮紧绷，脊梁发麻，双腿已有些微颤。但想到这么远来了，岂能空手而归？吃完了西瓜、干粮，正要下山时，又听到豹子吼叫数声，听声音就在我们要去的狭沟密林方向。我和老伴又互递了眼色，依然谁也不说话，我在前边走，她在后边紧跟着，下山走了不到三里，忽然浓雾骤起，一下子天就像黑了一样，四五米外什么也看不见，这时心里的紧张程度难以言表。就在此时，豹子又吼叫了两三声，好像离我们越来越近。这时老伴小声地说："要不不下去了，回去吧。"我依然硬着头皮，全身发抖地缓慢前行，老伴不停地小声说要回去。我暗暗念叨"蛇不乱咬，虎不乱伤、蛇虎不伤采药人"的传闻，还是缓慢前行，仔细寻找。可能是出于心诚，终于看到野老鹳草了，刚刚拔取约3斤许，老伴已经寸步不愿前行，因为豹子的吼声离我们越来越近，甚至能感觉到脚下震颤。当我要继续往前行时，前额突然被大黄蜂蜇了一箭，疼得我眼珠发胀！这时我突然认识到不能再下去了，大雾笼罩，豹子吼声，黄蜂蜇面警告，若再一意孤行，恐遭不测之祸！略定了定神，看着老伴面色苍白、肢体打颤的样子，我也不敢说话，比了个手势，赶紧转回。回去都是上坡，很陡，加上都吓得全身发颤，走了将近1个小时，终于离开了浓雾笼罩、豹声吼叫、黄蜂蜇伤的恶劣环境，即使太阳照射热燥，心里也顿时敞亮了很多，随便找了个荫凉处坐下小憩。这时我们已经是饥肠辘辘，便在附近摘了些药葡萄（五味子）吃，既充饥又止渴，就这样极不情愿地空手而归。到了家里，依然心有余悸，想着山上的经历，依然后怕不已。

虽然野老鹳草治风湿痹痛效果较好，但采之不易。用田埂地边、路旁河岸所采之老鹳草，适当加量，亦可达到治疗目的。风湿痹痛、脚气肿胀、新旧外伤肿痛、骨刺疼痛等症，无论水煎服、浸酒饮、为末用白酒陈醋润湿加热外敷、煎水泡浴等方法，都有较为明显的消肿止痛作用。如一同事的母亲，七十多岁，腰腿风湿痹痛多年，行走艰难，经常肿胀，用老鹳草煎水饮少量，其余适温泡足，一两次即见显效，肿消痛轻，行走如常，还能下地劳作。就是口服了2次，即感到大便秘结，这是老鹳草的另一个作用，喝点蜂蜜就可以了。

我在晚饭后散步时，偶遇熟人李某，见她步履艰难跛行，问她何故？李某言道："脚后跟生骨刺，吃药不少，效果不佳，医生不敢动手术，因为我有高血压、脑梗、糖尿病等多种慢性病，动手术风险很大。"说话间我看到路边就有老鹳草，随手拔起一把给李某说："你用这草，不拘多少，每天煎水泡足，有可能减轻疼痛。"过了十余天，在路上又遇到李某，见她行走较上次随意，问她是否泡足？回言道："泡了3次，有效。足跟疼得轻了，走路也大胆些了。我又拔了一大捆，准备继续煎水泡足。谢谢您的指点！"

一街坊邻居小腿外伤肿胀疼痛半个多月，问我有无单方治疗？我遂领他指认老鹳草，并帮他拔了七八斤，教他煎水泡足。5日后遇到患者，他惊讶地说："路边野草也有这么大的用处！泡了1次肿就消了不少，疼痛也有减轻，共泡了3次，肿胀尽消，疼痛也大有减轻，已经基本不影响劳作了。"

这样的例子很多，凡用都有一定效果。在我的心目中，只要能治病，越容易得到，越不值钱越好，老鹳草无疑也是一种。它不仅消肿止痛效果好，治脾虚泻痢日久，老鹳草15～30g、粳米15g同煎服，效果亦很显著。

我的年龄越来越大，想得到深山直立生长的野老鹳草，越来越没希望了，但我心里依然向往，因为它治风湿痹痛的效果较好，所以使我难以忘怀。但回忆起那次的遇险经历，依旧毛骨悚然，头皮紧绷，脊背发凉！但作为中医，若不对药物深入临证观察，细心对比效果，就很难有独到体验。这要付出代价，只要不辞劳苦，从医严谨，就可以比我做得更好。如果仅仅背书，不愿心身投入，实地观察，那就只能是人言亦言，是不会有切身体会的。回眸以往经历，虽然险情不少，但能谨慎，都能化险为夷，只不过是虚惊一场而已。但得到的收获，却远远大于虚惊。此次采野老鹳草的经历，即见一斑。

采寻骨风纪实

寻骨风，当地人称为"毛木香""香根""心口痛药"等。因其叶子、藤茎密被茸毛，地下根细长、色黄，有浓郁香气，单味煎服有很好的理气止痛功效而得名。我常用它治疗胃脘痛、胁腹痛、风湿痹痛、跌打伤痛等症，效果都较显著。近年来用于食管癌、胃癌、肝癌等消化系统癌症，作为辅助之品，亦有一定舒郁宽胀、散结止痛作用。因为容易采到，也无毒无害，理气止痛效果明显，因而在我心中，也是一味好药。

有一年春末夏初的星期天，和同事数人入山扳竹笋，在谷子山的山顶西南侧，看到一大片刚刚发出新叶的寻骨风，心里顿时感到兴奋，忘却登山疲劳。同事们看到我如此欣喜，个个面面相觑，感到莫名其妙。在他们坐下休息的时间，我却精力十足，把整个谷子山山顶来来回回转了数遍，并认真记下寻骨风生长的方位，做好标记。同事们说："你疯了！东跑西奔不知道累？"我应声道："你们忘记我喜欢草药了吗？今天无意间看到这么大一片寻骨风，还有山豆根、白头翁、一大架雷公藤，我当然不累了！"同事们这才恍然大悟，让我指认哪是寻骨风，哪是白头翁……

转眼到了仲秋季节，正是采集药用根茎的时候。和往常一样，与老搭档（老伴）一同，早早出门前往谷子山山顶。今天前往，不采（寻骨风）50 斤，也要采到 30 斤。我匆匆走在前头，不到 1 小时就到了山顶，可是我却傻眼了，无论咋找也看不见寻骨风的影子，来来回回把整个山顶跑了几遍，别说一大片了，就连一片叶子也见不着！老伴见我跑得气喘吁吁，满头大汗的样子，连连让我休息一下，再仔细想想是不是记错地方了。我这时哪能控制住情绪，叫嚷："见鬼了，见鬼了，明明就在这里，难道还会迁徙？"反复跑了数遍，我也确实累了，坐下来休息了片刻，冷静下来仔细回忆 4 个月前见到寻骨风的情景，又转身从头慢慢地寻找。原来是几个月过去，茂密的杂草、藤蔓遮盖，只看表面很难见到。地方还是那个地方，一大片依然还是一大片。只是兴奋冲昏头脑，大意马虎，"阴沟里翻了船。"这时老伴也说:"我说让你冷静下来,你却越发烦躁,看把你累成啥样子了!"此时我也想到了"大意失荆州""骄兵必败"的道理,不仅用来守土打仗,对上山采药、辨证施治,也是重要的。难怪诸葛亮有"宁静致远"之说。这一次的教训,在我采药、临证中,再未出现过。

这天我和老伴大约挖了6个小时的寻骨风,加上山豆根、白头翁等味,一共将近40斤,也算是圆满达到目的。回忆此次采集寻骨风,意在汲取心不在焉,满脑子认为"胜券在握",结果却恰恰相反的教训。这个教训我把它引用到我的一言一行,因而人们说我是"低调做人""谨慎过度"。我认为这都是褒义词,因为做医生的,只有这样才能稳步成熟。总之,浮躁情绪要不得!

兔儿伞记

兔儿伞,别名七里麻、一把伞、破阳伞、雨伞草等。为菊科兔儿伞属植物兔儿伞的根或全草。味辛苦,有小毒。功能祛风除湿,活血解毒。主治风湿麻木,腰膝酸痛,跌打损伤,经闭,痛经,痈疽肿毒,瘰疬。用量9~15g,水煎服或浸酒饮。外用捣敷,或煎水洗,或取汁涂(《中药大辞典》)。我于秋季采集全草,去净泥土杂质,切段晒干备用。每用9~15g,水煎服或泡酒饮。仅用于治疗风湿痹痛、跌打伤痛,其余病症尚未涉及。

此药的祛风除湿、通络止痛功效较为显著。每用60g兔儿伞,50度白酒500mL,浸泡15天,1次饮25~50mL。亲自试验多次,对于肢体关节疼痛及跌仆扭伤肿痛,内服加以外擦,有较好的散瘀止痛作用。饮药酒后口舌有微微辛麻感,不到10分钟即可自行消退。在我50岁前后,劳累过度时身体疲乏,腰背、四肢强痛,饮兔儿伞药酒至多50mL,一夜睡眠,翌日即感轻松。后来又用兔儿伞18g煎水,加黄酒七八两温服,其解乏止痛作用亦良。未见有不良反应。用于风湿痹痛或跌打伤痛,无论配伍于群药煎水加黄酒服,或者配方泡酒饮,止痛效果俱佳,未见有不良反应。

我有一次采了一捆(株高1米偏上)兔儿伞,路过一家门前,一个比我年长二十余岁的老者大声说道:"你咋把'七步倒'扛在肩上?那是大毒药,吃了它走不了7步就要命,赶快把它扔到人畜不到的地方!"我说道:"大叔,您莫怕,这是治风湿的草药,我亲自尝过,有小毒,不碍事。"不料我话音未落,对方嗔怒地说:"你懂啥?我是这一带有名的老草医,你去问问,谁敢不听我的!要想治风湿,羊角七最好!泡酒喝再厉害的风湿都能治……"他说了很多,还要往下说，我只好说道："好，好，好，我赶快把它扔远点。"

这位老先生说的"羊角七"，就是野生乌头，亦称草乌，有大毒，见酒毒性更大，毒性发作更快。如果不如法炮制，是绝对不能内服的。更不要说泡酒饮，那是更加危险的！可能因为以讹传讹，误传至今，致使这一带民间偶有发生"羊角七"毒死人的事故。我在医院上班时，就有患者半夜三更送来抢救。西医不知道吃了羊角七是什么毒，问我才知道是乌头碱中毒，经过针对性抢救，人才救了过来。还有来不及到医院抢救而死亡的。有不少人采来羊角七做大曲，说什么酿酒劲大；也有人做黄酒时放入生草乌若干，说是一同"发酵"，100 天后就没事了，喝下可以治伤力、解乏；更有人 1 斤白酒放入七八个生草乌（1 个大约 3 ~ 5g），所谓"泡过百日就没事"，结果喝下半两，不到 15 分钟，口麻舌强，牙关紧闭，四肢抽动，幸亏来医院抢救及时，否则必会一命呜呼！偏远山区常有这样的事，甚至有多人因为喝了放生草乌的黄酒，同时中毒死亡的。即使如此，现在仍然还有人这样做，无论如何给他们讲述利害，非但不接受，而且还冷讽热嘲说："你是胆小鬼！"唉！真是无奈。而兔儿伞也不知道是啥根据说它是"七步倒"？常常毒死人的生草乌，却说是"泡酒喝治风湿、伤力最好"。看来只听一面之词，而不加以科学考证，更不亲身尝试的人，一味"愚忠"其"是"而不辨其非的人，不但仍有，还真是拿他们没办法。

这些都是我的亲身经历，无奈个人能力太渺小，加之能听直言者奇少，仅借此杂谈数语，祈望有志于济生者，能够引以为戒，不再以讹传讹，人言亦言，以免误人误己。

采何首乌记

从第一次登山认药到现在，已经 60 年矣。在我童蒙之时，就听老人们谈论何首乌的故事，什么五百年生长者，吃了可以成"地仙"，地仙是什么？至今不得而知。但知道它补肾强身，乌须黑发，添精益髓，为滋补肝肾精血之良药。据说长成人形，能分清雌雄，而同时挖到者，堪称古今稀有，人间极品。人能吃到它，可以"长生不老"。

好奇之心，人多有之。我无论听人传说，还是在书上看到，不免认为这是真的。所以每次入山采药，无不留心寻觅。采挖到的赤、白何首乌的确不少，有时一天可挖到数十斤，小者数两，大的一二斤，但论其形状，都像红薯和粗大山药一般，成人形者，苦无踪影。但有人偶尔拿来让我辨真伪的倒不少，形状酷似小人儿，男女形态赫然眼前，但略微认真辨之，其藤茎、叶子，乃是真赤首乌，但是何首乌的"身子"却是芭蕉的块根。在人工刻意栽培下，长成人形。每次辨认结果，卖何首乌者无不口服心服，连声说道："老师傅所言不虚。"

虽然成人形者难得，但找到生长时间较长者，如果运气好，亦可遇到。在我50岁时，一次到附近的最高山——白马山，山高1070米，在一处叫作"北岩"的地方，上下左右陡峭，中间有一小片生长着稀疏矮灌木，遥远望去，好像有一棵何首乌，但由于距离较远，一时判断不准。经过艰难攀爬，终于靠近，仔细观察，确实是一棵生长多年的白何首乌。但在距离不到30米的地方，咋也难以靠近，上下左右陡峭，每挪一步都很艰难，稍有不慎，就有可能跌下悬崖！因为徒步，又无绳索之类协助，眼看着一棵多年生何首乌不能获得，心有不甘！经过反复斟酌，还是小心翼翼、十分缓慢地爬到了何首乌跟前，趴在崖壁一瞧，这棵白何首乌至少生长了百年！藤茎粗壮，近土处比大拇指还粗，而且发杈很多，其藤茎覆盖了附近八九米范围，而且它的周围还生长着许多大小不等的较小的白首乌。惊讶，兴奋，让我一下子忘却了处境危险。爬到勉强能够刨到时，却苦于找不到能够栖身之处，甚至连一棵稍微粗点的灌木都没有，而且崖下望不到底，掉下去必然粉身碎骨！尽管如此，还是不想放弃，稍微定定神，用一只手抠住崖石，一条腿跪在崖沿靠近何首乌处，另一条腿只能空悬于崖沿，一只手慢慢地刨土。山上的腐叶土很好刨，瞬间即看到一个硕大的何首乌露出来，仅仅看到它的头，直径就足有20cm开外，但每刨一下，都有掉下悬崖的危险！我还想往下刨，就在此时，我的一个同伴刘某在崖上远远地看到了我，只听他大叫一声："我的妈呀，你咋到那儿的？赶快上来，掉下去我连骨头渣都给你找不回来！"本来我已全身发颤，冷汗直冒，他这一喊不打紧，使我身体更加瘫软。无奈勉强将这个何首乌的头掰掉，看到下边更粗。不管它如何珍贵，我也无力再冒险了。当我艰难地爬到较为安全的地方，躺在那里休息了许久，全身发颤才慢慢平静下来。

这个何首乌应该生长有百年，仅仅一个头就有3斤半重。以往挖到的整个何首乌最大的不过2斤，而且很容易晒干，干后颇似红薯干，极易掰断。而这个何首乌头切开，越晒越柔软，咋也晒不干。其色微黄，其质近似腊肉皮脂，挂在阳台檐下数月，依然不干。当我想起用白酒泡服时，一看何首乌却不知所踪了。哎！真后悔，几十年来好不容易采到的一个老何首乌头，咋不早点想到泡酒？或者熬汤喝，补补身子也好啊，竟然把它给丢了！想起来我真是福薄命浅，无缘享受。哪怕是品尝后，看看是否真有传说的那么神奇，也算是对何首乌的作用有点体验。这下倒好，把人家的头掰掉，自己也差点丢命，何苦呢？算啦，这不是在回忆采药故事嘛！看来天下非常之物，只有非常之人才能享有，而我这个福薄命浅之人，还是放下痴心妄想为好，凡事随缘吧！安全至上，平淡就好。

大凡可遇不可求之物，只有缘分能够决定得失，苦苦追求，只能说是谋事在人。成功与否，尚有许多因素影响，谁也说不清楚。自己心境恬淡点，自然就会宁静下来。

二、单味草药应用手记

鸡鸭鱼骨鲠威灵仙可治

威灵仙 15g，水、米醋各半煎汤，含于口中，缓缓咽下，其鲠于食管之骨即可软化而下。小儿可加入砂仁、白砂糖适量，不影响药效，尚有和胃与改善口感之功。下后可用润喉片含之，以免肿痛。此法已用于多人，一般都在半日左右，其患自除，可免手术之苦。

威灵仙单味水煎，少加黄酒温服，可治风湿痹痛、半身不遂，有疏通经络、祛除风湿功效。其藤茎煎水熏洗全身，有祛风止痒功效，用于皮肤瘙痒及湿疹等症，有良好作用。民间称为"老龙须"，山野荒坡多有生长，极易采得。

乌药叶治痈疖肿毒

乌药叶，因其叶背面有三条主脉，而俗称"三条筋""网草"。四季可采。阴干，研细末，鸡蛋清调稠糊，厚敷于患处，干则随换，以保持湿润为度。治痈疖、无名肿毒尚未成脓，轻者一二日即可肿消痛止；有脓可以拔毒去腐，脓尽自愈。此方除民间广泛运用外，疡医亦很重视，用于疮疡初起，屡获奇效。

木芙蓉叶治热毒疮疖及手脚湿毒

木芙蓉叶，霜降叶未落地采摘，去叶梗及杂质，阴干，研细末，用时清水调糊敷患处，干则随换。用于湿热毒疹，或手足湿气，水泡溃破流黄水或脓血水，湿烂极痒或痛痒相兼等症，大有清热燥湿、消肿止痛止痒之功。少加冰片，效果更佳。屡用屡验，方便灵效。

谷树浆治牛皮癣

谷树，俗称构叶树，叶子常用来喂猪。其树饱含白色浆液，民间用它治疗牛皮癣（银屑病）。每于夏秋季节，先把患处洗净，将谷树皮用小刀横切一口，树浆随即流出，用棉签蘸树浆厚涂癣上，1日2次。饮食清淡，勿食发病之物。治愈者时有，并广泛传说效果良好。

土槿树根皮治湿毒皮癣

土槿树根皮研细粉，陈醋调糊，厚敷患处，或用酒精浸泡涂患处，有清热燥湿、杀虫止痒功效。用于湿毒皮癣，或干或湿，或木或痒，用之皆效。若加苦参等份，清热燥湿效果更佳；加枯矾等份，杀虫止痒显著增强。

臭椿树皮治带下

樗白皮，俗称臭椿树皮，药用树皮。采集后立即剥去外层胶状皮，晒干，每10斤樗白皮入麦麸1斤，文火炒至麦麸焦黑，樗白皮黄色，去麦麸。单味15g煎水内服，治湿热带下腥臭，有明显效果。若同时用不去外皮之樗白皮150g煎水熏洗会阴部（坐浴更好），其清热燥湿、收敛止带之功更佳，且能止痒。剥树皮只能顺剥，切勿环剥，还要留2/3的树皮，否则树会死去。本树果名凤眼，煎水内服，能清虚热，亦治带下。

槐树枝叶皮治皮肤瘙痒

国槐树枝或叶、树皮不拘多少，煎水熏洗全身或局部患处，有疏风清热止痒之功。无叶时用细枝或皮适量，煎水洗涤，可以治疗皮肤瘙痒。民间除用于皮肤瘙痒外，尚习惯用于"洗三"，即产后第3天洗全身，以去"风气"，可见其功效之一斑。

翻白草治赤带肠风下血

翻白草，生于路旁山坡，民间多有识者。夏秋采全草连根入药，甘涩性凉，无毒。用于妇女赤带、月经淋沥不净，以及男女肠风下血，每用鲜品250g（干品30~90g），水煎内服。药渣水煎熏洗外阴、肛门周围，有良好效果。冬春挖根，用量减半，内服外洗同上。

马鞭草治疟疾及痛经

马鞭草，生旷地路边，夏秋采全草入药，味苦性寒，无毒。民间常用于治疗疟疾、痛经，效果良好。本地陈姓老者治疗疟疾数十年，求诊者十分满意，但不知所用何物。每欲钱物致谢，方予治之。后经我说破，陈姓老者甚为不悦。可见此药治疗疟疾，确有一定效果。单味水煎，加红糖、黄酒温服，亦可治疗痛经。不费一文可得，简便有效，故深受民间喜爱。

薏苡根治热淋尿道涩痛

薏苡根，俗称凑珠子，即薏苡的根，四季可挖。洗净泥土，去除杂质，鲜品 60 ~ 120g（干品 30 ~ 90g），水轻煎温服。有渗湿清热利尿功能。用于治疗热淋（尿路感染），尿频尿急，尿道涩痛，湿热白浊，妇女湿热带下等症，方法简易，安全有效。本品十分易得，凡沟边、河沿等潮湿之处多有生长，状若矮小高粱，其坚果内种仁即为薏苡仁，功效相近，根的清热利尿功效更强。若配以车前草（独根者佳，多根的亦可），效果明显提高。

灯心草治心火过旺

灯心草，俗称水灯草。生长环境近似薏苡，河边及潮湿处多有，夏秋割取全草，切段晒干备用，鲜品亦可。每用鲜品 60 ~ 120g（干品 20 ~ 60g），水轻煎，当茶饮。甘淡微寒，清热利尿。治心火移于小肠，心烦尿黄，或者口舌生疮等症。病情不重，或者初起的，用此频服，多可治愈。同嫩竹叶服，效果更佳。

鸭跖草治咽喉肿痛及热淋

鸭跖草，荒坡路旁、河沿沟边等处多有生长，夏秋采全草晒干备用，鲜品亦可。甘淡微寒，有清热解毒利尿功效。用于肺胃火旺，口舌生疮，小便不利，尿黄涩短等症。鲜品 200g（干品 60g），水轻煎，当茶频饮，病轻者便可速愈。若与辣蓼草配合，作用更好。外用揉烂敷患处，可治热毒疮疖、毒虫叮咬痛痒相兼者，均有一定效果。

千里光治热毒疮疖

千里光，俗称光明草。旷地、山坡、路边多有生长，几乎处处可得。微苦性寒，有清热解毒、清肝明目之功效。用于风火赤眼、热毒疮疖、湿疹痛痒等症，效果良好。《滇南本草》作者兰茂说："谁家识得千里光，一家老少不长疮。"可见此药虽然十分普通，而其治病效果却非同一般。6年前暑假，我领着6岁孙女、9岁孙子去摘桑叶给他们喂蚕。途中，我将千里光叶揉烂厚敷于孙女左肘以下至手背，干则随换，约1小时以后，孙女问道："爷爷，你弄的什么东西，这么神奇？"我应声道："咋了？"她接着说："我们家（武汉）蚊子又多又厉害，把我身上咬的到处都是包，又痒又痛，咋治也不好。现在你看，敷过的地方包没了，痒痛也好多了。"我说道："爷爷是中医，所有草木都是我的武器，刚才用的名字叫千里光，它能清热解毒，所以治你身上的疱疹痛痒。"孙女兴奋地说："爷爷，我要跟你学医！"孙子快走几步，抢到她的前面说："爷爷，我也要跟您学中医。"我哈哈一笑说："可惜你们当不了自己的家啊！"我教许多乡村患者用此药水煎内服、外洗，大都反映良好。用于风火赤眼，效果亦佳，故俗称"光明草"。意思就是能治风火赤眼，热去红退，因而目明。

霜桑叶治风火眼疾

霜桑叶，即霜降后采集的桑叶。甘淡性凉，有疏风清热、清肝明目之功。用于外感发热、头痛、咳嗽、目赤肿痛等症。霜降后采集，去净杂质，阴干备用。能治风火赤眼、迎风流泪、视物昏花等症。每于清晨、傍晚，用霜桑叶30g，水轻煎，熏洗双目，白天用霜桑叶泡水当茶饮，日久自见功效。与杭菊花、枸杞子适量泡服，可增强明目之功，养生家对此十分青睐。

青鱼胆治赤眼喉痛

青鱼胆，民间习惯称呼，实际为远志地上部分，植株矮小，夏秋开紫红色小花，高约5寸。味苦性凉，清热解毒，消肿止痛。用于咽喉肿痛、风火赤眼等症，效果十分明显。为民间广泛使用的验方之一。无毒无害，效果可靠。只是此草野生的越来越少，不易寻到。

金果榄民间视为神药

金果榄，民间有金木香、九粒子、一串珠、万能药等名称。广泛用于多种疾病，把它说成是"宝"。可见此药在民间广受喜爱之程度。《本草纲目拾遗》作者说他一生仅得数枚，珍之宝之，用它治病无数，神效无比。我很小就识此药，生于中高山阴处岩石缝中，十分难挖，多年收获干品不超过 3 公斤。性味苦寒，无毒，有清热解毒，消肿止痛之功。常用于咽喉肿痛、口舌生疮、胃热胃痛、湿热腰痛、腰腿疼痛、外伤肿痛、热毒疮疖、无名肿毒、毒虫咬伤等症，内服外用，效验非常。治疗以上诸症，单味即可。用量视病情轻重，一般每日 3～6g，最高可用 6～12g，为末吞服。或用陈醋磨汁外涂、研细粉吹于喉中，效果都很好。已经反复收到的反馈信息证明，效果最好的是咽喉痛、胃脘痛、外伤腰痛、不明原因腰痛等症，未见不良反应。这样的药物也是我着重追求的，因为它无毒无害，使用安全，疗效显著。

缬草理气止痛效果好

缬草，民间有七里香、九里香、墨香等称谓，说它止痛效果很好，常用于"心口痛"、腹痛等症。味辛性温，有宁心安神、理气止痛之功。用于治疗胃脘痛、气滞腹痛、闪腰岔气痛、因疼痛失眠，效果俱佳。若与鸡矢藤等量水煎服，止痛安眠效果十分明显。失眠头痛用此二味治疗，常获满意效果。此二味合用，无毒无害，味道甘甜，堪为百草中良药，实效方之佳剂。个人有时因为精神压力过大，失眠头痛，多次用此二味泡水当茶饮，并用于他人相同症状，安神止痛效果甚速，且无任何不适反应。复赘于此，以示重视。用量 3～18g，鸡矢藤量加倍。

枸橘治疝气小腹痛

枸橘，俗称枸橙，形状似橘而小，因为全株有长刺，门前常作藩篱。药用半成熟果，味辛性温，理气止痛。用于疝气小腹及睾丸掣痛、气滞胁腹疼痛等症。用量 9～24g，水煎温服。

吉祥草治肺热咳嗽

吉祥草，生于中高山阴处，四季常青，状似麦苗而叶片近似肉质，秋末冬初结肉质果，如豌豆大，粉红色。药用全草，味微苦性凉，清肺热，化痰止咳。用于肺热干咳无痰或痰少、胸闷心烦等症。鲜品150g（干品30g），单味水轻煎温服。清肺止咳，效果很好。

芭蕉根治肺燥火咳

芭蕉根，味淡性凉，功能清肺热，消痈肿，治干咳。药用芭蕉肉质块根，每日鲜品160g，和豆腐60g同煮汁，和蜂蜜适量温服，治肺热干咳，有较好效果。肺痈同薏苡仁煎服，也有一定疗效。亦可捣烂外敷热毒疮疖，有清热解毒、消肿止痛之功。

天天茄治睡不醒

天天茄，俗称"天泡草"。民间用来治疗肢体疱疹，用全草揉烂，厚敷患处，干则随换，效果良好。药用全株，鲜、干俱可。此药生于空旷处，高可达60cm，乡民多有识者。用于身体并无明显疾病，而睡眠过多，甚至昏睡不醒者。每用鲜品150g（干品30g），水煎温服。不过3服，即可见效。有人瞌睡特多，身体也无他病，缠绵数月不愈，嘱其用天天茄全草鲜品150g，连服3天。患者仅服2日，睡眠正常。若用于疱疹，同大青叶等份，为末，白酒、陈醋各半调糊敷，效果更好。

虎耳草外用治聤耳（中耳炎）

虎耳草，生阴暗潮湿处，有清热解毒功效。民间常用于"灌聤耳"，即中耳炎。耳内热痛，甚至有脓血水流出者，用净鲜虎耳草揉取自然汁，加冰片少许，洗净耳内外，并将药汁滴于耳内，1日数次，效果良好。

鲜桑白皮蜜汤止咳效果好

鲜桑白皮，即新挖出桑树根的厚皮，去净外层黄色皮，用纯白肉皮，切成小段，每用60～120g，放净锅中炒至大热，加入蜂蜜30g左右，急急拌入桑白皮中令均匀，再添水约600mL，煎煮数沸取出，去渣，分2次饭后温服。如此用法，由来已久。无论新久咳嗽，也不分寒热虚实，用之皆效，而且比复方中大剂量使用本味，效果还好。是新鲜的效果好？还是用量较大的作用？其中缘由，至今尚未明白。效果好的、经得起长期验证的，如实总结，加以推广。

映山红叶治咳嗽效果亦佳

映山红叶，亦称山杜鹃，春季开红、粉红色花，山野多有生长。作为美化，亦多栽培。秋末采集叶子，晾干备用。每用 30 ~ 60g，水煎温服。已经使用多年，止咳效果亦佳。若与胡颓叶等量同用，不但止咳，而且平喘。对于病情不重、缠绵难愈的咳喘，用之有一定效果。胡颓叶，山野中亦多有生长，得之不难。

穿山龙治久咳及骨关节痛

穿山龙微苦性温，中高山区多有生长。久咳不愈，诸药效果不佳者，每日用穿山龙 60 ~ 90g，水煎温服，7 日即见明显效果。穿山龙 120g，55 度纯粮白酒 500mL，浸泡 7 日，每次饮 50mL，日 2 次，治骨关节痛、风湿痹痛、陈伤作痛亦有一定效果。加制草乌（必须按规范制透，以色乌黑为度，不得中间有白，因为生药含乌头碱而有大毒，见酒毒性更大）12g 同泡，每次饮 20mL，止痛效果明显提高。

提示：凡泡酒饮用的方药，高血压、糖尿病、皮肤病、各种癌症、结核病、脑梗死等病，俱禁服，上下方皆同。

红木香止痛降酶效果好

红木香，即五味子植株的半肉质根。秋冬时采挖，切片晒干备用。每用 30 ~ 160g，水煎饭后温服，或入群药亦可。我用整整 10 年潜心探索，认真观察疗效，经至少 60 例慢性肝炎案例验证，证明此药有明显降酶（谷丙转氨酶、谷草转氨酶等）作用，较五味子效果为好。五味子降酶效果亦佳，但酸敛伤胃，用量过大或服用日久，可引起胃痛、泛酸、纳差等不良反应。用它的根，不但可以舒肝和胃，治肝胃气滞疼痛，而且降酶效果远远高于五味子。对于肝胃失和胁腹疼痛、痛经等症，单味使用，效果亦佳。用量稍大，使用时间过长，未见有不适反应，这是个人探索常用中药之外的收获。体会是：野生草药，藏龙卧虎，超出常用中药效果的品种，不计其数。草木皆为药，只差人探索。人们常说：认识是宝，不认识是草。可惜个人精力、时间有限，虽然恋恋不舍青山，无奈年逾七旬之后，空怀思念，无暇、乏力，难以登攀。

兰香草可止诸痛

兰香草，形似薄荷而气味不同，生长环境与薄荷亦相反。薄荷麻凉清香，兰香草辛温浓香。薄荷喜潮湿环境，兰香草专生干燥阳坡。夏秋采割地上部分，切段晒干备用。此药温散，主治风寒感冒、头痛骨节痛、风湿痹痛、胃寒腹痛等症。单味 15 ~ 60g，极量可用至 120g（治风湿痹痛），水煎温服，熏洗患处，加陈醋、白酒适量拌湿加热、布包热敷均可。此药尚有芳香化湿辟秽功效，夏秋受湿，内服外洗，均有效果。

小茴香叶治岔气有效

小茴香，农家门前屋后多有栽培。民间用其叶子水煎和黄酒服，治疗闪腰岔气效果很好。其种子为小茴香，常用于下焦虚寒性疼痛，如疝气、痛经等症。用叶子治"心口痛（胃痛）"、胸胁气滞诸痛，是民间广泛使用的方法。无毒无害，其气清香，其味微甘，亦是一味简便良方。

槐花槐豆治痔疮便血

槐花，指的是国槐的花蕾；槐豆即开花后所结果实，状如豆角，秋末冬初采集，晒干备用。二味功效相近，味苦性寒，有凉血止血功效，常用于肠风便血、痔疮出血及会阴部湿痒等症。单味花或豆，水煎服、研末吞服、水煎熏洗均可。治疗肠风下血、痔疮出血，效果显著。若配以当归、地榆等味同煎服，或为末、蜜丸服俱可。国槐全国各地都有生长，或者栽培，取之十分容易。

铁苋菜治血痢及月经淋沥不净

铁苋菜，亦名"血见愁"。晚春至夏、秋季，空旷地及路边山坡多有生长。功效主要是止血。不寒不热，无毒无害。对于鼻衄、血痢、月经淋沥不净等症，单味药使用，皆有很好效果。常用量：鲜品 100 ~ 200g，干品 30 ~ 90g，水煎温服。此药寻之更容易，庄稼地里即有（用过农药、化肥的勿用），最好到野外干净之地采集，低山坡、旷地亦有生长。

马齿苋治痢疾腹泻有效

马齿苋，和铁苋菜一样，广泛生长于路旁、旷地及庄稼、蔬菜地中。夏秋季节，唾手可得。痢疾腹泻，用鲜品200g，开水里焯一下，用大蒜汁适量调拌（亦可加油、盐），分 2 次食之，有明显止泻止痢功效。此法民间广泛运用，可食可药，也是一种美味菜肴。不可因为寻常而轻视之。

酢浆草治扭挫伤

酢浆草，俗称酸黄瓜草。是一种普遍生长的小草，认识的人很多。民间常用于四肢各处扭挫伤，跌打软组织损伤，青紫肿痛，活动不便等较轻外伤。用酢浆草不拘多少，揉烂加黄酒适量，厚敷患处，大多都能很快消肿止痛，因为它有活血散瘀功效。伤重者切勿用此小方，以免延误病机。

土鳖虫治跌打损伤肿痛

土鳖虫，俗称簸箕虫、地鳖虫。为治跌打损伤常用中药之一，有活血祛瘀、消肿止痛之功。民间用活土鳖虫捣烂，用老黄酒一大碗，入土鳖虫煎数滚，饮酒，渣加陈醋适量，调敷患处，消肿止痛效果甚佳。用量视病情轻重、伤患大小而定。一般用量为 10 ～ 30g，外用不拘。此药治疗软组织损伤青紫肿胀疼痛，活动不便，内服外敷，效果要比酢浆草为好。如有骨折、创伤出血，不可仅用此法，需到骨伤科治疗。

扦扦活治跌打损伤

扦扦活，俗称"接骨丹"。有野生，亦有插活于地边、房屋周围做篱笆的。一般不做内服，多为外用。民间广为使用于四肢较轻骨折、软组织损伤气血瘀积，青紫肿痛。传闻有较佳效果。个人因为不会正骨，仅是搜集民间验方而来。

乌桕树根皮消肿有效

乌桕树，俗称木子树、蜡油树。其果成熟外层色白，有厚蜡质，融化可做蜡烛。其树枝、叶、皮均性味苦寒有小毒，以根皮为甚，但其利水消肿功效也大。常用于不明原因水肿，或肝肾疾病水肿难消。用乌桕根皮干品 3 ～ 6g，水煎温服，消肿效果明显。仅作暂缓标证水肿、胸满可以，欲求根本治疗，还需要治病为要。不可不分轻重缓急，一概依赖简单方法治疗。

野葡萄根有一定治癌作用

野葡萄根，味甘平，有利尿消肿、清热祛湿功效。可用于胃癌等多种癌症，亦可治疗小便不利涩痛及湿热黄疸等症。常用量为 30 ～ 60g（鲜品 120 ～ 180g）。1999 年观察 3 例胃癌患者，一例未做手术及放化疗；一例术后做完全程化疗；

一例术后未做放化疗。我在对证治疗的药物中加入野葡萄根，剂量为鲜品 120g（干品 60g）。共服药 60 剂，其中未手术及放化疗者癌肿全消，已经检测不到癌细胞，自我感觉胃胀胃痛基本消失，轻活劳作无碍；其余 2 例，自我感觉基本正常，病情未见反复，身体精力逐渐恢复。询访至今，无异常情况。在此前后，此类患者几乎未断过。由于我根本不会治癌症，只能因人对证施治，缺乏有效专方。用野葡萄根于群药中，试图总结一下它的效果。实践证明，此药治疗消化道癌症，确有一定效果。杂志报道，野葡萄藤亦有类似抗癌作用。我的体会，根较藤力雄。

兔儿伞治风湿痹痛

兔儿伞，草药医生称为"八步倒""破雨伞""收魂伞"，并称"不得沾酒，否则毒性更大，会毒死人"。经查证《中药大辞典》等书，描述大致相近。味辛性温，有小毒。功能祛湿通痹，活血止痛。用于风湿痹痛、跌打伤痛、颈腰椎间盘突出症等，内服外敷，或者泡酒少量服，均有较明显效果。

我为了证实其功效及不良反应，用干品 60g，白酒 200mL，浸泡 20 天，待药充分浸出，白酒呈茶色时，先用舌头舔少量，继而饮 10mL、50mL，3 日内将 200mL 药酒饮尽，除口舌略感麻强外，并无明显中毒现象，饮食、睡眠、工作均无影响。体验其有较好的止痛（肢体关节痛）作用。此后，或单用，或在复方中使用，其止痛功效近似于制川乌、制草乌。但是，出于安全考虑，用量最好不要过大。

其实止痛效果好的野生草药品种很多，如川乌、草乌、金牛七、麻布七、雷公藤、八角枫、入地金牛、祖师麻、八角莲等，经过自试和临床谨慎使用验证，其毒性与效果均成正比。关键在于辨证无误、用量审慎。我数十年中，凡用野生、有毒品种，无一不首先自试，观察其毒性大小，而后施治于人，行医至今，除寻求提高疗效外，最注重的就是安全。因而五十余年来虽然不断探索新的有效药物，由于细心谨慎，未出现过事故。

老鹳草治风湿痹痛及泻痢腹痛

老鹳草有两种，一种生于海拔近千米背阴处；一种生于河沿、路旁及空旷地。辛温，有小毒。自试感觉与兔儿伞近似，毒性比兔儿伞要小。用于肢体关节诸痛，内服外敷或浸酒均可；泻痢腹痛，用之亦有治泻痢之功。此药极易寻得，用量 9～15g，泻痢水煎温服。风湿痹痛可以内服外敷，量勿过大。水煎泡足，消肿止痛功效甚佳。鲜草捣烂外敷患处，大有消肿止痛之功。内服可引起便秘，这是它性温及止泻作用的反应。

祖师麻治跌打损伤效果神速

祖师麻，俗称金腰带、救命妈、金不换。辛温大热，有小毒。生于高山海拔 1800 米上下阴处，药用根皮或茎皮。功能活血化瘀，消肿止痛。主治跌打损伤、寒湿痹痛、关节肿胀、颈腰椎间盘突出、闪腰岔气等诸种疼痛。大山里的人们说："重伤不能爬，离不了祖师麻。"并且听到很多用祖师麻救命的故事。其中有一 60 岁妇女被山上滚木砸伤，当即昏迷不醒，七窍闭塞，人事不省，水米难下。远在 50 里外的女婿得知消息，速赶往丈母娘家，此时已经是被打伤的第 2 日，速用祖师麻切碎末约 3g，以温黄酒调和，用筷子撬开嘴，缓缓灌下，大约 2 小时许，伤者"哇"一声叫出，随之口鼻流出瘀血，人亦随之苏醒。续用此药，每日 1 次，每次约 1g，仍用温黄酒送服，3 日后其伤若失，一切恢复正常。类似案例，听到很多。可见此药的治伤功效确非一般。

我在赛武当采到过 3 棵，回家后朋友帮忙剥皮，不及 5 分钟，朋友呼叫口鼻咽喉热痛肿胀，此时我亦有同感，可见此药性热之烈。温则活，寒则凝，看来众说不虚。瘀血不化，肿胀何以得消？伤痛何以得愈？"救命妈""金不换"，名不虚传。我用它治疗过不少类似于滚木砸伤案，虽然没有上述案例伤得严重，但也是多日卧床不起，肿胀不消，疼痛不休。每用此药 1g 为细末，老黄酒送服，消肿散瘀止痛效果，屡屡出乎意料的好。因此，伤痛者常来讨要，我基本不收费用，却收获了不少此药的实际效验信息。

八角莲治跌打损伤效果亦佳

八角莲，《本草纲目》叫它"鬼臼"，俗称八角莲、六角莲、江边一碗水等，十堰习惯称为"百步还原"。性味苦寒，有小毒。功能活血化瘀，通痹止痛。主要用于跌打损伤、风湿痹痛、闪腰岔气等症。民间习惯用于跌打损伤，却常有服量过大引起中毒，牙关紧闭，四肢僵硬，数日不醒，甚至还有因服此药过量致死的。虽然这种情况不多，但确有耳闻。还曾有医疗行政部门人员来请教、了解此药的相关信息，因为此药出过医疗事故。说明此药不能过量使用，更不能滥用。

我用此药数十年，其效果不亚于祖师麻。治疗跌打损伤、腰椎间盘突出症等，屡获满意效果，因为严格控制剂量，从未出过偏颇。

值得一提的是：个人多年经验，此药同祖师麻等份合用，一寒一热，其不良反应明显减少，作用成倍提高。无论跌打损伤，还是腰椎间盘突出，或者陈伤作痛、肌肉关节疼痛等类似病症，用之适当，屡获常药难以起到的疗效。此药单味用量，每日不得超过3g（最高量），若和祖师麻等份同用，各1.5g，分2次温服，可少用老黄酒送服。这个用量是我数十年应用的安全、有效量。个人经验，如实小结。

入地金牛治痹痛伤肿亦良

入地金牛，大型常绿藤本植物两面针的根。味辛，性大温，有毒。功能祛湿散寒，通痹止痛。主治风寒湿痹、跌打损伤、陈伤作痛、寒湿腹痛等症。用量：3～6g，极量6～12g，外用随症。水煎服、浸酒服、为末酒、醋调糊敷患处均可。此药仅适用于寒湿性病症，虚热、实火者禁服。此药同穿山龙配伍，穿山龙120g，入地金牛15g，为1日量，水煎服；或用白酒250mL，浸泡1个月，每饮30mL，日饮2次，或将药酒加热，外擦患处，均有较好止痛效果。

提示：不能用花椒树根、野花椒树根代替，以免影响疗效。

雷公藤根木心治类风湿效果明显

雷公藤，药用根去净外皮之木心，性味苦寒，有毒。功能祛湿通痹，活络止痛。用于风湿性、类风湿关节疼痛、肿胀、活动不便等症。个人常用量：3～6g，超过此量，多有舌强、体强、困乏等反应。但停药后疼痛明显减轻，说明此药毒性和疗效亦成正比。为了安全，我一直不敢轻易加量。剥下的根外皮、枝、藤、叶，均有祛风解毒、杀虫止痒之功效。用于湿毒皮癣、皮肤瘙痒，效果非常明显。量不拘多少，水煎熏洗患处或全身，注意忌口。用此药外用泡洗，曾治愈多人手足顽癣，效果很好。

八棱麻治外伤疼痛效果佳

八棱麻，或叫陆英，俗称八力麻。野生很多，农家习惯栽植，用时方便。药用根，鲜品100～200g，干品30～90g，水煎，加老黄酒温服，药渣加陈醋、白酒适量，热敷患处，大有消肿散瘀止痛之功。民间广为使用，跌打小伤，瘀肿疼痛，用一二次即可肿消痛止，不但效果良好，而且无毒无害，用量大小无明显要求，堪称安全实效良方。其枝叶有利水消肿功效，常用于肾炎水肿。

寻骨风治诸痛效果良好

寻骨风，俗称金木香（因其色黄气香而得名）、毛木香（因其全株披茸毛）。味辛性温，无毒，功能祛风除湿，理气止痛。此药能治身体内外诸痛，常用于风湿痹痛、肝胃气滞、脘腹疼痛等症。常用量：9～18g，水煎温服，浸酒服，为末吞服，亦可外用敷患处。有报道亦可用于治疗胃癌等消化系统癌症，经过多年使用观察，确有一定减轻疼痛的作用。我亦视为治疗诸痛的一味良药。

托腰七治肾虚腰痛

托腰七，俗称"公何首乌"，因其地上藤茎、叶、花、果以及折断后流出浆液，与白何首乌极相似，故名。药用地下根茎，洗净切片晒干备用。用量60～180g，水煎服、浸酒服均可。此药味甘微苦，无毒，功能补肝肾，益气血，强壮腰膝，治劳伤腰腿无力疼痛。单味 1500g，纯粮白酒 5000mL，浸泡 1 个月，每饮 50～100mL，1 日 2 次，有明显增加精力的效果。若同石楠藤等量水煎服或浸酒服，效果可提高 1 倍。此二味山里多有生长，采集十分容易，而且安全实效。

石楠树枝叶治肾虚腰痛

石楠树，野生、栽培，处处都有，四季常青，初生叶红色，风景树之一，高可达 10 米以上。药用细枝、叶子，性味苦温，有祛风止痛、强筋健骨之功。用于风湿痹痛、足膝酸软、头风头痛等症。水煎服、泡酒服俱可。单用叶或细枝煎汤泡足，也有祛风湿、舒经络、止疼痛功效。此药山里取之甚易，栽培的景观树切勿损折。

鸡矢藤治诸痛皆宜

鸡矢藤，或称鸡屎藤。山野旷地，多有生长。性味甘酸平，功能利湿消滞，活血止痛。主治风湿痹痛、跌打伤痛，以及积滞腹痛、咳嗽痰喘、疮疖虫咬等症。此药止痛效果显著，而且无毒无害。实效小方中已经述及，今复赘述，是为单味药使用。痹痛、伤痛、气滞腹痛，单用此药水煎温服，或少加温黄酒服，均有良好止痛效果。药渣加陈醋适量，热敷患处，可提高疗效。

土大黄止血效果优

土大黄，亦称"牛舌头叶"。沟边旷地多有生长，药用粗大色黄肉质根，秋冬采挖，洗净泥土，切片晒干备用。功能凉血止血，泻下通便。主要用于鼻衄、便血、便秘、皮癣等症。常用量：单味使用 15 ~ 30g，水煎温服。

多年使用观察，其止血作用明显，通便功效几乎为零。为细末陈醋调糊敷患处，或用整根陈醋磨汁涂擦患处，治癣止痒功效亦佳。此药亦容易采集，不用炮制，无毒无害，效果也较理想。

断血流止血优于仙鹤草

断血流，因为它止血效果特别好，故复赘述于此。前稿已经提到此药良好止血效果，复述它与仙鹤草相比，此药可用量超大（干品 60 ~ 240g，鲜品加倍），不仅止血神速，而且血止而不留余邪。多年用此药止妇女崩漏（功能性子宫出血），止后未见一例有后遗症者。仙鹤草止血亦属上品，但二药相比，我还是倾向于断血流。因为它比仙鹤草容易采集，价廉物美，何乐而不取？

红药子止血止泻效果双佳

红药子，不仅止血效果良好，而且止泻、止痢效果更佳。用量同样可以偏大，干品 15 ~ 120g，加粳米 15 ~ 30g 同煎，温服。此药是我最重视的草药之一，因为只要不作为生药末吞服，亦无任何不良反应，而且效果明显优于同类药物。故而复赘于此，以示重视。脾胃虚寒或者脾肾虚寒而致久泻、久痢不止的，除加粳米外，可再加炮姜适量同煎，效果更好、更稳。

大蒜用途广，止泻效更速

大蒜，人所共知的蔬菜之一。气味辣香，辟秽去腥，调味菜肴，增强食欲，是一种不可或缺的上好香料菜蔬之一。药用也很广泛，如大蒜艾灸可以治痈疽；毒蛇虫咬伤可以用其拔毒；口含些许可以辟山岚瘴气；误食误饮不洁或变质之物，以致吐泻腹痛，夏秋季节多食生冷瓜果而致腹痛腹泻等症，均可用此治之。用法适证，多可迅速治愈。但是，素体内热，消化道溃疡等，湿热为患者，不可随意食之，以免昏目、损齿、刺激肠胃、诱发疾病。

艾叶驱寒止痛亦止血

艾叶，即端午节所采之艾蒿。其气芳香，味辛苦温，或云性热，有芳香辟秽、驱除蚊虫、温经祛寒、温里止痛、止虚寒性出血等功效。常用艾灸治疗寒湿性肢体关节痛、寒性痛经、虚寒性崩漏、寒邪直中小腹冷痛等症。运用得法，均可迅速起效，立竿见影。孟子曰："七年之病，求三年之艾。"孙思邈提出："若要安，三里常不干（指经常艾灸三里穴）。"说明艾叶的作用不可小觑。

云实根治咳嗽腰痛骨鲠喉

云实，俗称"倒拉牛""虎刺"。味苦辛性温，有小毒，功能祛风散寒除湿。主治感冒咳嗽、身痛、腰痛、喉痛、牙痛、跌打损伤。《本草纲目》："骨鲠及咽喉痛，研汁咽之。"用于治疗跌打损伤及腰腿痛，水煎加老黄酒和服，药渣热敷患处，有一定效果。此物多有生长，很容易寻到，民间常用治外伤性腰腿痛、牙痛。

橘叶佛手叶宽胸理气效果佳

芸香科之橘叶、佛手叶二味，芳香微苦，理气宽胸，消滞止痛。用于乳痈、乳癖初起，乳房胀痛者，二味不拘何叶，每用鲜叶 15 ~ 30g，水煎加老黄酒适量，饭后温服，有消肿散结止痛之功。乳痈加蒲公英鲜品 100g 同煎服，可提高消肿止痛功效。初起不严重者多可消散而愈。肝胃气滞、胸脘痞闷不舒者，单用上叶之一 15g 泡水饮，亦有明显理气止痛之功。

鹿角末一味治乳痈乳癖效果佳

鹿角刮细末，每用 3 ~ 6g，用老黄酒煮数沸，连酒带鹿角末服下，大有消肿止痛之功。无论乳痈、乳癖，服之皆效。初起者三五服即愈的，亦不鲜见。此药不仅民间广泛使用，每获满意效果，我亦用过多次，屡获奇效。用此药不愈者，需要正方治之，无效不可续用，以免耽误时间。单方就是单方，对证立见奇效，一旦无效，切勿死守。

陈樟木治胸脘痞闷胀痛

陈樟木，木匠铺多有，或放陈久未淋雨腐朽之樟木更佳。其味芳香，其性温和，大有理气止痛、芳香辟秽之功。用于胸脘痞闷、气滞腹痛、纳差倦怠等症。水煎微温服，药渣再煎泡足，舒郁理气、宽胸止痛之功甚佳。暑湿秽浊之气伤人，纳差倦怠者，单味或加土藿香（农家多有栽培）同煎服，效果更好。夏秋季节，如果阴雨过多，霉湿太重，用此味水煎洗浴，可祛湿爽身，改善小环境空气。虽然不及檀香功效，但也近乎它的作用。

陈皮消食导滞快膈

陈皮，辛苦性温，调中快膈，导滞消痰。用于胸膈痞闷、湿痰咳嗽、纳差腹胀、气滞脘痛等症。前人说它能治百病。素有内热，气虚不足之人不可常服、久服，以免耗散气阴。平常气滞，伤食腹胀，纳差脘痞，或者湿痰胸痞，清稀痰多，均可适量水煎温服，很快见效，多可减轻症状，甚至及时治愈。平常之味，善于运用，随时见效。

陈莱菔子消食导滞力大效速

陈莱菔子，辛甘性温，大有消食导滞、宽胸利气、祛痰治喘之功。朱丹溪说它治痰有冲墙倒壁之功。三子养亲汤中用之，大概即是此意。我常用于伤食积滞、脘腹胀闷、哕吐酸腐、肠鸣泄泻及湿痰咳喘等症，常获立竿见影之效。赘述于此，以示对它的重视。因为药味平常，功效却是不凡。

白芥子功用宽泛

白芥子，辛甘性温，功能祛痰利气，消肿散结。用于寒痰壅滞、胸满胁痛、咳嗽气逆、痰核阴疽、寒哮喘促等症，均有显著效果。治疗虚寒喘促，三子养亲汤中用之，以温化寒痰。为末外敷，可以治寒痰哮喘、关节肿痛。单味外敷，有发泡作用，用时当慎。阳和汤用此，以治寒凝痰结之阴疽。寒痰流注肢体，关节疼痛，游走不定，或者瘰疬结肿，子龙丸方用之，也有一定功效。但此方药性难以驾驭，需要审慎。我用此药仅限于寒痰喘促，内服、外敷；阴疽、骨痹，常用于内服，药渣热敷患处，获得一定效果。总之，此药一般，功效不凡。善于运用，可治疑难顽疾。我浅知一二，仅作小结。

胡椒鸡蛋清调敷减轻寒喘

无论白胡椒或黑胡椒，研为细末，用鸡蛋清调稠糊，敷于大椎、风门、肺俞、膻中等穴位，或单敷大椎穴亦可。一日一换，连续敷 7 日，治疗寒性哮喘，有一定效果。于伏天敷之，即所谓冬病夏治，效果较好。若配合汤药内服，可以提高疗效。煎汤泡足，可以温阳散寒，减轻双足怕冷。此法简便易行，热性哮喘者勿用。

土人参炖鸡汤益气养血

土人参，为马齿苋科土人参属植物栌兰的根。多为人工种植。适应性很强，任何土质皆能生长，春种秋收，形如人参，皮黑肉白。味甘微苦，性微温。生熟食之皆与人参口味近似，故有补脾肺益气之功。常与鸡、鸽等禽类炖汤，有补益气血作用。单味土人参加大枣适量同煮，连汤带药食之，也有补益气血功效。此药花盆中亦可种植，较能耐干旱瘠薄土壤。偏沙质肥沃土壤，长势最好，产量可观。

冬苋菜治眩晕由来已久

冬苋菜，为民间习惯称呼，实为天葵子的全株及根。功能清热利水滑肠。主要用于二便不通、淋病水肿、妇女乳汁不行、乳房胀痛，以及肺热咳嗽、热毒下痢、带下等症（包括冬葵子、叶、根功效在内）。而民间用其全株连根，煎汤、炖鸡，用于治疗眩晕，屡获满意效果。当地城乡，广泛运用。我参阅多种本草著作，发现有把它当作"土黄芪"用来治疗眩晕的。当地民间，至今仍用此药治眩晕，说它效果很好。今将其小结于此，有待继续探索。抛砖引玉之举，诚望同仁能有翔实依据，不吝赐教，以解困惑。

丹参作用很广泛

丹参，俗称红参、女儿红根。味甘苦性微寒，功能凉血安神，活血祛瘀。主要用于月经不调、经行不畅、经期超前、热毒斑疹、心悸怔忡、胸痹刺痛、血热头痛、热痹体痛、痛风等症。古人有"一味丹参，功同四物"之说。民间常用丹参一味煎汁做黄酒（一般糯米 5000g，用丹参干品 2000g，煎煮 2 次，取汁约 15L，用此汁作水，拌入大曲和蒸熟之糯米，收入陶瓷釉坛，勿令太满，封口。一般 25℃环境下，3 天左右即可自行发酵，1 个月后便可取适量温服。或用丹参 30g，煎汤兑服黄酒，作用相近），用来调理月经。从女孩子月经初潮时起，每饮少量，无论超前推后，滞经痛经，经量多寡，长期调之，皆有良好效果。可见

"一味丹参，功同四物"之说不虚。

我除用于妇女经血病外，更多用于肝阳上亢、肝经血热（含高血压、脑梗）、头痛眩晕、胸痹刺痛（含冠心病、心绞痛）、血热斑疹、心烦不寐、热毒疮疖、月经超前、淋沥不净、热痹痛风等症。用量最大、最多的疾病，当属血热头痛、胸痹刺痛，其次为月经不调等病症。

我视此药为上品是因为其无毒无害，养血活血，凉血祛瘀。因血而致多种疾病，皆可治之，效果无他药所能替代。今复赘述，以示钟爱。

益母草活血调经止痛

益母草，药用全草。味辛苦性微寒，功能活血调经，行瘀利水。主要用于月经不调、滞经、痛经、产后恶露不净等症。月经不调，经行腹痛，夹有血块，或行经前后，下肢水肿，均可用单味益母草 30～60g，水煎，加红糖、黄酒适量温服，调经止痛效果甚佳。

此草适应性很强，空旷之处多有生长。端午节前后盛花期，割取全草，切段晒干备用。初春采集幼苗名童子益母草，有养血功效，用量同益母草。子名茺蔚子，除能活血调经外，尚有益精明目作用。用于清肝凉血明目，用量 15～30g。

茜草行血止血消瘀

茜草，荒坡、山沟多有生长，全株密生倒钩刺，老藤及根红色，故入血分。药用根，味酸微温，有行滞消瘀、活血通经之功。常用于经行不畅腹痛、月经淋沥不净，或者失血。用量 18～60g。血虚者慎用。

紫草和营凉血排毒

紫草甘咸性寒，凉血活血排毒。血热面赤瘢痕，红斑狼疮痛痒，痘疹色赤干痛，血虚血热便秘，皮癣色红干燥，痒痛交织，热入营血，心烦不安，此药治之，其效俱佳。常用量：15～30g，内服外洗，常收满意效果。因其功效有限，单味只可用于斑疹肤癣痛痒，其余症候当与群药配伍。

蒲黄行瘀止血俱佳

蒲黄，俗称毛蜡、香蒲。药用花粉，端午节前后采收。性味甘平。生用活血行瘀，以治经行不畅、小腹憋胀疼痛；炒炭止血，用于月经淋沥不净，或者失血。生、熟不同，行、止功殊。外用止皮肤创伤出血，敷之有效。

大小蓟止鼻衄效果上佳

大小蓟，俗称大、小刺盖芽、刺脚芽。性味甘寒，有凉血止血之功。常用于鼻衄、崩漏、妇女赤带、肠风下血等症，有良好止血功效。单味使用，效果亦佳。热盛鼻衄，单味鲜品小蓟 250g，捣取自然汁约 150mL，滚开水调温服下，即可迅速止血。大蓟干品 15 ～ 24g，水煎温服，效果相同。大蓟不易随手寻到，小蓟遍地皆有，晚春至秋末，伸手可得，真止血之良药也。

白茅根凉血止血亦佳

白茅根，即茅草之根。荒野及旷地多有生长，随手可得。味甘性寒，凉血止血。血热鼻衄、肺热咯血、血淋尿血、内热烦渴等症，皆可用以治之。鲜品 100 ～ 200g，干品 30 ～ 90g，单味煎服，亦有显效。

苎麻根凉血润燥治淋

苎麻根，甘寒性滑，清热凉血。用于内热烦渴、诸淋、胎动下血、赤游丹毒等症，单味使用，内服外敷，均有一定效果。常用量：鲜品 150g，干品 15 ～ 30g。此药寻之更易，生长环境不拘，可以说无处不见。

芦根治胃火上升呕哕

芦根，即芦苇的根状茎。潮湿水边，多有生长。挖肥厚根茎切段，鲜、干均可使用。味甘性寒，泻火止呕。用于胃火呕哕、胃热烦渴等症，有明显效果。单味用量 18 ～ 60g，水煎温服，止渴，止呕，亦治小便短数。

连钱草清热利尿排石

连钱草，俗称马蹄莲、冷水丹、金钱草、藤薄荷。生长于较为潮湿处，连片蔓生，细藤很长，叶似马蹄，故名。性味辛凉甘寒，有清热通淋、利尿排石、解毒消肿之功。常用于热淋、石淋、湿热黄疸、毒虫咬伤等症。常用量 30 ～ 90g，鲜品加倍。内服、外敷均可。心烦溺赤、口气偏重者，鲜品泡茶饮，有明显效果。此药气味辛凉，近似薄荷，而利尿作用显著。

竹叶心清心火利尿

竹叶心，在新生竹叶尚未散开半卷状态时采摘，切段阴干。甘淡性凉，清热利尿，除烦。用于心火偏旺、烦躁口渴、小便短赤等症，效果甚佳。单味开水泡服，常用量 18 ~ 30g，鲜品加倍。

鲜荷叶为清暑佳品

鲜荷叶，亦称藕叶。鲜品用于泡水当茶饮，每日 30 ~ 90g，大有清暑退热、利尿除烦之功。伏暑之时，心烦溺赤，肢体倦怠，饮食乏味者，用此泡水代茶，有明显减轻症状功效。

天麻善治眩晕头痛

天麻，味辛甘性温，功能平肝息风，舒筋活血。用于诸风掉眩、头旋眼黑、语言不遂、风湿顽痹、小儿惊痫等症。肝阳上亢头痛眩晕，风湿痹痛，颈、肩、臂、指麻木疼痛，用之效果上佳。单味用量，常在 15 ~ 30g，水煎饭后温服。无高血压、糖尿病、消化道溃疡者，浸酒服亦良。大人震颤、偏瘫、筋挛，小儿高热惊痫，皆为不可缺少之味。

川芎上行头目下行血海

川芎，味辛性温，功能活血行气，祛风止痛。血中之气药，助清阳而开诸窍，润肝燥而补血虚，搜风散瘀，止痛调经。主治风湿在头，血虚头痛，腹痛胁痛，气郁血瘀，寒痹筋挛，目泪多涕，男女血症。血热兼虚者慎用，以免温散过度，反而耗伤真气。因寒滞经，血行不畅，以致腹痛腰胀者，单味川芎 18g 水煎，加老黄酒、红糖适量，温服，多可迅速止痛，促使经行顺畅。合天麻同用，治血虚、血瘀、风湿头痛眩晕，效果显著。

薄荷治风热感冒头痛目赤

薄荷，味辛性凉，疏风散热，清利头目，透疹。主治风热外感、发热头痛、咽痛目赤、麻疹初起、透发不畅、热咳口臭等症。发热感冒不重者，一味薄荷开水泡服出微汗，多可速愈。头目风热、目赤头痛、头皮痒痛者，薄荷轻煎，内服外洗，也有明显效果。

野菊花清热解毒功效强

野菊花，花小色黄，重阳节前后，花尚未完全绽开时采摘，锅内蒸片刻，晾晒干燥，储存备用。无花之时，植株连叶带根均有花的功效。味苦性寒，清热解毒之功甚宏。多用于热毒类病症，如风热感冒、爆发赤眼、热毒疮疖、疔疮、口舌溃烂、便秘溺赤、热性斑疹等症。热毒湿疹，疔疮，红肿赤烂痒痛，皆可用此水煎熏洗，或者捣烂外敷，轻者速愈，重者显效。

爵床清热解毒不逊色

爵床，亦名小青草。旷野较为潮湿处多有生长，夏秋季节割取地上部分，切段晒干备用。性味咸寒，有清热解毒、利尿截疟等功效。用于感冒发热、咳嗽咽痛、疔疮肿毒等症。截疟，每用鲜草150～200g水煎，于疟发前3～4小时服下。此药尚有活血消肿作用，用于跌仆损伤或热毒疮疖，内服外敷，均有良好效果。与野菊花或金银花配合用，效果明显提高。常用量：鲜品100～200g，干品减半。

山豆根清热利咽止咳

山豆根，山坡、路旁多有生长，药用肉质膨大纺锤形根或根状粗茎，洗净切片晒干备用。味苦性寒，有清热解毒、消肿利咽功效。用于咽喉肿痛，常与射干、金银花等味配伍；肺热咳嗽，常与黄芩、连翘等味同煎。

此药民间很多人都知道用来治疗咽喉肿痛，四季可采，使用者很广。但此药性味苦寒，用量不可过大、久服，以免寒胃，而致呕吐。

开喉箭治喉痹效果神速

开喉箭，俗称万年青、小万年青、大万年青、开口箭，为野生草药之一。盆栽及花坛种植的为"大万年青"，效果远不如野生之所谓"小万年青"，即开喉箭。性味苦寒，有小毒。功能清热解毒，消肿散瘀止痛。常用于实火引起的喉痹，即突发咽喉肿痛、水米难下、呼吸困难等症。用此药的肉质根状茎切片含于口中，另用鲜品10g水煎温服，或含于口中缓缓咽下，多可迅速消肿止痛。病情不急的，可用叶片10g左右，开水泡服，也有良好效果。

此药生于较高山野背阴处（海拔100米左右方有），四季常青，全草连根入药，洗净晒干即可。此药味苦性寒，清热解毒、消肿止痛效果甚佳，但不能用量过大及久服，因为苦寒，以防伤胃。

三颗针清热泻火功近黄连

三颗针，落叶灌木，亦可长成小乔木，高达 10 米以上。花坛中栽植，将其矮化为小灌木，以作藩篱。花黄，果如玉簪包，成熟时粉红色，甚是可观。全株入药，根皮作用最佳。味苦性寒，有清热泻火、消肿解毒之功，作用不在黄连之下。常用于火泻、毒痢、咽喉肿痛、口舌生疮、湿热黄疸、无名肿毒、湿疹、烫伤等症。内服外洗。烫伤，研为细粉，用香油调敷患处。常用量：15～24g，外用适量。此药我已用数十年，以此代黄连，价廉效良，常收满意效果。

当地白马山背后多处有生长。皮灰白色，木质金黄坚硬，根色深黄，味苦甚于枝干，故药效最佳，作用最强。

天葵子治瘰疬肿毒有效

天葵子，俗称"老鼠屎"。药用地下肉质块根，形如香附子、老鼠屎，故有老鼠屎之称。性味甘寒，有清热解毒、消肿散结功效。用于瘰疬、疮肿，有一定效果。亦有配合八月札、重楼等药用于肝癌、乳癌、淋巴癌的报道。

此药地上部分即"紫背天葵"，功效与天葵子相近。民间用全草连块根捣烂，外敷瘰疬、疮肿、虫蛇咬伤等症，同时每用鲜品 100～150g 水煎温服，广传有显著效果。

重楼治疮疖肿毒效果良

重楼，又名七叶一枝花、蚤休。较高山区（海拔 1000 米以上）背阴处有生长。药用地下粗壮根茎，秋季采挖。苦寒，有小毒，有清热解毒、消肿散结功效。常用于热毒疮疖、虫蛇咬伤、咽喉肿痛等症。用量 6～15g，外用不拘。此药内服外敷均可，单味使用，效果亦佳。

石韦利尿通淋止血俱佳

石韦，性味苦寒，利水通淋。用于热淋、血淋，有清热利水功效。民间将其叶片背面的褐红色厚茸毛用于止创伤出血，药到血止，感染者甚少。我在山里采药，常因不慎破皮出血，多次用来止血，敷上血即止，从未出现感染。可见民间用法不虚。野外山里，偶因外伤，先用自己的尿液冲洗，再用此药厚敷，树叶包之，绵葛皮代线扎之，一次即可痊愈。

车前草利尿通淋亦佳

车前草，甘淡性凉，利尿通淋。常用于小便不利、淋沥涩痛、湿热泄泻、目赤胀痛等症。常用量：鲜品 100 ～ 200g，干品 30 ～ 90g，开水泡服，或用凉水轻煎服，常常收到良好效果。

此草生于潮湿处，民间传说独根者效果最佳。其成熟种子为车前子，除清热利尿通淋效果外，尚有滋肾明目作用，用于利尿而不伤肾真，亦治不育。此药极易获得，亦是伸手可得。

苦参治湿热带下湿毒瘙痒

苦参，性味苦寒，有清热燥湿、杀虫止痒功效。常用于湿热痢疾、带下色黄稠黏腥臭、湿毒疮疹、皮肤瘙痒等症。无论内服外洗，均有很好效果。内服 6 ～ 12g，过量伤胃呕吐。外用效果显著，用量不拘多少。无论湿热带下，或者湿毒瘙痒，其效不可低估。

苦楝树皮燥湿止痒效佳

苦楝树皮，性味苦寒，有毒，功能清热燥湿，杀虫止痒。我仅用于水煎熏洗阴痒黄带、湿毒瘙痒等症，效果十分显著。50 年前一老中医用其给 15 岁孙子杀蛔虫，结果中毒而死，可见此药毒性之大。内服不慎，用量稍大，后果难以想象。因而我只限于外用，绝不内服！

石榴皮治久泻久痢效果明显

石榴皮，苦涩性温，有涩肠止泻、杀蛔虫功效。常用于久泻久痢、蛔虫腹痛等症，有明显效果。曾治过多例结肠炎经年不愈，加用石榴皮后，效果明显提高，并最终治愈。用量为 15 ～ 18g，最高未超过 24g。蛔虫腹痛，用之效果不甚明显。石榴根皮，书载杀蛔虫力较强，用量 2 ～ 9g。因为有毒性，不可用量过大及久服。

柿蒂为治呃逆要药

柿蒂，成熟柿子的宿萼，俗称柿子把。味涩微苦性平，功能降气止呃。为治呃逆（俗称打半截嗝）要药。治疗胃寒呃逆，常与丁香、生姜配合；胃热呃逆，与芦根、竹茹配合，效果显著。常用量：6～15g，亦可因症增减。

甜瓜蒂治鼻息肉有效

甜瓜蒂，性味苦寒，有小毒。主要作用为涌吐风痰，治疗痰涎壅盛，宿食停积。与赤小豆为末，香豆豉煮汁，温服催吐。研末嗜鼻，有退黄疸功效。研细末羊脂调和，涂鼻息肉，也有效果。最大用量不得超过1g。因为有毒，切勿用量过大。

紫苏解肌宽中亦解毒

紫苏，农家多有种植，此物对土壤无明显要求，极易种植，管理粗放。家植数株，即可满足所需。茎叶色紫，气味芳香。有发汗解肌、行气宽中之功。常用于风寒感冒，恶寒发热无汗，可与生姜同用；风寒感冒兼有气滞，亦可加用陈皮；胸闷呕恶，常与藿香同用；妊娠恶阻，胎动不安，可与砂仁同服；食鱼蟹后吐泻腹痛，是为中鱼蟹毒，同生姜煎服，可以解其毒。

紫苏子降气平喘，可以用于寒咳痰喘，胸闷气逆。紫苏梗力缓，虚人宜之，亦可单味治疗恶阻呕哕。

土藿香和胃止呕夏秋必备

藿香，其气芳香，其味微甘，其性温和，大有化湿温中、发表解暑之功。用于外感暑湿，胸闷倦怠，身热无汗；湿阻脾胃，胸腹胀满，食欲不振，恶心呕吐等症。可与紫苏同用，效果十分显著。土藿香、广藿香、鲜藿香作用相近。

农家房前屋后多有种植，温暖环境，地下根翌年可再发芽，种子落地，春天自然生长，非常容易栽培。夏秋季节，烹调鱼虾之类，添入少许，味道格外鲜美。有和胃化湿、和中醒脾之功。常用于暑湿困脾，胸脘痞闷，纳差倦怠等症。

野西瓜果与苗治疗寒湿痹痛

野西瓜果及苗，辛温大热，有毒。功能祛湿散寒，通络止痛。研细末，纱布包之，放于风湿痹痛处，药末不可直接接触肌肉，以防灼伤皮肤。或将野西瓜干 300g，乳香、没药各 60g，高度白酒 500mL，浸泡 1 个月即可。将患处皮肤用温开水洗净拭干，用药酒均匀涂抹患处，1 日 2 次，早、晚各 1 次。

或用干野西瓜，研成细粉，以鸡蛋清调匀，摊在医用纱布上，复用纱布包之，贴敷于患处，再用无害薄塑料布固定，每日早、晚各 1 次。

或用独活、羌活、当归、川芎、细辛、白术、红花、赤芍、祖师麻、生川乌、生草乌各等份为细末，每用 40g，干野西瓜果或秧苗研细末 60g，混匀，白酒、陈醋各半，将以上药末调湿润，直接厚敷于患处，纱布包之，勿令移动，1 日 1 次。如感灼热太过，可将野西瓜末减量；若热感不足，野西瓜末加量，用于寒湿痹痛、陈伤日久麻木疼痛等症，效果均较明显。

野西瓜苗功用相近，用法相同。

此药信息来自《中药大辞典》、百度搜索、个人运用及所传弟子使用经验。其余品种，皆为首自师教口传，考证于《中药大辞典》《本草纲目》《中药临床手册》，民间及个人使用经验等为依据。

骨碎补生发效果极佳

斑秃毛发不生，他药效果不佳者，用骨碎补 60g，白酒 250mL，用玻璃瓶浸泡半月。先用生姜切块擦无发处，令头皮潮红、觉热，再将药酒涂擦之，1 日二三次，数日后毛发即可生出。经过多年使用，功效不俗。

此药苦温补肾，主治肾虚耳鸣、久泻、骨折、牙痛，皆取其补肾之功。肾主骨，开窍于耳，又肾为胃关，所以能治以上诸症。此药亦有活血止血之力，用于治疗跌仆损伤，祛瘀生新，续筋接骨。药不昂贵，效果不凡。

三、草药小方治验

藿香葱姜水辅治阴暑

周某，男，34 岁，工人。1977 年立秋第 3 日，时天气乍雨乍晴，忽凉忽热，夜寐不慎，次晨即觉头痛恶寒，发热无汗，虽于烈日下暴晒，尚不觉暖，舌苔白厚而滑，脉来浮紧、微弦之象。张介宾曰："阴暑症……总由恣情任性，不慎风寒所致也。"又曰："故凡病暑者，阳暑不见，阴暑居其八九。"思张氏之论，诚觉良然，此症乃阴暑无疑。拟用祛暑开窍法，为方便计，用"灵宝如意丹"（成药），1次服30丸，用土藿香叶、葱、姜煎水送下，务使汗出。

上药头服汗未出，二服藿香葱姜水饮一大碗（约700mL），通身得黏腻大汗，恶寒随失，头痛亦轻，唯剩眩晕，骤增大便泄泻，一日数十次，又用大蒜烧微熟去皮食之，半日后泻渐止，复以饮食调理而安。

干姜小方痛痹治验

1977年7月上旬我到朋友家闲玩。带4岁孩童烈日下行走十余里，到朋友家已近正午，其疲劳状可知。朋友见之，急择一凉爽卧室要我歇息。我应之。见一小屋甚是凉爽，便躺下休息，上床不久，即进入梦乡。梦中见一人手持利刃刺向我左肩，挡之不及，利刃直刺入肩髎穴，其痛难忍，呼叫而醒，醒来左肩尖缝中仍极痛。细视之，墙中有一洞，一股凉风从洞中直入，正对左肩尖处。方大悟，乃其凉风所袭也。"风寒湿三气杂至，合而为痹。"当此天暑地热之时，腠理常开，毛孔不闭，况在睡眠中受一股凉风直袭一处时久，脉络闭塞，气血行涩，故而为痹，闭塞不通也，故疼痛致醒。寒者热之，急找来干姜25g打碎，入白酒约50mL，煮滚，加陈醋少许，趁热擦揉至酒尽，痛亦随之消失矣。

时逾三十余载，其恙未作。近两年若夏日裸身在电风扇下纳凉过久，左肩偶感不适，稍移开片刻，不适感即无。

按语：此症虽属小恙，若不及时治之，速使寒邪化解、疼痛速除，则成"肩周炎"，必缠绵难愈。此亦新病易瘥、久病难愈之理也。

叶氏验方牙痛治验

李某，男,19岁，工人。1970年11月15日首诊。左下半边牙痛，一年数次，一次痛十余日，服药效果不佳，苦无良法。视患者并无他病，遂以叶氏验方，令其自制使用。处方：甘松、荜茇、白芷、防风、细辛各15g，锉粗末，放入大口瓶中，加高粱白酒250mL，浸7～10日，时时振荡之，过滤去渣，装入小瓶中备用。如蛀牙用药棉蘸酒塞孔中，或含一口，使药液浸渍于蛀牙处，其痛即止。叶玉峰云："余制此酒施治，效果十分可靠，化脓者慎用。专治龋齿，齿质剥蚀露孔，遇冷热酸甜等而发齿痛者，俱效。"

李某不仅用上方治愈自患，且家中多人亦治之而愈，还施于他人数例，皆曰效果甚佳。我将上方送与王某、余某等人，如法配制使用，均获效满意。

单方蛇头疔治验

丁某，女，90 岁。1974 年 7 月 14 日往诊。3 日前偶感左手拇指缝麻木、痒痛，全身不适，继而指头红赤肿痛难忍，彻夜难眠，饮食少思。用单方治之无效，3 日不见好转。诊见患者左手拇指肿胀似"蛇头"，甲与肉裂，甲根黄亮，甲缝浸出血水，其状颇似蛇张口。幸患者年虽九旬，身体颇健壮，素无疾病。不然，其痛苦之状难以承受也。诊其脉细数有力，舌质深红，苔黄糙乏津，乃火毒为患也。诸疮中属疔毒发展最为迅疾，初起失于清热解毒，以致甲根黄亮，内脓已成矣。急应清热凉血，解毒排脓，内外并治。

内服：用鲜皂角刺 9g，野黄菊全株连根不拘多少，洗净，放石臼内捣烂，开水冲，去渣，加白砂糖、童便，微温恣意饮之，日夜勿间断。外治：将患指指甲深剪，用野菊花水洗之，洗净后用蟾酥锭以陈醋放粗瓷碗内磨浓汁，涂患处，1 日三五次。上药内服、外敷 4 天，疔根化，脓尽，痛大减。复以紫花地丁、蒲公英、野菊花各 30g，甘草 9g，生黄芪 15g，当归 15g，陈皮 9g，1 日 1 剂，连服 3 天，以清余毒，复元生肌。上药服 3 天后肿消尽，口收痛止而愈。

内服外用趾丫疔治验

余某，男，25 岁，工人。1973 年 6 月 13 日来诊。因赤脚在野外割草，不慎被柴签扎伤左足第二、三趾间缝中，当晚即感局部痛痒。次早见脚丫发出小泡如高粱米大，顶黄白色，麻木痛痒，全身不适，胸闷心烦，左足触地酸痛。诊脉滑数，舌质红，苔白微厚。视患者左足足背近趾处红肿发热，按之则二、三趾丫间痛甚。乃外伤感染，邪毒滞凝，致生疔疮也。治宜清热利湿，消肿解毒。方用五味消毒饮加减内服。处方：紫花地丁 30g，金银花 30g，野菊花 24g，蒲公英 15g，土牛膝 24g，薏苡仁 24g，牡丹皮 12g，赤芍 12g，皂角刺 6g，生甘草 9g，土贝母 15g，1 日 1 剂，宽水轻煎 3 次，频频温服。外用：拔疔膏（自配），野菊花全株煎水，微温洗净患处，将膏厚敷趾丫间，外以嫩膏药盖之。

上药服 2 剂，疔头溃破，用野菊花水洗之，见趾丫缝露出长约 1cm，形若细面条状，拔之痛甚难忍，乃疔根也。仍以上膏涂之，至第 3 日疔根自化，肿渐消，患处周围皮皱，全身症状已退，患处疼痛大减。嘱其续用野菊花煎水勤洗；用生黄芪 15g，紫花地丁 9g，生甘草 3g，滚开水泡，当茶饮。续访，共调治 6 天病愈，劳作如常。

野菊花指丫疔初起治验

张某，男，29岁，农民。1967年7月16日来诊。昨夜猝感左手无名指与中指指缝近手背处木痒，微痛发热，至天明时全身不适，状似感冒。诊视患者左手手背漫肿，无名指与中指指缝肿凸发红，中有一粟米大亮泡，触之痛甚，乃疔疮初起也。急用拔疔虫1条放入红肿亮泡上，外用嫩膏药盖之。嘱其自采野菊花全草连根、蒲公英各等份，洗净捣烂，开水冲泡，去渣，加白糖温服不拘时。忌酒及辛辣食物，勿食鱼虾海鲜7日。治疗3日，肿消痛止，诸恙悉除。

拔疔虫方：于每年白露日未出时，割取苍耳，劈开枝秆，取其白虫如小蚕状，放瓶中，用麻油适量泡之；另加辰砂、冰片、麝香、黄丹少许，密贮备用。用时取虫1条，放疔头处，外以嫩膏药盖之。我用此虫治愈多例疔疮，无论初起、已溃，用之俱效，初起者效果最佳。如加内服清热解毒药，其效更稳。

三棱针刺法红丝疔治验

冯某，男，26岁，工人。1975年9月13日来诊。今日上午上班少时，初觉胸闷心烦，继则右上肢酸困无力，随见右手腕内上侧一条红线隐在皮下，缓缓上行，未及2小时，红筋已上至肘曲处，胸闷心烦渐加，全身亦感不适。视其右上肢内侧皮肤隐隐一粗红线状，仍缓缓上行，再视其右手拇指有伤口初愈，已明其为创伤染毒，续发红丝疔也。急用细线扎紧红丝上端约5寸处，即以三棱针照"红丝"头刺之，令微出血，"红丝"即缓缓下退。即解扎线，约半小时"红丝"退尽。后令其自采野菊花全草、紫花地丁、忍冬藤、土牛膝，不拘多少泡水当茶饮，以清余毒。随访多次，愈后未再复发。

大黄红白痢治验

同事冯某女婴，半岁。1978年9月20日猝起痢下红白，腹痛啼烦。冯来问："罂粟壳治痢可否？"我说："痢久邪正俱虚可用，今痢初起，万不可用！若误用之，犹闭门捉盗耳。"当此初感邪实之际，本"通因通用"之义，以清利荡涤法，大黄1.5g，黄酒浸透，炒焦，水轻煎，入红、白糖少许，缓缓与服。

9月22日冯来曰："遵你所嘱，上药服下1日，痢下红白全止，唯便不成形，时夹清水。"又嘱其再用酒大黄0.3～0.6g，老生姜1.5g，葛根3g，大米25g，红枣1枚，同煎浓汁，加红、白糖适量，缓缓喂服。

3 日后往访，先后调治 3 日，红白痢及泻下清稀痊愈，患儿已康复如常。

小方伤食脘胀治验

王某，女，28 岁，农民。1995 年 8 月 10 日，因午睡胃腹受凉，2 小时后感胃脘胀痛，肠鸣欲吐，全身不适，冷汗不止。急用土藿香 9g，陈皮 6g，生姜一小块，水煎，缓缓温服。未及 2 小时，脘胀渐消，腹痛肠鸣随减，2 小时后诸症消失。数日后随访，劳作如常。贱、验、便之法也，能速去其病即是好药。此例就地取材，不花一文，我常用之，对症必效。

红药子久泻不止治验

高某，男，30 岁，农民。1975 年 8 月 20 日来诊。腹痛时痛时止，每日痛两三次，痛一次泻一次。起初十余天泻下之便有红白黏冻，后 1 个月仅为稀糊状，时有清水夹不消化食物。未间断治疗，服药无数，仍未治愈。诊视患者面色苍白无华，精神不振，舌质淡，苔薄白津润，脉虚大无力。此乃脾虚肠滑，以致久泻不止也。拟涩肠止泻法，单用红药子 15g，大米 100g，生姜 15g，浓煎缓服。上药服至翌日泻渐止，腹痛稍减，3 日后病痊愈。随访 3 年，旧疾未作。我用一味红药子加大米治愈久泻不止、诸药无效者多人，其效甚稳。

红药子味涩性平，健胃止泻，且能止痛。经多年应用验证，止血之功尤为显著，我甚珍之。红药子，鄂西北地区习称"朱砂莲"，蓼科多年生攀援性植物，叶似华北红薯叶，大型块状根，重可达数十斤。块根外皮披深褐色细毛，皮亦深褐色，切开肉红色，晒干褐色。味淡涩，性平，无毒。功能健脾止泻，止血调经。常用于脾虚久泻、月经过多等症。用量 3～30g。只能水煎服，不可为末生服。生服则呕吐。加大米、煨姜可增强健脾止泻功效，且无呕吐反应。

陈莱菔子新食伤胃治验

我于 1966 年 10 月 20 日（时年 22 岁），因晚饭过食豆角蒸面（疑未熟透），未及夜半即感胃脘胀痛，肠鸣不止，继而脘腹阵痛，欲吐不出，欲泻无便，愈胀愈痛。未至天明腹泻五六次，难以少寐。因身处深山，又值黑夜，无奈中急找来陈莱菔子约 60g，陈大曲 15g，炒熟，研末拌匀，缓缓食之。待天明早饭时，胀消痛止，腹泻亦停。此为偏僻山野一时仓促之简便法也。《内经》云："近者奇之。"新食伤胃，邪不远也。莱菔子消食导滞之功有冲墙倒壁之力，急则治标，单味药对症治之，亦效若桴鼓，立竿见影。

自拟药酒方痛痹治验

余某，男，40 岁，司机。1993 年 9 月 13 日来诊。双膝酸痛、发凉近 2 年，近半年来疼痛渐重，双膝不温，乏力。切脉观色，与常人无异。思其开农用机动车多年，长时间双膝暴露感受风寒，以致风湿凝滞、脉络受阻而成痛痹。治宜温经散寒，通络止痛。用自拟药酒方治之。处方：制川乌 15g，制草乌 15g，圆柱鸡血藤 18g，土牛膝 15g，苍术 18g，木瓜 18g，威灵仙 18g，当归 18g，穿山龙 60g，雷公藤（木芯）6g，独活 30g，桑寄生 30g，香加皮 30g，寻骨风 30g，老生姜 120g，红糖 240g。上药用 50 度粮白酒 5000mL 浸泡 15 日，密封瓶口勿令泄气。每日摇瓶数次。每日早、晚服 25 ～ 50mL，温服，忌冷浴、冷饮、冷食 1 个月。1 个月后患者来舍告知：药酒饮至 1/4 时，双膝疼痛已减去大半，患处返温，又服约 7 天，已痊愈。随访 5 年未见复发。

单味金果榄咽喉肿痛治验

王某，男，38 岁，农民。1972 年 7 月 14 日来诊。素日胃火过旺，经常咽喉肿痛，口干烦渴，大便秘结，小便黄赤。3 日前忽感咽喉大痛，吞咽困难。诊视患者形体壮实，面色黑红油泽，唇色暗红，咽喉两侧赤肿，舌质绛，苔黄厚乏津，脉来洪实有力。中焦实火之候也，非苦寒泻火、凉血解毒之剂莫能奏效。遂用单味金果榄磨浓汁，先含后咽，1 日饮下三五口即可（约 9g）。上药含咽至 6 次，疼痛即明显减轻，肿消红退，2 日后其病若失。

我用此药治愈多例因实火咽喉暴痛，其效甚捷。虚火者慎用。

自制冰胆散咽喉肿痛治验

余某，男，58 岁，居民。1991 年 11 月 3 日来诊。视患者面色暗红，语出无声，以手指喉。令其张口，仅能半开，以筷子撬之，咽喉暗红、紫绛，喉两侧瘀肿，舌质深红，苔黄厚而燥，脉来促数之象。此乃火灼心肺、胃津大伤之喉痹也。遂以辛凉透邪、苦寒解毒法，用自制冰胆散 6g，令其吹喉少许，含之，缓缓咽下，日七八次，忌辛辣烟酒之物 7 日。处方：冰片 3g，金果榄 30g，2 味研极细粉，备用。上药用至 2 日肿痛俱减，语亦声出。用 3 日，其症痊愈。

按语：冰片辛凉以疏散郁热，金果榄苦寒以清热解毒，2 味合用，治实热体壮之人咽喉肿痛，其效甚佳。虚寒、虚热者宜慎用。我配此药少加白蚤休，效果更妙，曾治多人，均验。

自配脐疮药治验

曾某，男婴，8 个月。1973 年 7 月 12 日往诊。其母曰："生下不及 3 日，脐带因换尿布不慎而落。脐带掉后脐眼化脓，脓血一直不干。患儿若哭时，脐眼上凸，大如雀卵，久久不愈。"由此可见，乃脐带脱落太早，复因尿水浸渍，风寒湿邪袭染，而致溃烂也。拟用渗湿解毒法，用自配脐疮药治之。处方：降香炭 3g，陈棉絮炭 3g，煅龙骨 1.5g，冰片 0.06g，麝香 0.03g，5 味合研极细粉，备用。先以淡盐开水或生黄芪或金银花煎水，待微温时洗净患处，用上药粉干撒于患处，外以净纱布盖之，勿令尿水浸渍，一日一洗一换药，以愈为度。至重不过三五日必愈。上药如法洗用 4 日，脓血净而疮愈，哭时鼓包亦消。

上药曾治多例因脐带早落，感染毒邪，脓水不干，久久不愈，小儿啼哭不已者，少则一二次，多则三五次皆愈，并无任何遗患。

白酒烫伤治验

我次子 4 岁半时，即 1977 年 8 月 16 日晚，误将暖水瓶扳倒，被开水烫伤左肩臂至腕位，随见皮肤红赤、起水泡，泡起即破，红赤泛油，痛哭不止。急用高度白酒缓缓浇洒患处，一连数遍。初浇时痛更甚，随浇红随退，痛亦随定。至第 2 日即不痛，红赤退尽，5 日皮肤正常而愈。

内外合用烫伤溃烂治验

王某，男，3 岁。1989 年 7 月 2 日首诊。视患儿双腿自膝至足背皮肤烫伤，皮破泛油，红白黄三色相间，外以纱布盖之。其母代诉：患儿被开水烫伤已 9 天，在当地治疗无明显效果，泡塌溃烂，流淡血水不止，日夜呼痛，饮食拒进，形体日瘦。此为初烫伤时护理失当，泡塌感染毒邪，以致溃久不愈。思小儿服药较难，遂用生黄芪 15g，当归 9g，金银花 9g，5 剂，每日 1 剂，水浓煎，去渣，内服外洗；外用生肌玉红膏（自配）涂患处。1 日洗 2 次涂 2 次，外以白酒浸纱布，拧干，盖患处。随访，上药内服、外洗、涂膏未及 5 日即脓血去而痊愈。

金缬散腰痛欲折治验

王某，男，54 岁，农民。1991 年 7 月 5 日首诊。见患者捧腹弯腰，哼声不止，面色灰暗，行走艰难之状，必是腰腹剧痛。问之，果于前天夜半时，突感腰痛欲折，继则小腹胀痛，欲尿不畅。在当地治疗一日夜无效，症状反剧，痛不堪忍。做肾及泌尿系 B 超，提示右肾囊肿，双肾积水，结石待排。因其儿媳亦为乡医，不信诊断，又往三大医院复查，结果诊断雷同，其中某医院 B 超提示：左肾肾癌待排。患者方信初诊无误，允予治之。因患者拒不住院，不服中药，恳求用简便方法治之。后采用民间验方，用金果榄、缬草各等份研末，每服 3g，日服 3 次，温黄酒送下。5 日后患者来告之，上药服下 2 次后腰腹痛大减，服药 3 天，其病若失。今已饮食、劳作如常。患者再求开 1 周药续服。复以金果榄 90g，缬草 90g，共为细末，服法同前。随访 5 年，旧疾未作，生活劳作无异病前。嘱其做 B 超复查，患者曰："我病已愈，复查何益！"

按语：用金缬散治多例因石淋、热淋、肾积水及跌打等症而致腰腹疼痛，收效俱佳。但方药效应之理，尚须深研。

自拟冻疮酊治验

我三子女 5 岁以内均患冻疮，每至初冬，两耳、双手必红肿痒痛，时见溃破流血水，甚则手不能握笔、使筷，痒痛莫忍，目不忍睹。此症无论男女皆患之，尤以小儿脏气未充，气血不足，肌肤娇嫩，故难以抵御寒凛之气，显露之处最易冻伤，以致水肿、溃破，时流血水，失于温煦也。制冻疮酊涂抹，痊愈，后未再发。自拟冻疮酊温经散寒、活血消肿、止痒止痛。处方：干红朝天椒 3g，全当归（切）9g，红花 3g，肉桂 3g，川椒 3g，干姜 3g，白茄根 6g，生黄芪 9g，细辛 3g，白芷 6g。用高度白酒 250mL 浸泡 1 个月，用时以药棉蘸酒轻涂患处。初涂刺痛，少顷即感局部发热，7 日左右可愈，但要注意保暖。

我制此酊不仅三子女治愈，又施治多人，或愈或明显见效。

白麻散腰部骨折治验

商某，男，33 岁，渔民。1998 年 11 月 3 日因帮人砍柴，不慎被一大碗粗树干打伤腰部，当即趴地不起，腰臀部皮肤瘀肿紫黑。经拍片显示未见骨折。送回家后趴于床上呻吟不休，动弹不得。其友余某来讨药，付与白麻散 3 日量，1 次服鬼臼（八角莲）0.9g，祖师麻 0.15g，日服 2 次，温黄酒送服。11 月 15 日患者来舍谢曰：打伤后趴于床上不能动，整个腰部压痛，呼吸不敢随意，否则痛不可忍。经服上药 2 次，第 2 日晨即能起床，共服 6 次，其病若失。

按语：祖师麻性大热，散瘀止痛之功甚佳；鬼臼性大寒，活血行气之力尤胜。2 味合和，相得益彰。我曾将 2 味分用，其效大减。可见 2 味合用则相须相使也。十余年来用 2 味同施，治愈多例外伤瘀血不散、疼痛不休者，散瘀止痛效果甚速。有服下胁腹响如雷鸣，随之便泻黑血者；有服之胸腹窜气，得矢气则宽松者；甚至有服药后全身肌肉抽颤者。可见其活血通络之力甚宏，故有迅速祛瘀止痛之效，且从无一例用之无效或有不良反应者，真良药也。此为民间习用草药验方，据本人长期配伍使用观察，关键是要因人因症，辨明虚实，用量切勿过大，1 次不能超过 0.9g，1 日量勿超过 1.8g，即为安全量。虚人慎服，孕妇及小儿禁服！

臼麻散陈伤胁痛治验

潘某，男，43 岁，瓦工。1997 年 7 月 17 日因斗殴被硬物伤及左胸胁，拍片提示：左胸胁 4 根肋骨骨折，无明显移位，血胸可疑。住院月余出院，于 8 月 29 日复邀我治。症见左胸胁闷痛（压痛），不能弯腰、侧卧，不能用力，甚至咳嗽时便刺痛难忍。视患者两颧黑里隐青，唇色暗红，舌两边显见暗红斑点，脉弦涩之象。此乃肝胆气滞、胁内积瘀之陈伤作痛也。治宜活血散瘀，行气止痛。方用臼麻散调治。处方：鬼臼 0.9g，祖师麻 0.3g，为末，日服 2 次，温黄酒饭后送服，连服 3 日。上药服至 3 次，自感胸胁内微热，矢气增多。3 日后其痛若失，负重用力已无碍矣。

卷三　治癌点滴经验

　　20 年前癌症较为少见，时下却成常见病。按照先人治痈疽恶疮法，用仙方活命饮等方为主，对证加减施治，偶亦有效，却不尽人意。因为体外恶疮可以直接观察到服药后变化，且内外兼治，药效直接作用于患处，因而效果多佳，均得痊愈。而癌症多生于内脏等处，仅仅内服药即使到达病所，效力已经很弱，加之多不能外治，因而疗效欠佳，甚至基本无效。不像西医手术及放化疗，直接切除癌肿，杀灭癌细胞，但效果也不是尽善尽美，利弊共存。比如癌细胞多处转移、年老体弱、身兼多病等，以及手术或放化疗后出现相关症状，最为常见者如身体虚弱、饮食难进、脘腹胀闷、二便失常、白细胞低下等，也都不同程度影响到治疗效果。

　　我作为传统中医，压力感到更大。一方面潜心挖掘古方，加以在野生草药中寻找有效之品，期待提高疗效。在常用方药中加入部分野生草药，以观察它们的效验。但出于安全，又不敢大胆单味药大剂量持续使用，只有把患者分两组观察比较。经过十余年来临证运用，初步观察到，加入某些野生草药后，疗效比单用传统方药效果有提高。治愈率虽然还很低，大约占 5% 左右，但对某些癌症治疗有效率却有所提高，约能达到 50% 以上。已经说明野生草药中蕴藏着不可估量的抗癌功效。所拟 5 个经验方，皆是从临证实践而来，虽然很不成熟，效果也不够满意，但作为起点，加以小结，仅作为十余年来治疗癌症之回眸，目的在此基础上继续探索。因为本人只能算是个"杂家"，接诊病种涉及中医各科，每天接诊患者，只有"招架"之功，没有"还手"之力。加之看病从不先问，必首用望、闻、切三法，诊出病之大概，而后问之，以核实所诊正确与否？这是我五十余年不变之习惯。年逾七旬之人，每周六个上午坐诊，患者几乎满员，甚至常常推迟下班，还要写书、寻药，探索提高治疗各种癌症疗效之新方，压力可想而知。

我一生崇拜诸葛亮，处处谨慎，生怕复有"失街亭"之误。虽然谨遵药王孙思邈"胆大心细"教诲，但仍怕因为个人疏忽，用药失当，而给患者带来不必要痛苦。既想有突破性疗效，又怕"暴虎冯河"，害己害人。用药总把安全放在首位，从不敢动摇这一底线。因为人命关天，宁可稳妥，即使效果再缓慢，也从不敢"以病试药"。但凡有一点新收获，便笔墨记之，作为起点，不断观察。基于人至暮年，精力减退，故将不成熟之临证经验体会，进行梳理小结。以后时日，仍会继续探索。

此稿和其他书稿相比，显得十分"虚弱"。出于对癌症患者之内心纠葛，因而顾不了许多，不揣鄙陋，勉强整理于此。自知参考价值不大，仅作激励自我而已。别无他求，唯望在百草之中找到惊喜，此一生唯一追求也。

一、抗癌中草药浅识

按照中医传统理法，中草药能够治疗癌肿的功效归纳起来，大致与清热解毒、活血散结、消肿止痛、恢复正气等四个方面有关。其作用基本属于"攻""补""和"范围，运用之时，必需视患者具体病情而定。能做到攻邪不伤正气，肿消痛止，癌细胞逐渐减少，患者完全获安，为最好效果。倘若正气衰败，依然续用"攻"法，则有违经训。正气不存，命与焉有？而攻毒治癌之药，皆属《神农本草经》中之下品。毒药治病，《内经》早有明训。切不可因为量小无效，而用大剂量持续使用，以致正气持续衰败，不良反应频频出现，厌食体虚，"邪气"弥漫，癌细胞多处转移，出现无法"招架"之势，岂非得不偿失？因此，绝不可将有毒之药单味大剂量持续使用！否则，癌未必攻克，而命先不保矣！

在使用攻邪的同时，能够兼顾正气，使邪气日衰，正气日旺，则治愈希望大增；反之，一味攻邪，不重视治疗过程中出现的不良反应，意外凶险必会随时出现。大道理谁都懂，能够不出意外地治好病，才是善之善者也。也许由于个人过分谨慎，一生没有大的进取，总在规矩之内徘徊。譬如每认识一味新的草药，必亲自反复试尝之，体验其毒性反应，然后用于患者。针灸也是如此，只要自己够得着的穴位，各种刺法都试试，才能知道它的感应和效果。"稳妥"二字，始终不敢稍忘。知其禁忌，则思过半矣。每一味药都有它的正面作用和不良反应，运用得当，则充分发挥其正面作用，减轻或消除其不良反应。

对于药物深入细致地了解，以及煎服方法等，也都非常重要，因为它们都直接影响到疗效。比如产地、药用部位、采集时间、炮制、储存、用量、配伍、煎法（先煎、后下、文火、武火、烊冲、另煎兑服等）、选水（井泉水、长流水、阴阳水、雪水、甘澜水等）、服法（饭前、饭后、食远、多次少量、大量"药灌满肠"、日3夜1、一日夜2剂速攻、2日1剂缓服等），以及膏、丹、丸、散、药酒、敷贴、熏洗等，都是因人、因病、因证、因不同区域生活习惯及身体差异而定，目的就是发挥药物治病正面作用，减少对身体的不良伤害。如此做法，正统有据。然而，也牢牢束缚了大胆创新的手脚，从不敢以病试药。"冒险"二字，距我万里。细心谨慎，形影不离。虽然治过不少别人不敢治的大病、险症，最终医患皆乐，但都是在经典名著的规矩之内，只不过是胆大心细，把前人的理法方药用活而已。个人十余年来所取得的点滴治癌经验，皆是在整体调理之下，适当加入"抗癌"药物，并认真比较临证效果，证明了一些寻常草药确实有不寻常之功效，譬如寻骨风、八月札、藤梨根、野葡萄藤、白花蛇舌草等。

值得一提的是，在治疗各种癌症的过程中，"和法"的运用始终都很重要。譬如肝胃不和，中焦气滞，脘胀纳差，神疲体倦等症，则宜疏肝和胃、理气消胀，当首先考虑使用此法。脾胃为五脏之主、生化之源，饮食能进，消化正常，方有治病机会。无论患何种顽症，只要精神、饮食、睡眠、二便、体温等方面正常，皆有减轻、治愈希望。反之，即使身患小疾，亦难速见效果。假如以上五个方面有一方面异常者，须先用和法调理，对证用药，待异常消除，然后再考虑治疗主病，只有这样，才能收到较为满意效果。这纯属个人临证体会，浅肤之见，仅为小结回眸而已。

暮年之时，顽症来诊者大增。仅用已知方药，已感疗效不遂人愿。迫于压力，复回到大自然，寻找奇草良药，寄希于大自然恩赐，灵感出现，找到能够治疗痼疾顽症之草木金石昆虫等有效之味，以提高顽症的治疗效果。自己亲眼所见，当地白马山一徐姓老道士给一邹姓中年人治疗甲状腺癌晚期，溃烂不堪，蛆虫乱爬，臭腐熏人。道士用本地所产野生草药水煎内服外洗，不到3个月基本痊愈，嘱其在当地房前屋后采集常见草药继续治疗，不及半年完全治愈。经过省级医疗机构复查，癌细胞消除，病获痊愈。还有我父辈亲历，一个老农民大字不识，仅用麦地里生长的小草，治疗瘰疬，无论初起、中期、晚期（溃烂），皆有把握治愈。可惜由于过分保守，未能传之于世。由此可见，大自然生长的所有草木，说不定都有治疗大病的功效，就是没有发现而已。

因为我从小就在大山里求知，到现在一进山里，依然看到很多奇花异草，形态少见，气味独特，只是不识为何物！我虽然已经认识草药千种，可惜还有很多却十分陌生。《本草纲目》载药近两千种，《全国中草药汇编》四千余种，《中药大辞典》五千余种，《药海》八千味之巨，个人所识品种有限，亦是无可厚非，精力、时间所限也。但作为一个梦想追求，加以素与青山草木情深，精力纵然大不如前，但热情却丝毫不减。哪怕是在睡梦中，依然渴盼能有奇遇。今生能找到一种有把握治愈"大病"的方法，方遂夙愿！朝思暮想，身先力行，理想能否实现？依然还是问号。只有竭尽所能，力求提高疗效，以减少患者病痛，这就是我天天所要面临的现实。虽然已经有了点滴不成熟经验，但离基本达到理想目标，还差十万八千里之遥。

二、部分抗癌中草药功效分类

主要属于清热解毒类：野菊花、蒲公英、玉簪花、大青叶、鱼腥草、板蓝根、白英、夏枯草、白花蛇舌草、藤梨根、半枝莲、半边莲、重楼、蛇莓、山慈菇、天葵子、龙葵、猪殃殃、山豆根、鬼针草、青黛、羊蹄根、芙蓉花、长春花、天胡荽等。

主要属于活血散结类：穿山甲、鬼箭羽、水蛭、土鳖虫、莪术、葵树子、喜树果、石打穿、水红花子、肿节风、八角莲、守宫、斑蝥、长春花、平地木、急性子等。

主要属于消肿止痛类：麝香、牛黄、全蝎、铁树叶、野百合、山海螺、天南星、半夏、山慈菇、黄药子、八月札、蒟蒻、寻骨风、菝葜、凤尾草、墓头回、薏仁根、漏芦等。

主要属于培补根本类：黄芪、人参、白术、茯苓、当归、熟地黄、紫河车、鹿角胶、龟甲胶、山药、龙眼肉、枸杞子、肉苁蓉、大枣等。

主要属于调和类：陈皮、砂仁、柠檬、佛手、木香、柴胡、香附、藿香、乌药、神曲、山楂等。

痈疽、瘰疬、乳岩、积聚等中医传统病名，大多都包含有癌症性质。中药之扶正功能，亦属于抗癌不可或缺的重要方面。癌肿患者，正气不衰，精神、饮食、睡眠正常，对于免疫功能的恢复，或减轻放化疗引起的不良反应，都很重要。因而，一味追求"以毒攻毒"的想法、做法，不为完全正确。据多种专著记载，部分有一定抗癌功效的中草药，可以有选择地使用，但要整体兼顾，施治审慎。如若出现偏颇，便要立即纠正。

辅助治疗各种癌肿：如斑蝥、蜈蚣、守宫、全蝎、水蛭、土鳖虫、夏枯草、铁树叶、野百合、白花蛇舌草、半枝莲、鬼箭羽、蒟蒻、垂盆草、藤梨根、重楼、龙葵、蛇莓、猪殃殃、漏芦、石打穿等。

辅助治疗胃癌：喜树（根、皮及果）、寻骨风、水梅根、藤梨根、水红菱等。

辅助治疗食管癌：八月札、寻骨风、急性子、葵树子、山慈菇、马钱子、野葡萄藤、菝葜、肿节风、八角莲、猫眼草（小狼毒）、板蓝根、黄药子、急性子、鬼针草等。

辅助治疗肝癌：蟾皮、天葵子、八月札、石见穿、半边莲、平地木、凤尾草、猪殃殃、天胡荽等。

辅助治疗肺癌：白花蛇舌草、半枝莲（并头草）、鱼腥草、山海螺、白英（白毛藤）、铁树叶等。

辅助治疗胰腺癌：牛黄、青黛、野菊花、肿节风、蒲公英等。

辅助治疗宫颈癌：天南星、莪术、急性子、半夏、穿山甲等。

辅助治疗白血病：猪殃殃、羊蹄草、长春花（日日红）等。

辅助治疗乳腺癌：山慈姑、蒲公英、芙蓉叶、玉簪花、夏枯草、天葵子、急性子等。

1977 年上海科学技术出版社出版的《中药临床手册》选入有抗癌功效的中草药六十余种；1985 年上海科学技术出版社出版的《中药大辞典》收入抗癌中草药数百种之多。这两部书按传统方法介绍中药相关知识，还有大量毒性、药理、临床报道等现代医药知识。此二书伴随我至今，从未离开过半步。

以上仅遴选部分较为常见、容易寻到的品种，以做进一步临证观察。由于相当一部分抗癌中草药都具有一定的不良反应，而且有的毒性还很大。因此，患者切不可自行服用，必须在医生指导下，根据个人具体病情，有选择地审慎使用，以防药不对症，反而加重病情，甚至还会出意外。以上内容主要来自《本草纲目》《中药大辞典》《全国中草药汇编》《中药临床手册》《本草备要》等著籍。根据传统中医理法方药要求，结合时下各种癌症普发状况，对自己临证之肤浅体会，有望进一步验证的治疗效果及不良反应等，而作初步小结。寄望在此基础上，继续探索，提高疗效。因为个人接诊癌症患者不少，而真正用到的抗癌中草药品种却不多。到目前为止，除传统方药外，已经用到的抗癌中草药不到 30 味，也从未持续使用过单味药，只是在整体调理方药中加入两三味所谓抗癌药，与不用抗癌药相比较，观察疗效，已经出现比不用抗癌品种的效果为好。从癌肿缩小到消除、癌细胞最终不见、身体基本恢复健康等指标观察，运用得当，能够明显提高疗效。如能找到既有可靠治癌功效，又无明显不良反应的品种，是我苦苦之追求。斑蝥、守宫、蒟蒻、蟾蜍、马钱子等有大毒、剧毒之类药物，我尚不敢轻易使用。因为毒性太大，难以驾驭。何况我作为门诊医者，患者服药后万一出现异常，不能及时解救，其后果可想而知。我只能稳中求进，是偶尔出现的"奇迹"（按传统方法加所谓抗癌品种，治愈数例肺癌、1 例胰腺癌、数例胃癌等），给我鼓励，增强勇气，坚定信心。

三、部分抗癌中草药基本功效

1. 野葡萄藤、根（即野葡萄的藤茎及根） 味甘淡性平，有清热祛湿、利尿消肿及抗癌功效。常用于小便不利、湿热黄疸、食管癌、胃癌、乳腺癌、淋巴肉瘤等。乳腺癌与藤梨根、露蜂房、制南星等味配合；食管癌、胃癌，常与急性子、石见穿等配伍；用于淋巴肉瘤，常与半枝莲、昆布、海藻、夏枯草等配合使用。我仅用于食管癌、胃癌 9 例观察，其抗癌效果较理想。仅半年内 5 例观察，其中一例胃癌 4cm×4cm，自觉胃脘胀痛，吞咽不利，患者未做手术及放化疗，连续服药 120 天，复查肿块完全消除，癌细胞明显减少，不适症状基本消除，正常劳作；3 例手术后未做放化疗，纯中药断续调理 3 年，身体逐渐恢复健康，多次复查癌细胞完全消失；另外 5 例患者，手术后化疗期间及化疗后不能坚持服药，也未用野葡萄根，其效果明显不如前 3 例。肝癌患者用此药也有一定效果，如癌细胞明显减少，精神、饮食正常等。但都是在辨证施治的方药中加用，从未单味药使用。初步观察小结，尚需深入探讨。常用量：鲜品 60 ~ 120g，干品 15 ~ 30g，根、藤均可。经过多年观察，根较藤药效较强。

2. 白花蛇舌草 甘淡性凉，清利湿热，解毒消痈。常用于肠痈、黄疸等，大剂量使用治疗各种癌症、肺热咳嗽、咽喉肿痛、虫蛇咬伤等。效果不甚明显，需要配合其他药。常用量：15 ~ 60g，大剂量可用至 120g，水煎服。外用适量。此药我已使用很多年，清热解毒效果较好。因为多在复方中使用，很难判断出它的抗癌功效究竟有多大？但有一点已经证实，肺癌加用它后，效果较好。肝、胃、肾、淋巴等癌用之，效果难以体现，需要配合相应抗癌药物。这只是个人肤浅体会，有待临证进一步证实。

3. **蛇莓**　药用全草，甘苦性寒，有清热解毒、消肿散结功效。常用于痈肿疔毒、瘰疬结核、癌肿、虫蛇咬伤等症。常用量：15～60g，水煎服，外用适量。此草极易获得，田埂路旁、荒野旷地多有生长，夏秋季节采集，去净杂质，清水洗净，切段晒干备用。亦可使用鲜品，用量加倍，内服外用均可。

4. **天葵子**　性味甘寒，清热解毒，消肿散结。常用于瘰疬、乳痈、疮疡、肝癌、乳癌、淋巴肿瘤等，常与重楼、八月札等药配合使用。常用量6～15g，水煎服，外用适量。此药冬季到初春采集，药用块根，去净杂质泥土，晒干备用。亦有全草连根使用的。农历三月底以后，地上株苗开始枯死，甚至不见踪迹。民间称为"千年老鼠屎"，捣烂外敷治瘰疬，可以消肿止痛。近来试用于颈淋巴结核、颈淋巴癌、乳腺癌等。临证观察，确有消肿止痛功效。可见将它用于治疗癌症，有一定作用。但这都是在复方中使用，单味药个人尚未使用过，因而所观察到的效果，尚待进一步证实。

5. **半枝莲**　性味辛寒，清热解毒，利尿消肿。常用于热毒疮疡、虫蛇咬伤、肺胃癌肿、腹水肿胀等症。癌肿常与白花蛇舌草、石见穿、八月札、半边莲等味配合使用，常用量：15～60g，水煎服，外用适量。此味与半边莲皆为常见小草，多生于较为潮湿的河缘、沟边等处，夏秋采集全草入药。常加入对证复方中使用，对于治疗癌症的实际效果，很难单独观察出来。其清热解毒功能已有体现，如烦躁溺赤、肿胀疼痛等症，加用此2味后，明显减轻。

6. **半边莲**　味辛性平，清热解毒，利水消肿。用于大腹水肿，虫蛇咬伤，肝、胃、直肠癌肿等。常用量：15～30g，水煎服，外用适量。

7. **重楼**　苦辛微寒，有小毒，清热解毒，消肿解痉。常用于热毒疮疡、咽喉肿痛、虫蛇咬伤、小儿高热抽风、癌肿等。癌肿常与石见穿、半枝莲、夏枯草等味配合。常用量：6～15g，水煎服，外用适量。此药个人仅用于热毒性疾病，如咽喉肿痛、口舌生疮、虫蛇咬伤、无名肿毒等，无论内服外敷，效果均佳。至于其他疾病，尚未着重使用，因而难以叙述它的特别功效。

8. **山慈菇**　甘辛性寒，清热解毒，消肿散结。常用于实热性疮肿、瘰疬结核、食管癌、淋巴肿瘤等。常与急性子、石见穿、昆布、海藻、夏枯草等味配合使用。常用量：6～15g，水煎服，外用适量。此药与重楼一样，外用治热毒性疮疡，大有清热解毒、消肿止痛功效，比如复方中使用，成药紫金锭内服外敷等，生药或饮片单独使用较少。

9. 八月札 苦涩性平，疏肝理气，宽中降逆。常用于胸胁疼痛，肝胃气滞，睾丸肿痛，瘰疬结核，乳、胃、肠癌肿等。常用量：12～18g，水煎服。此药是我喜爱使用的药物之一，因为它也无毒性，使用安全。最常用于肝胃气滞胁腹刺痛、肝硬化、肝癌、瘰疬、疝气等，胀痛、牵痛（或叫掣痛）、肿胀、刺痛、胁下及小腹疼痛等症，用之皆效。消化系统癌症加入使用，有明显理气止痛功效。总之，它是一味很好的疏肝解郁、理气止痛之药。高低山上，多有生长。在农历六月中旬到七月底之间，果实尚未成熟时摘之，切片晒干即可，是最易获得的药物之一。

10. 急性子 俗称"指甲花"，即凤仙花的成熟种子，苦辛性温，有小毒。微炒用。功能行瘀散结。常用于骨刺鲠喉、妇女经闭、癥瘕积块、食管癌等症。常用量：6～18g，水煎服。此药偶尔用于以上诸症，确有一定效果。但不能持续大剂量使用，因为破血行瘀作用较强，过度使用，恐引起大出血。

11. 水红花子 俗称"辣蓼子""大蓼子"，药用成熟种子。味咸微寒，功能散血消积止痛。常用于胃痛、腹胀痞块、各种肿瘤等，常与八月札、玫瑰花、石见穿等味配合使用，常用量：9～15g，水煎服、丸散服均可。

12. 石打穿 辛苦性平，清热利水散结。常用于暑热泻痢、湿热黄疸等，亦用于各种肿瘤，与蒟蒻、石见穿、白花蛇舌草等配合使用。常用量：15～60g，水煎服。

13. 石见穿 苦辛性平。用于骨痛、痈肿等，常与寻骨风、蒲公英、金银花等配合；用于肝、胃、食管、直肠癌肿，常与蒟蒻、半枝莲、白花蛇舌草等配合使用；用于早期肝硬化，常与当归尾、鳖甲、酒大黄、赤芍、红花等配合使用，有较好效果。常用量：15～60g，水煎服。

14. 藤梨根 味甘淡，性微寒。有清热解毒、祛风利湿功效。用于各种癌症，常与野葡萄藤、半枝莲、半边莲、白茅根、八月札等药配合使用。尤其对于胃肠道癌症，应用更多。用于风湿痹痛，配合寻骨风、络石藤、木防己等；用于湿热黄疸，配合蒲公英、茵陈、田基黄等，效果均较理想。尤其是湿热黄疸，加入此药大剂量使用，有明显清热利湿退黄功效。我用于治疗多种"肝炎"肝功能异常（偏高）、胆红素过高持续不退、便秘溺赤、烦躁不宁等症，大剂量加入群药中使用，清热退黄作用很强。常用量：15～120g，水煎服。

15. 龙葵 甘苦性寒，功能清热解毒，利尿散结。常用于咽喉肿痛、热毒疮疖、水肿、小便不利等症。亦用于治疗癌症，常与蛇莓、白花蛇舌草等配合使用。用于嗜睡倦怠、昏睡不醒者，亦有较好效果。民间用于治疗疱疹（包括带状疱疹），用鲜品揉烂外敷，再水煎洗涤，效果很好。我用此药治疗数例身体无其他疾病，仅是昏沉嗜睡，倦怠疲乏，单用此药鲜品150g（干品60g）水煎服，一服见效，三服痊愈，效果良好，且无任何不良反应。无论山区、平原，凡空旷之处，此药多有生长，极易获得。常用量：鲜品30～90g，干品15～60g，水煎服，外用不拘。

16. **白英** 味苦微寒，有清热解毒、祛湿利尿功效。常用于感冒发热、痈毒疮疖、湿热黄疸、风湿痹痛等。民间常用于水煎熏洗风湿疙瘩、皮肤瘙痒，有很好效果。用于治疗肺、胃肠癌肿，可配合白花蛇舌草、蛇莓、龙葵等药使用，效果有待进一步观察。常用量：15～60g，水煎服，外用不拘。

17. **寻骨风** 苦辛性温，祛风通络，理气止痛。常用于风湿痹痛、气滞腹痛、肝胃失和脘胁胀痛、睾丸胀痛等症。用于治疗肝、胃、食管癌肿，可配合藤梨根、野葡萄藤等同用。常用量：9～18g，水煎服，外用适量。此药亦是我喜爱使用的药物之一，因为它同样无毒无害，而且用于治疗风湿痹痛、气滞腹痛、疝气小腹痛、胃脘痛等症，都有良好效果。用于胃癌、食管癌，其理气止痛作用十分明显，已有多例患者癌肿消除，癌细胞逐渐减少到不见，病获痊愈的完整案例。但为群药中使用，因而很难说出此药单独抗癌功效如何。

18. **肿节风（草珊瑚）** 辛苦性平，有小毒。具有清热解毒、活血散瘀之功。常用于流感、肺炎、痢疾、疮疖、跌打损伤等。亦用于治疗各种肿瘤，如胰腺癌、胃癌、直肠癌、肝癌、食管癌等，可缩小肿块，延长缓解期，改善自觉症状等。常用量：9～18g，水煎服，外用适量。

19. **菝葜（金刚刺疙瘩）** 甘酸涩平，祛风利湿，消肿止痛。常用于筋骨酸痛、历节痛风、湿毒疮疹等。亦用于胃癌、食管癌、直肠癌、鼻咽癌等。常用量：15～30g。用量过大会引起胃脘部不适，胃脘嘈杂，甚至呕吐清水。同四君子汤合用，多可消除不良反应。常用量15～24g，水煎服，外用适量。

20. **夏枯草** 辛苦性寒，清肝泻火，舒郁散结。常用于肝火上炎目赤肿痛、羞明流泪、头痛眩晕、瘰疬痰核等。亦有用于治疗肿瘤的报道，可能对颈淋巴癌有一定作用。常用量：15～30g，水煎温服，泡水饮亦有一定效果。此药我习惯用于瘰疬、瘿瘤等症，确有一定效果。至于在群药中使用治疗"颈淋巴癌肿"，似乎也有作用，因为将其减去不用，则肿块消散缓慢；较大剂量使用，消肿止痛功效提高，足以证明它的"舒郁散结"作用不虚。

21. **穿山甲** 味咸微寒，有活血通经、消肿排脓、下乳等功效。常用于经闭不通、乳汁不下、风湿痹痛、筋骨拘挛、痈肿初起或脓成不溃等。穿山甲善于走窜，性专行散，活血散瘀，通行经络，其消肿散瘀、活血排脓功效尤其显著。常用量：3 ~ 9g，水煎服。研末吞服，每次 1 ~ 2g，温黄酒送服，效果更佳。我虽然尚未见到用此药治疗癌肿的报道，但根据临证经验，其消肿散结、活血通经的功效，对于痈疽恶疮，大有初起者消之，有脓者溃之，毒瘀者排之，使其速消、速溃、毒尽速愈的效果，他药难以替代。假如用于体内癌肿，是否也有消肿散结功效？因为此药善于走窜，消肿散瘀功效极强，虽然本身无毒，亦不敢轻易用于体内癌肿，恐其走窜太过，或致"癌细胞转移"。加之价格昂贵、药源不足等原因，目前尚未将其治疗体外恶疮的用法移植于治疗体内癌肿。因为治癌压力，导致胡思乱想，见之者理解否？

22. **猪殃殃** 味辛性寒，有清热解毒、利尿消肿功效。常用于疮疖痈肿、肠痈腹痛、癌肿、虫蛇咬伤等。常与蒲公英、紫花地丁、红藤、大黄（治肠痈）等合用。用于癌肿，常与半枝莲、白花蛇舌草、龙葵、忍冬藤、枸杞根、丹参等同用。用于虫蛇咬伤，可用鲜草捣烂外敷，并水煎内服。常用量：15 ~ 30g，大剂量可用至 60g，水煎服，外用适量。此药俗称"涩络秧"，多生于麦地里，杂草中亦有生长，初夏采集全草，晒干备用，因为秋冬季节很难找到。

23. **凤尾草** 淡苦性寒，功能清热利湿，凉血解毒。常用于痢疾、腹泻、小便淋痛不利、湿热带下、咽喉肿痛、尿血、便血、痔疮出血、胃肠道癌肿、湿热黄疸等。常用量：15 ~ 30g，大剂量可加倍，水煎服。此药生长范围很广，老墙缝、井缘、沟边、潮湿阴处多有生长。有"大凤尾草""小凤尾草"等数种，药效基本相同，四季可采，干、鲜均可使用，鲜品量加倍。

24. **莪术** 苦辛性温，功能破血祛瘀，消积止痛。常用于血滞经闭、产后恶露不行腹痛、饮食积聚、脘腹胀痛、宫颈癌肿等，皆取其活血散瘀、消积化癥功效。常用量：3 ~ 9g，大剂量可加倍，水煎服。

25. **薏苡仁** 甘淡微寒，利水渗湿，除痹止痛，清肺排脓，健脾止泻。常用于小便短赤、湿滞经络、风湿痹痛、经脉拘挛、肺痈、肠痈、脾虚湿困大便泄泻等。薏苡仁酯是其抗癌活性成分。具体抗癌疗效有待临证进一步观察。肺癌咳吐浓痰带血，加入此药，有明显清热化痰止血功效。阴虚火旺、口干咽燥、烦渴盗汗者慎用。

26. **墓头回（黄花败酱草）** 味苦微寒，收敛止血。常用于崩漏、赤白带下、湿热黄疸等。药理研究证实，对艾氏腹水肿瘤细胞有破坏作用。常用量：9～15g，大剂量可用至30g，水煎服。虚寒证慎用。此药我多用于湿热黄疸、乙型肝炎、早期肝硬化、慢性阑尾炎病症，清热利湿退黄功效显著，赤带、黄带用之，亦有一定效果。山坡、沟边多有生长，最高可达2米，夏秋季节盛花期割取地上部分，切段晒干备用。

27. 漏芦　味苦性寒，消肿下乳。常用于痈毒初起、乳汁不下、乳房肿痛、各种肿瘤等。用于肝癌，常与半枝莲、半边莲、石见穿等药配伍应用。常用量：6～18g，水煎服。

28. 山豆根　味苦性寒，清热解毒，利咽止咳。常用于咽喉肿痛、肺热咳嗽、湿热黄疸等。有报道称，动物实验及临床观察，山豆根对恶性肿瘤有一定遏制作用。民间常单味药水煎服或开水泡服治疗咽喉肿痛，效果极佳。低山区荒坡、路旁多有生长，除盛花期外，其余季节皆可采挖粗壮根，去净杂质，洗净晾干，切片晒干备用。常用量：6～12g，水煎服。肺癌咽痛干咳，常在群药中使用，可明显减轻症状。其余功效待详。

29. 葵树子　甘涩性平，软坚散结。用于食管癌、胃癌，可与夏枯草、半枝莲、八月札等药配合同用。常用量：30～60g，水煎2～3小时服。民间治疗食管癌、胃癌等癌症，常用本品与猪肉同煎，煮2个小时左右后再服。

30. 野百合　味苦性平，清热利湿解毒。主治痢疾、疮疖、小儿疳积等。近来试用于治疗癌症。常用量：15～30g，水煎服。外用捣敷。

31. 铁树叶　甘淡性凉，功能清热止血，散瘀止痛。常用于痢疾、便血、尿血、胃痛、月经过多、跌打伤肿等。亦有报道用于治疗食管癌、胃癌、肺癌等。常用量：15～30g，水煎服。曾试用在群药中加用本品治疗肺癌、胃癌，临证观察比较，用本品者，效果较好，主要表现为止痛止血方面，但不十分明显。书载治疗卵巢肿瘤、胃癌呕吐反胃，铁树叶90～120g，大枣7～10枚，煮汤服，疗程1个月。是否有效？有待临证进一步观察。

32. 蒲公英　甘苦性寒，清热解毒。常用于乳痈肿痛、热毒疔疮、肺痈咯血、胃痛糜烂、湿热毒疹等。传说蒲公英肉质老长根下有块根大如鸡蛋、核桃不等，如能得此，可治"噎食病"，即食管癌。水煎服，待其能吞咽时，可研末稀粥调服，有消除肿块之功。也有每日用30～60g，水煎服，疗程1～2个月，治疗慢性骨髓炎的说法，均待进一步验证。很多人将其当寻常蔬菜食用，常食有降血脂及控制血糖作用，无不良反应（信息来自长时间食用者）。常用量：

18～60g，鲜品加倍，水煎服。外用捣烂敷患处，治疗各种热毒疮疖，量不拘多少。有一老者传一秘方：用鲜蒲公英净根60g，纯白石英石（俗称白火石或白果石）30g，放于石臼内捣极烂如膏状，外敷治疗疮肿毒，大有消肿止痛之功，效果甚佳。

33. **黄秋葵** 蔬菜品种之一，味甘淡，做蔬菜用嫩荚，有保健作用。药用叶、花、根、种子，有清热解毒、活血散瘀功效。可用于痈疽恶疮、大便秘结、肾虚阳痿、保护肝脏等，亦有一定防治结肠癌、直肠癌功效。此物极易栽培，适宜于土地肥沃、阳光充沛环境，适应性极强。植株粗壮，掌状阔叶，高可达2米。春种，夏秋收获荚果做菜蔬，种子成熟变黑采收，初冬挖根，花蕾、叶子随时采收，阴干备用。

34. **红豆杉** 药用枝、叶、树皮、根。味涩性平，入肾。利尿消肿，温经活血。用于肾炎水肿、糖尿病、月经不调、痛经等。近来有说它是抗癌首选中草药，有抑制癌细胞生长及杀灭癌细胞功效，效果大于不良反应等报道。并提示不能随意用红豆杉叶或树皮煲汤治病或保健，否则易引起中毒，如瞳孔散大、恶心，严重者可致死亡。其提取物紫杉醇已广泛用于防癌抗癌。其枝、叶、树皮、根皮等用于治疗癌症，尚无权威性文字记载。有人用树皮15g于群药中水煎服治肝癌，服后腹痛泄泻，食减神疲，可见此味生药不可轻易使用。宣扬其抗癌功效如何之大，有待进一步证实。

35. **喜树根皮、果** 味苦性寒，破血化瘀。常用于急慢性白细病、胃癌、直肠癌、肝癌、膀胱癌等。用量：3～9g，水煎服。一般认为果比根皮效果为好。早已有针剂，生药或饮片尚未发现有人使用。

36. **斑蝥** 辛寒有毒，外用攻毒蚀疮，内服破癥散结。常用于瘰疬、癣疮（外用）、癥瘕积聚、疟疾等。用于癥瘕积聚，有破癥散结功效。用此药微量，配合其他药物，用于治疗癌肿。常用量：0.06g，研末，入丸散用。外用适量。内服过量，轻则引起尿血，严重的可能导致死亡。应用时必须审慎，孕妇禁用。近似药青娘子、红娘子均有毒，活血破癥，解毒。用于治疗癥瘕、闭经、疮毒皮癣等症。内服不能超过0.06g，外用适量。

37. **鬼箭羽** 性味苦寒，破血通经。常用于跌打损伤、月经不调、产后恶露不行腹痛、各种癌肿等，皆取其破血通经散结之功。药用带翅嫩枝，切段晒干备用。常用量：6～15g，水煎服。外用水煎熏洗治疗土漆过敏，红肿痛痒难忍，是民间常用方法之一，有较好清热消肿、息痛止痒效果。

38.　蒟蒻　辛寒有毒，消肿解毒。用于疮疖肿毒、瘰疬结核、癌肿、脑癌等。常用量：9～30g，水煎服。本品有毒，须水煎2小时以上，滤净渣，取汁服。切勿吃渣，以免中毒。外用不可久敷，以防发泡。

39.　守宫　咸寒，有小毒，功能祛风定惊，散结止痛。用于惊风、癫痫、破伤风、风湿关节疼痛、瘰疬结核、癌肿等。治疗癌肿，可与蟾皮、露蜂房等配合使用。常用量：2～6g，水煎服。或研细末，每次1～2g吞服，1日2次。

40.　黄药子（黄独）　味苦性平，化痰消瘿，止咳止血。用于瘿瘤结肿、疮疖肿毒、咳嗽咯血等，亦用于治疗食管癌、胃癌、乳腺癌、甲状腺肿瘤等。多服久服，对肝脏有一定影响。常用量：9～30g，水煎服，外用适量。

41.　八角莲（鬼臼）　甘苦性凉，清热解毒，活血散瘀。常用于跌打损伤肿痛、风湿痹痛、咽喉肿痛、颈项疼痛（淋巴结炎、腮腺炎）、疮疖肿毒、虫蛇咬伤等。亦与半枝莲、夏枯草等药配合治疗腮腺癌和食管癌等。常用量：水煎服，1～3g；为末吞服，每次0.2～1g，日服2次。跌打损伤用温黄酒送服，疮疖及虫蛇咬伤等症用温开水送服。外用适量。此药不可过量内服，以防中毒。有人一次口服生药末12g，服下不久，舌强肢麻，窒息身亡，因而个人千万不可乱服！必须请教了解此药的医生，在医生指导下服用。不懂装懂的人很多，切勿轻易上当。外用捣敷患处，用量视患处大小轻重而定。

42.　全蝎　辛平，有毒，功能息风镇痉，祛风止痛，解毒散结。常用于癫痫抽搐、破伤风、风湿头痛、湿毒疮疖等。常用量：3～6g，水煎服。研末吞服，每次1g，日2次。吞服效果较好，一般不入煎剂。本品有毒，用量不宜过大。全蝎粗提取物可直接抑杀癌细胞，停药后对癌细胞生长仍有较高的抑制率。

43.　水蛭　咸苦性平，功能破血祛瘀，通经消癥。常用于血滞经闭、瘀血内阻、癥瘕积聚、跌打瘀肿等。本品有较强破血消癥功效，能化瘀血为水，故用于以上诸症及抗血栓。用于消癌肿，取其祛瘀散结之功。常用量：3～6g，水煎服。焙干研末入丸散剂，每次服1～2g。用于肝阳上亢、脑梗、静脉血栓等症，可与地龙、三七、红花、丹参等味配合使用，有良好"溶栓"功效，古人称它能"化瘀血为水"，喻其破血化癥功效极强。这是个人运用此药的经验体会，临证屡收满意效果。

44.　土鳖虫　味咸性寒，功能破血逐瘀。常用于血滞经闭、癥瘕积聚、跌仆损伤瘀痛等。本品破血逐瘀、消癥散结之力较为峻猛。常用量：6～12g，水煎服。焙干研末吞服，每次1～2g。有报道说它能治癌肿，可能是取其破血逐瘀之功。体实者可用，正虚人当慎。

45. 猫眼草　性味苦寒，有毒，功能清热祛痰，止咳平喘，拔毒止痒。用于颈淋巴结核已破成管，猫眼草煎熬成膏，适量外敷患处。癣疮发痒，研细末，香油或花生油、猪油调糊敷患处。少量泡水饮治痰咳，配合其他药物治乳腺癌，亦有一定效果。

46. 板蓝根　味苦性寒，功能清热解毒，凉血消肿。常用于治疗流感、流脑、乙脑、肺炎、丹毒、热毒发斑、神昏吐衄、咽肿、痄腮、火眼、疮疹、舌绛紫暗、喉痹、烂喉丹痧、大头瘟、痈肿。常用量：12 ~ 24g，水煎服。叶子名大青叶，功效相近。书载其清热解毒作用比根更强。也是"提取"青黛的原料之一，均属清热解毒药，内服外用俱可。

47. 鬼针草　微苦性平，功能清热解毒，活血散瘀。常用于风热感冒、咽喉肿痛、黄疸、肠痈、虫蛇咬伤、跌仆损伤、腰痛、头痛、脱力、腹泻等。常用量：15 ~ 30g，大剂量可用至 60g，水煎服。有说它能降压、抗癌，尚无翔实文字依据。民间常用它做蔬菜食用，辅助治疗高血压，并说有一定效果，尚需进一步观察。

48. 蟾蜍皮　甘辛性温，有毒，功能消肿解毒，止痛辟秽。常用于疮痈肿毒、咽喉肿痛、暑天饮食不洁吐泻腹痛、小儿疳积等。多入丸散用，如紫金锭等。对慢性肝病、多种癌症、慢性气管炎、腹水、疔毒、疮痈等都有较好的疗效。凡有毒品种，个人使用极少，关于治疗癌症的疗效，有待认真探讨，深入观察。

49. 天胡荽　味辛性平，功能祛风清热，化痰止咳。常用于风火赤眼、咽喉肿痛、带状疱疹、百日咳等。常用量：15 ~ 30g，水煎服；外用适量。

50. 平地木　味苦性平，功能活血祛瘀，利湿止咳。常用于跌仆损伤、筋骨酸痛、月经不调、肺痨咯血、湿热黄疸、急慢性肝炎、咳嗽气喘等。尝试用于乙型肝炎，多年观察，配合藤梨根、叶下珠、红木香等药使用，对降酶及 E 抗原转阴有一定作用。抗癌功效待详。常用量：30 ~ 60g，水煎服。

51. 鱼腥草　味辛微寒，功能清热解毒，消肿止痛。常用于肺热干咳、咽喉肿痛、咽痒声哑、肺痈咯吐脓血、热毒疮疖等症。常用量：15 ~ 30g，大剂量可用至 60g，水煎服，鲜品泡茶饮及外敷适量。

52. 山海螺　又名羊乳根、四叶参、奶参。味甘性平，功能养阴润肺，祛痰排脓，清肺解毒。常用于病后体虚、肺阴不足咳嗽、肺痈、乳痈、疮疡肿毒、虫蛇咬伤等。常用量：15～60g，水煎服，外用适量。抗癌作用待详。

53.　野菊花　味苦性寒，功能清热解毒，平肝明目。常用于目赤胀痛、口舌生疮、肝火过旺头痛耳鸣、热毒疔疮、无名肿毒等。常用量：9～18g，水煎服。外用治疗疔疮肿毒，无花时用全草捣烂敷患处。水煎熏洗热毒湿疹痒痛相间者，效果亦佳。花蕾清热解毒效果较强。农历四至八月用全草，无论内服外敷，都有清热解毒功效。凡因热毒引起的内外诸疾，均可用此内服外洗，其清热解毒之功在同类草药之上。

54.　大青叶　味苦大寒，功能清热解毒，凉血消肿。常用于时行热病、大头瘟毒、热入血分、神昏发斑、咽喉肿痛、丹毒、口疮等。常用量：15～30g，水煎服。外用（包括青黛）治口舌生疮、热毒疮疖等症，可与冰片、硼砂等味适量配合，共研细末，吹于口腔患处；热毒疮疖，用鸡蛋清调稀糊敷于患处，干则随换。

55.　芙蓉花　味辛性平，功能凉血解毒，消肿排脓。常用于疔疮肿毒、乳痛、肺痈、肺热咳嗽、血热崩漏、水火烫伤等。常用量9～30g，水煎服，外用适量。芙蓉叶功效相近，外用治疗丹毒疱疹、痛痒相兼等症，效果明显。

56.　玉簪花　味甘性凉，有小毒。功能清热解毒，消肿利尿。常用于咽喉肿痛、小便不利、疮毒、烫伤、肺热咳嗽等。常用量：3g，水煎服，外用适量，捣烂敷患处。玉簪根的水提取物对艾氏腹水癌细胞具有高度抗肿瘤活性，玉簪醇浸膏对小鼠白血病 L_{615} 有抑制作用。玉簪全株有毒，可致牙齿脱落。

57.　长春花　微苦性凉，镇静安神，平肝降压。治高血压、白血病、肺癌、淋巴癌等。用量：6～15g，水煎服。全草入药，可止痛、消炎、安眠、通便及利尿等。亦有医者伍入治疗癌症的复方，可能是考虑到它所具有的抗肿瘤作用。全株具毒性，需谨慎使用。误食后，会出现白细胞和血小板减少、肌肉无力、四肢麻痹等症状。所含生物碱，如长春花碱和长春新碱，被提炼出来作为多种癌症的化学治疗药物。

58.　羊蹄根　苦涩性寒，凉血止血，杀虫治癣。常用于鼻衄、咯血、便血、子宫出血、疥疮、顽癣、脂溢性皮炎、血小板减少性紫癜、积热便秘等。常用量：9～18g，水煎服。外用治癣，陈醋磨汁，少加食盐外擦患处，或研细粉猪油调膏外敷患处。其止血功效甚佳，通便作用不明显。说它能治癌肿，个人尚无翔实依据。

59.　天南星　苦辛性温，有毒。功能燥湿化痰、祛风解痉。常用于顽痰咳嗽、胸膈痞闷、风痰眩晕、癫痫、中风、破伤风、口眼㖞斜等。常用量：3～9g，水煎服。生用外敷痈肿、跌仆损伤，有消肿定痛等功效，用量不拘。

60. 半夏　味辛性温有毒，功能燥湿化痰，消痞散结，降逆止呕。常用于湿痰胸痞呕逆、寒湿痰嗽气逆、胃气不和、胸脘痞闷、厌食呕哕、瘰疬痰核、梅核气等。常用量：3～12g，水煎服，外用适量。生南星、生半夏在生料"玉真散"中使用，此散主要用于预防破伤风，也用于创伤出血等症，外用直接干撒于创口，有止血消肿定痛作用。如已感染化脓，需要洗净脓血，用熟蜜调玉真散为膏，敷于患处，有拔毒消肿、愈合创口功效。生料玉真散亦可用于跌打损伤瘀肿疼痛，白酒、陈醋各半调糊敷患处，亦有很好的消肿止痛作用。

61. 牛黄　苦甘性凉，清心开窍，豁痰定惊，清热解毒，消肿止痛。常用于高热惊厥、神昏谵语、惊痫抽搐、咽喉肿痛腐烂、痈疽恶疮、热毒疔疖等。常用量：每次 0.1～1g，内服多入丸散用。外用适量，直接掺膏药上贴患处，或配方调糊敷患处。天然真牛黄极少，也很昂贵。虽然治疗内外诸种大病功效良好，但却难得，故很少使用。

62. 麝香　味辛性温，功能开窍回苏，活血散结，催产下胎。常用于邪蒙心窍、神识昏迷、痈疽疮疡、跌打损伤、经闭癥瘕、痹证疼痛、胞衣不下、胎死腹中等。内服多入丸散用，每次约0.1g，外用适量。此药止痛之功，除吗啡之类药物外，无药能比。可谓止痛消肿、复苏醒神之上上品。无奈真药难得，恶疮痈疽、乳癌大毒等病难以得到速消速愈，甚是可惜！此药与牛黄等药配合，其退热醒神、消肿止痛之功远在诸药之上，功效大矣。我行医数十年，治过许多痈疽大毒，恶疮肌死，甚至骨坏，欲截去指、趾、腿、足及切去乳房者，幸亏当时尚能买到真货，配以丸散，内服外敷，加以内服汤药、洗涤等法，精心施治，皆得一一保全。近 20 年来无法买到真药，犹如兵将空手，何以克敌？加之癌症发病率趋高不下，已知现有常用方药效果不甚理想，起大作用的某些药物又很奇缺，如牛黄、麝香等。无奈只有逼着自己在野生草药中寻找有效之品。能否得到大地的恩赐，不得而知。唯有潜心努力，或可金石为开，草木助力。能为癌症患者除去病灾，恢复健康，实感欣慰。

以上 62 味中草药传统功效用法及治疗癌肿等内容，主要来自《本草纲目》《本草备要》、《中药临床手册》（1977 年上海科学技术出版社出版）、《中药大辞典》（1985 年上海科学技术出版社出版）及少量"百度搜索"。部分内容属个人对此药的认识和临证使用经验，初步小结，旨在进一步探索提高其治疗效果。

四、有一定疗效治癌经验方

以下 5 方，为我十余年来用于治疗多种癌症有一定疗效之经验方。经过反复整理，并首次专题小结。虽然很不成熟，但都有一定疗效。大自然中低级动物如鸟兽都会给自己治病，人为万物之灵，应该更为聪明。有矛就有盾，有病就有药。古籍不乏良方，高山生长奇药。能找到奇药良方，即便是对一种顽症有独到疗效，若能完全治愈，也算是人生一大功绩。精诚所至，金石为开。天道酬勤，痴迷寻求，或许有一天能如夙愿。

1. **肺癌经验方** 功能：清热解毒，消肿缓痛。用于肺癌已明确诊断，因为其他宿疾如糖尿病、高血压、脑梗等慢性疾患，或因年龄过大、身体虚弱等原因不能手术及放化疗者，或因癌细胞扩散，手术及放化疗后胸背肩臂等处疼痛、咳嗽咯血等症者，用此方为主，对证调治，以减轻症状。体质不虚，无明显兼夹症者，即用本方；脾肺不足，照方下加减。金银花、鱼腥草各 18g，白花蛇舌草 30g，薏苡仁、仙鹤草、铁树叶各 30g，百合、天冬、浙贝母、肿节风各 18g，桔梗 15g，制乳香、制没药、生甘草各 6g，粳米 15g。水煎，饭后半小时温服。药渣再煎，加陈醋适量，适温泡脚。

简解：金银花、鱼腥草、白花蛇舌草、铁树叶、肿节风，清热解毒，消肿散结；薏苡仁，清肺泄热，治咯吐脓血；仙鹤草，清肺凉肝，止诸种出血；天冬、浙贝母、桔梗，清肺止咳，消肿散结；桔梗，清咽利喉，载药上行，至于胸肺；乳香、没药，消肿止痛，活血生肌；甘草，清热解毒，调和诸药；粳米，养胃护胃，而助谷气。诸药相合，以成清热解毒、消肿止痛、止咳止血之功。用于肺痿、肺热、肺癌，胸痛烦闷，或咳吐脓血等症，有较好效果。

加减：脾虚气弱，脘闷纳差者，加西洋参 15g，白术、陈皮、砂仁各 9g；声音沙哑，加沙参 24g，山豆根、胖大海各 12g；肺气虚者，加黄芪 24g，山药 18g；虚甚者，加紫河车 9g，百合 30g。余随症。

此方已完全治愈 5 例肺癌患者，癌肿面积在 4cm×（4 ~ 6）cm 以内，三甲医院确诊，未手术及放化疗，平均服药不足 90 剂，治疗期间均在三甲医院复查 2 ~ 3 次，肿块完全消除，癌细胞消失，身体恢复健康，工作生活正常。10 例不同程度好转，咯血、胸痛、盗汗、纳差体弱等症逐渐减轻，身体病情趋于稳定。其中有 3 例多次接到病危通知书，告知寿命不到 7 天，经过本方调理，症状基本消除，身体逐渐康复，又上班 2 年。效果不够理想者 3 人，经过本方调理，又活了不到 1 年。以上仅举十余例患者治疗效果观察，以说明此方功效。每天都在接诊肺癌患者，仅依此为基本方，对证加减药物，标本兼治，已收到初步效果。但距有把握治愈本病，距离遥远。如果在治疗过程中加入真西黄丸，每次 3g，日服 2 次，能够提高疗效，主要表现在减轻疼痛，患者自感胸背轻松等。此病最要注意的是避免反复感冒，戒掉烟酒，还要心情愉悦，保障睡眠，勿劳累，饮食以温和有营养、容易消化为要。能做到这些，效果明显较好。此方初评有效，效果尚不稳定。

2. 上消化道癌症经验方 功能：和胃理气，消肿止痛。用于食管癌、胃癌已确诊者，或手术及放化疗后胃脘疼痛，连及胸背，饮食少进，精神倦怠，甚至哕腐吞酸，恶食神疲等症，或手术后不愿做放化疗者，或某种原因不能做手术及放化疗者，胃脘不适，胸背刺痛等症，均可用此方对证施治。党参 24g，白术、陈皮、木香各 15g，寻骨风 15g，八月札、石见穿各 18g，野葡萄藤 30g，蒲公英 15g，急性子 9g，延胡索、海螵蛸各 12g，煅牡蛎 18g，甘草 6g，粳米 15g。水煎，饭后温服。药渣再煎，加陈醋适量，适温泡足。

简解：党参、白术，补脾益气，保持食欲不败；陈皮、木香，和胃导滞，理气止痛；寻骨风、八月札、石见穿、野葡萄藤（根较藤力雄）、蒲公英、急性子、延胡索，行气活血，散瘀消肿；海螵蛸、煅牡蛎，制酸止痛，收敛溃疡；甘草解毒，调和诸药；粳米，养胃护胃，以助脾胃谷气。诸味相合，而成健脾和胃、消肿散结、制酸止痛之功。用于上消化道气郁血瘀，气滞胀痛，泛酸刺痛，以及癌肿等，有行气止痛、和胃进食之功。单用于治疗癌肿，无论手术与否，效果均较理想。

加减：已做手术，去急性子之化瘀散结太过之味；脾胃虚甚者，党参换人参 15g，加山药 18g，生黄芪 30g；放化疗后白细胞低下，身体虚弱者，再加紫河车、大枣、枸杞子、鹿角胶各适量。余随症。

此方已使用多年，不用寻骨风、八月札、石见穿等药，只能缓解症状，减轻疼痛，增进饮食等；加入以上诸药后，不仅能调理，而且可以治病。仅就近期而言，完全治愈胃癌 3 例，一例未手术及放化疗，肿块 4cm×8cm，服药 90 剂，复查 2 次，肿块完全消失，癌细胞基本不见，而且已经开装载机正常工作；一例肿块 6cm×7cm，手术后未做放化疗，断续服中药 3 年，癌细胞消失，身体基本康复，可做一般农活；一例肿块 6cm×6cm，手术及放化疗后饮食少进，精神委靡，断续服本方4年，癌细胞消失，身体也基本恢复到病前。3例症状大都是食欲欠佳，精神委靡，胃脘及胸胁部胀气隐痛，时而刺痛，治疗效果满意。仅举3例治疗经过，以说明本方之效果。用本方治疗过的案例很多，总的来说，不同程度好转者普遍，痊愈率依然不高。和肺癌一样，几乎每天都有来诊患者，除尽已所能，小心翼翼地治疗，仔细观察效果外，几乎心中无底，无后备方可用。仅以本方为基础，对证增减药物，虽然效果也在缓慢提高，但距离治疗本病理想效果之目标，或者说有把握治愈本病，还为期遥远。肺腑之言，天人可鉴！

3. **肝癌、胰腺癌经验方** 功能：疏肝解郁，软坚散结。用于肝硬化、肝癌、胆囊癌、胰腺癌已在三甲医院明确诊断者，无论手术或放化疗与否，患者依然胁满腹痛，侧卧困难，饮食恶进，精神倦怠，甚至胁腹刺痛，二便失常，目黄、身黄、尿黄、呕哕，或便秘、溺赤，身体极痒等，可用此方对证加减调治。身体、饮食、二便基本正常者，即用本方水煎服；如有异常，可按方下对证加减。酒大黄、醋制香附、郁金、当归、赤芍、红花、桃仁各12g，八月札30g，寻骨风15g，野葡萄藤30g，肿节风18g，藤梨根、丹参各30g，凤尾草30g，甘草6g，粳米15g。水煎温服，药渣再煎，加陈醋泡足。

简解：酒大黄，荡涤肠胃积热，消除燥结瘀肿；制香附、郁金、八月札、寻骨风，疏肝解郁，行气止痛；当归、赤芍、红花、桃仁，活血祛瘀，消肿散结；野葡萄藤、肿节风、藤梨根、丹参、凤尾草，清热解毒，消肿止痛；甘草，调和诸药；粳米，护胃养胃。诸药相合，以成疏肝解郁、荡涤积热、解毒消肿、活血止痛之功。正气不虚，标证突出者，即用本方调治。若正气不足，脾胃虚弱，或有其他兼夹症者，如纳差脘胀、湿热黄疸等症，可按以下加减，对证用药，标本兼治。不可一味攻毒，以免伤及正气，邪气留恋，给治疗带来困难。

加减：正气不虚用原方。脾虚纳差，加党参15～30g，白术、陈皮、砂仁、炒山楂各适量；气滞腹胀，加木香、炒莱菔子各12g；湿热黄疸，便秘溺赤，眼黄肤黄，甚至全身极痒者，加茵陈蒿、垂盆草各30～60g，藤梨根可用至60～90g；肝气郁结，胁胀刺痛者，可用蟾蜍皮粉或守宫粉，每次2g，日2次，用汤药送服，以增强软坚散结功效。待症状平息，复查肿块消除，癌细胞明显减少时，可配制标本兼治丸药缓服，以继续清除余邪，促进身体康复，其余随症。治疗期间，保持软便1日2～3次，解便顺畅为要，不可猛烈泻下，以免损伤正气；亦不能便秘，否则影响"排毒"。

此方对肝癌的治疗观察，仅能减轻症状，延长寿命，有一定效果。完全治

127

草木皆为药——一名基层老中医 55 年中草药简易方

愈者，目前尚无完整案例。对于胰腺癌患者的治疗，1 例完全治愈，已经 5 年未见反复，多次复查，肿块消失后未再反复，癌细胞彻底不见，身体一切正常。其余多例肝癌、胰腺癌患者治疗效果，仅能减轻症状，延长寿命，至终时无明显痛苦。其余疗效皆不理想，仅可多活一年半载，意义不大。时下依然不断有因为不能手术及放化疗的患者来诊，方药也在不断调整，仍不能从根本上解除患者痛苦，实感惭愧！此方效果虽不理想，但目前尚无更好方法，仅作小结，继续探索。

4. 颈淋巴癌经验方　功能：疏肝散结，消肿止痛。用于颈项腋下瘰疬，形如痰核，大小不等，推之能动，坚硬而滑，时感疼痛，心烦易怒，饮食乏味，睡眠多梦，精神疲乏等症（包括淋巴癌已在三甲医院确诊而不能手术或放化疗者）。夏枯草 18g，八月札 30g，天葵子、蛇莓草、山慈菇、海藻、昆布各 15g，柴胡 12g，香附、桔梗各 15g，土贝母 12g，当归、赤芍各 18g，姜半夏 9g，陈皮 12g，甘草 6g，粳米 15g。水煎温服。

简解：夏枯草、八月札、天葵子、蛇莓草、山慈菇、海藻、昆布、土贝母、桔梗，清热解毒，消肿散结；柴胡、香附、当归、赤芍，理气解郁，活血散瘀；姜半夏、陈皮、甘草，燥湿化痰，消肿除瘿；粳米，养胃护胃，以减少苦寒散结药对脾胃的伤害。诸味相合，以成清热燥湿、消肿散结之功。用于瘰疬痰核、颈项腋下等处肿块，圆滑能动，时感疼痛，以及颈淋巴癌肿等症，有较好效果。体实饮食正常者，即用本方调治，体虚或有其他兼夹症者，可按以下加减。

加减：此方为海藻玉壶汤为主加减，用于治疗多例瘰疬（颈淋巴结核、疑似颈淋巴癌尚未明确诊断及已经确诊者）、瘿瘤（甲状腺肌瘤、甲状腺癌初期）及痰核等病，疗效较为理想。对于副乳及腋下肿块，胸胁肩胛等处疼痛，亦有较好消除肿块及止痛功效。气虚夹滞，面色失华者，加生黄芪 30 ~ 60g；气血虚寒者，去土贝母之苦寒，加人参 9 ~ 15g，鹿角胶 15g（烊冲），炮姜 6 ~ 12g；疼痛明显者，加制乳香、制没药各 9g；包块难消者，加穿山甲 6g，急性子 9g；间服小金丸，效果会明显提高。余随症。

5. 乳腺癌经验方　功能：疏肝解郁，软坚散结。用于乳癖、乳癌、副乳，包块明显，单侧或双侧皆有，久久不能消散等。行经前胸前刺痛或胀痛，腋下、后背时感疼痛，或不分经期前后，隐痛或刺痛不休，情绪不宁，心烦易怒，夜寐多梦，饮食乏味，精神疲倦者，亦可服之，以防乳癖形成。生黄芪 24g，当归 18g，川芎 15g，蒲公英、天葵子各 18g，八月札 30g，野葡萄藤（根较藤力胜）

128

30g，制乳香、制没药各9g，穿山甲6g，陈皮12g，瓜蒌皮15g，皂角刺9g，甘草6g，粳米15g。水煎温服，药渣再煎，加陈醋泡足。

简解：黄芪，扶正祛邪，排脓内托；当归、川芎，活血祛瘀，理气散结；蒲公英、天葵子、八月札、野葡萄藤、乳香、没药、穿山甲、陈皮、瓜蒌皮、皂角刺，清热解毒，消肿散结，解郁通络，以消有形之肿块，而除瘀积之毒凝；甘草、粳米，解毒和药，养胃护胃。诸味相合，以成扶正排毒、消肿散结之功。用于乳癖、乳癌、痰核、瘰疬等病，有消散肿块、排毒止痛之功。如有兼夹症者，可按以下加减。

加减：如夜寐多梦，心情烦躁者，加丹参30g，酸枣仁18g，龙骨18g；脾虚纳差者，加党参18g，白术15g，砂仁12g（后下）；经行不畅，腹痛淋沥者，加桃仁、红花、泽兰各适量；带下色黄，气味腥臭，腰胀腹痛者，加椿白皮、苦参各适量；带下清稀，腰膝畏寒者，加鹿角霜、炮附子各适量。余随症。

凡提到药渣再煎，加陈醋泡足的，是我的用药习惯，目的为充分利用药效，大有活血通络、调和脏腑、减轻疲乏之功效。不但对治疗本病大有裨益，而且很多人顺便治好了多年脚病，如脚癣、脚气、脚痛、脚肿、足跟痛，高血压头痛眩晕、失眠、风湿痹痛、陈伤作痛等症，都有较好效果。若是血压偏低、气血不足者，不可加醋，只能药渣水煎，温泡双足。因为加陈醋泡足，降压效果明显，需防眩晕等不良反应。皮肤有创伤破损者，亦不可泡足，以防感染。

此方以仙方活命饮为主加减，治疗案例更多，其中乳癖人数占7成以上。有效率几乎100%，治愈率大半。最为难治的还是乳腺癌，减轻症状明显，完全治愈者较少。如果配合西黄丸、小金丸等中成药间服，可明显提高疗效。

癌症名目繁多，性质大多坚顽。能够早期发现，早予治疗，治愈率明显为高。但多数都是中晚期方才确诊，甚至癌细胞全身转移，内外兼病。时下这种情况，屡见不鲜。着笔此时，尚有多例肺、胃、肝、肾等各种癌症仍在陆续诊治中，只有尽己所能，继续调治。正在治疗中的十余例肺、肾、淋巴、肝癌患者，多数身兼多病，如高血压、糖尿病、脑梗、冠心病等，而且癌细胞转移到多个脏器，甚至转移到脊椎及肢体多个关节。手术不能，放化疗不敢，找我治疗，明知又难又险，却又难以推辞，患者至诚之邀，我又如之奈何？既然人们都说我是"仁医"，只有承受无限压力，小心翼翼，战战兢兢地用我所学医药知识及临证点滴经验，十分谨慎地为他们调治，力求减轻他（她）们的痛苦。值得一提的是一例肝癌患者，年龄69岁，从确诊至今已经超过1年，其家族已有数人因患肝癌陆续而去，本人癌细胞也已转移多处，同时患有糖尿病、冠心病、高血压、严重胃部疾患等，身体极度虚弱，手术及放化疗都不能进行，只有用中草药审慎治疗。因为身体极虚，不能使用任何动物药如鳖甲、穿山甲、蟾蜍皮、守宫等，哪怕是单味微量使用，入口便吐，全身发冷，接着腹腔、肢体疼痛难忍，面色大变，病情顿时加重。无奈之下，只有用植物药细心调治。只要不用动物药，病情很快就好转，饮食、精神等方面渐趋正常。虽然病情发展比较缓慢，但癌肿却在渐渐长大，三甲医院也是束手无策。我只能尽力减轻她的痛苦，维持饮食能进，睡眠安稳，无明显痛苦而已。

天道酬勤，功夫不负有心人。"奇迹"年年都有，不过人数太少。不仅减轻痛苦，还有完全治愈、癌细胞随之消除的成功案例出现。对我而言，无疑是极大鼓舞。当我看到癌症患者那种顽强精神，彻底放下"包袱"，愉快生活，积极配合治疗的表现，很受感动，促使我加倍努力，不断提高疗效。

临证屡见心情愉悦，饮食、睡眠正常，身体无其他疾病相兼者，则见效快，且向愈率高。反之，压力重重，心情烦躁，夜不能寐，饮食无味，身体多病，又不听医嘱者，即使眼前正气不虚，用药也难明显起效，甚至越治越乱，最终失控。这种患者偶尔遇到，颇感无奈。"既来之，则安之"，很有道理。安者，静也。静能制动，动则乱，静则安。只有安安静静，才能有序治疗疾病，驱除症结，使身体恢复到健康状态。并非絮叨啰嗦，乃是医患共同对待疾病，直接影响到治疗效果，关系十分重要。相互理解，善莫大焉！

运用传统方药，辨证施治，加新识抗癌药对病治疗，效果欠佳，但有一定作用。古今已知道的药物功效仍有未知"潜力"。况且还在不断发现新的品种，其中多数为植物药，所以人们习惯称之为"草药"。我仅是初步体验到某些野生草药的不凡功效，而且已经在临证中得到初步验证，尚需进一步探究。

以上所提案例，皆是三甲医院确诊。有癌细胞多处转移、身患多病难以手术及放化疗者，有手术后放化疗出现身体虚弱、饮食少进、白细胞低下者，亦有不愿手术及放化疗者等。经过中草药调治，多数普遍好转，痊愈依然很少。自感七旬后精力日渐不足，故将极不成熟之治癌点滴经验，首次小结，期待在此基础上，不断提高疗效。

附：古方二则备参

1. 千金耆婆万病丸（《张氏医通》）　治积聚蛊毒，痃癖痰饮，水肿黄病，大风顽痹，下痢疟疾，疳虫诸滞，赤白带下，莫能尽述。牛黄、麝香、犀角（代）、桑白皮、茯苓、炮姜、桂心、当归、川芎、芍药、甘遂、黄芩、蜀椒（去闭口者及子，炒出汗）、细辛、桔梗、巴豆（去皮、心膜，炒，去油）、前胡、紫菀（去芦）、蒲黄（微炒）、葶苈（炒）、防风、人参、朱砂、雄黄（油煎）、黄连（去须）、大戟（剉，陈醋炒）、禹余粮（醋煅）、芫花（陈醋炒赤）各5g，蜈蚣（去头、足炙）6节，石蜥蜴（守宫类，去头足、炙）1寸，芫青（斑蝥类，入糯米同炒，米色黄黑，去头、足、翅）14枚，31味，并令精细，牛、麝、犀、朱、雄、禹、巴豆别研，余者合捣、筛，以白蜜和，更捣三千杵，密封之，平旦空心酒服3丸，如梧子大。取微下3升恶水为良。暴病不拘时服之，但以吐利为度。服此药得吐利后，切宜忌诸荤、黏滞、生冷、酒、房事。孕、产妇禁用，小儿宜微量。

2. 乔氏阴阳攻积丸（《张氏医通》） 治寒热诸积。吴茱萸、干姜（炮）、官桂、川乌（炮）、黄连（姜汁拌炒）、半夏（姜制）、茯苓、延胡索、人参各30g，沉香（另研）、琥珀（另研）各15g，巴豆霜（另研）3g。为末，皂角120g煎汁糊丸绿豆大，每服约2.5g，姜汤下。与健脾和胃方药间服。

古书载此类名方很多，如《金匮要略》的鳖甲煎丸主治疟母、癥瘕，可参考用于肝硬化、脾大、肝癌、胰腺癌；《外科症治全生集》的小金丸，主治一切阴疽、流注、痰核、瘰疬、乳岩、横痃，可参考用于乳腺癌、淋巴癌、乳癖硬块疼痛久不消散；《丸散膏丹集成》的夏枯草膏，主治瘰疬、瘿瘤，可参考用于颈项、腋下等处淋巴癌及肺癌等。诸方皆有软坚散结、消癥化积之功。用于时下常见的多种癌肿，都有一定作用。只要是真方真药或配制严谨的成药，临证因人因病有选择地对证运用，效果大多较为理想。此处仅引"千金耆婆万病丸""乔氏阴阳攻积丸"二方，以深入理解古人因病用药制方之奥义，以作探索新药之参考指导，或可激发灵感，开拓思路，寄希找到更为有效的抗癌方药。方不在多，能悟出其中真谛、制方精要，则二方足矣。

洁古曰："壮人无积，惟虚人则有之。皆由脾胃怯弱，气血两衰，四气有感，皆能成积。若遽以磨坚破积之药治之，疾似去而人已衰，药过则依然。气愈消，痞愈大，竟何益哉！善治者，当先补虚，使血气壮，积自消也。不问何脏，先调其中，使能饮食，是其本也。虽然，此为轻浅者言耳。若夫大积大聚，不搜而逐之，日进补养，无益也。审知何经受病，何物成积，见之既确，发直入之兵以讨之，何患其不愈？兵法曰：善攻者，敌不知其所守，是亦医中之良将也夫。"简短数语，道出治疗大积大聚之大法，用药遣方之大则，真不愧为先贤大家也。用于今人之癌肿治法，其理明矣。虚则补之，实则攻之。虚者，脾胃怯弱，正气不足也；实者，正气不虚，邪气盛实也。虚人补益扶正为主，祛邪攻实为辅；实者，攻实克邪为主，用药直捣病所，衰其大半，续而调之。此为治病之大则，为医者，圆通活法可也。

卷四　内科常见病症论治

　　此稿是在 30 年前初稿《中医内科临证录》基础上，进行删补，结合现今发病实际，选入中医内科常见病症 51 种，简要叙述其致病原因、主要症状、舌象、脉象、主治方药、简便验方等，均为传统论治之延续，力求安全、显效，药物容易获得。但有麝香、牛黄、犀角、玳瑁等稀有药物之名方，保留原方，以备参考，临证可用相类药互换。并将个人五十余年所学所悟、经验心得，一并列入。重点突出治法方药，内容简明扼要，力避重复繁琐。寄希对后之习国医者有所帮助。对爱好国医者作为自疗、保健，或者认识草木小方以作养生、防病等，都有一定实用价值。此为晚年临证回眸，经验体会也。

　　我遵医理不越《内经》，方药根系仲圣，博采众家之长，结合临证实际，运用"中庸"之法，扶正祛邪，脏腑肢体不受损伤为上法。所以大毒性烈之味多作外用，极少作为内服，以减少顾此失彼之害。但若正气不虚、邪气盛实之患，则宜先攻其邪，邪去则正复。病邪早去一日，人则少受一日之害，即所谓因人制宜、辨证施治是也。攻邪不伤正，补益不滞邪，中上之法，力求不偏。每症之下，皆有交代。所用方剂省略出处及方解，如若需要，另详专书。至于治验案例，本系列其他书稿之多，每症几乎涵盖。为避免重复及节省篇幅，此卷不予赘述。方下用量或与原方有出入，乃根据病情或个人用药习惯而定，不可照搬，必须因病制宜，辨证化裁。经验方用量，均因当时病情而定，不可擅自再行递加，需要根据患者体质强弱、病情轻重，对证使用，以治愈疾病而不伤正气为要。除此之外，皆为妄为！非我谨慎过度，实因人命关天。医者，依也。要想患者信赖，首在医技，其次仁心，心无旁骛，始终如一，如此方能赢得患者信任、依赖。一切故弄玄虚，夸大炫耀，至多是昙花一现，瞬间匿迹，甚至害人害己！

　　有源之水，源远流长；根深之树，枝繁叶茂。学医必从根柢，《内经》《难经》《神农本草经》《伤寒论》《千金方》，刘完素、李东垣、朱丹溪、张景岳、吴鞠通、喻嘉言，等等，皆为国医之一脉相承，乃圣贤大家也。从此而来者，方为正途。即使不能流芳千古，亦是值得信赖之医。我虽为地方小医，名不见经传，却从未忘记敬贤崇能，学无止境之理。暮年小结为医历程，依然严于律己，不敢稍存私念。是非对错，留给后人评说。

一、感冒

【辨证施治】感冒，即外感六淫风、寒、暑、湿、燥、火所致之时病，其症以鼻塞声重、时流清涕、头痛恶风为主症。四季均可发生，而以冬、春二季为多。若是气候异常，如春应温而反寒，夏应热而反凉，秋应凉而反热，冬应寒而反温，触冒此等非时之气，极易造成时疫流行，亦称时行病。提早预防，亦很重要。

六淫之邪所伤，多不单一，往往交错而致。即是外感风寒，亦易化热，或素禀内热，虽在严冬感寒，亦不可过用温散，须防寒去热炽，口舌生疮、烦渴引饮、干咳咯血等症出现，应变莫及。需要辨别风寒、风热、夹湿、伤暑等，不可死守时令，亦不可丢弃时令，总宜审证求因，辨证施治为要。

一般外感头痛、鼻塞声重、时流清涕等症，大多都能在 3 ~ 7 天痊愈，但由于气候不同，所感轻重，以及个人体质差异等，脉证亦不相同，解表安里为治外感时病之大法。

1. **外感风寒**　冬季与初春为多。症见恶寒重，发热轻，头痛无汗，鼻塞清涕，肢体酸楚，或兼咳嗽喉痒，舌苔薄白，脉浮微紧。治宜辛温解表。方用香苏饮或荆防败毒散为主，对证加减。如夹湿邪，胸闷泛恶，大便或溏，舌苔厚腻，脉来浮滑者，酌加藿香、厚朴、半夏、陈皮、砂仁、薏苡仁之类，以化湿和胃。

2. **外感风热**　发热头痛，恶风自汗，口干咽燥，或咳呛喉肿，衄血，便秘，烦渴欲饮，舌苔薄黄少津，脉来浮数。治宜辛凉解表。方用银翘散为主方，对证加减。如夹有湿邪，汗出而热不解，胸闷脘痞，饮食无味者，酌加薏苡仁、车前子、滑石、白豆蔻之类，以清热利湿醒胃。

3. **伤暑中暑**　贪阴纳凉受病的为伤暑，烈日暴晒猝病者为中暑。伤暑偏寒，中暑属热。症见发热恶寒无汗，肢体困倦，口淡胸痞，时感泛恶，大便或溏等症，舌苔厚腻，脉象细濡，病情较缓者，为伤阴暑。治宜疏表化湿。方用藿香正气汤或香薷饮为主方，对证加减。

　　起病较急，肌热头痛，汗出心烦，口渴欲饮，胸闷溺赤，舌苔黄腻，脉来濡数者，为伤阳暑。治宜清暑利湿。方用四物香薷饮为主方，对证加减。

　　若露天劳作，或在旅途中烈日暴晒，以致头痛眩晕，身热汗出，甚至大汗淋漓，面赤脉洪者，是为中暑。治宜清暑益气。急用生石膏、粳米、淡竹叶、鲜荷叶等，生脉饮、白虎汤、六一散等方，均宜对证选用。

　　体弱之人，虽感时邪，表证明显，亦不可专用疏散，需要顾及正气，辨其阴虚阳虚，或兼有其他疾病，在治疗外感时加入扶正之品，或兼顾宿疾，或和胃养胃等，务使表邪速解，正气不伤为要。

【对证方药】

　　1. **香苏饮**　辛温解表。用于风寒感冒，鼻塞清涕，头痛无汗，畏寒或咳等症。香附、紫苏各9～12g，陈皮6～9g，甘草3～6g，葱白3茎，生姜3片（个人常用量，下同），水煎，温服发汗。

　　2. **荆防败毒散**　辛温解表，扶正祛邪。用于风寒感冒，恶寒无汗，鼻塞声重，咳吐白痰等症。荆芥、防风、枳壳、茯苓、川芎、羌活、前胡、柴胡、桔梗各9～15g，人参6～9g，甘草3～6g，薄荷9～12g，生姜3片（亦有去人参者，体实者勿用），为散，每用15g，用生姜3片，煎水调服。

　　3. **银翘散**　辛凉透表，清热解毒。用于风热感冒，头痛咽干，全身酸楚，鼻涕喉痒，烦渴干咳等症。金银花15～24g，连翘、桔梗、薄荷、淡竹叶、荆芥、淡豆豉、牛蒡子、鲜芦根各9～15g，甘草3～6g，水煎温服。

　　4. **藿香正气汤**　芳香化湿，和胃解暑。用于外感暑湿，或伤于时不正之气，四肢困倦，胸脘痞闷，头痛发热，呕吐泄泻等症。藿香、大腹皮、紫苏、茯苓、白芷、陈皮、白术、姜厚朴各9～12g，半夏曲、桔梗各6～9g，甘草3～6g，生姜3片，大枣3～5枚，水煎服、为散服、为丸服均可。成药藿香正气液服用方便，病情轻者服之亦可。汤药水煎服应对证加减，效速更佳。

　　5. **四物香薷饮**　祛暑和脾，解表退热。用于夏季暑湿伤脾，头痛身重，发热无汗，胸脘痞闷等症。香薷、厚朴各12g，白扁豆9g，茯苓15g，白豆蔻12g，甘草6g，水煎温服。

　　6. **生脉饮**　益气生津，保肺复脉。用于热伤元气，气短倦怠，口渴多汗，肺虚而咳等症。人参6～15g，麦冬9～30g，五味子3～6g，水煎微温服。成药口服液亦可。

　　7. **白虎汤**　清热生津。用于壮热烦渴、面赤恶热、大汗出、脉洪有力之阳明经证，气分实热，口干舌燥等症。生石膏 120g（先煎），知母 18g，甘草 6g，粳米 30g，水煎微温服。治疗中暑，可酌加鲜荷叶一大张，麦冬 30g，黄芩 15g，滑石 18g，同煎服。待热退汗止，体实者饮食调理即可无碍，体虚者用清暑益气汤调治即可。

8. **清暑益气汤**　滋肺生津，清热燥湿。用于长夏湿热熏蒸，四肢倦怠，精神不振，胁满气促，身热心烦，口渴恶食，自汗身重，肢体酸痛，小便赤涩，大便溏黄，脉虚无力等症。黄芪 15 ~ 24g，人参 6 ~ 12g，白术 9 ~ 15g，苍术、神曲、青皮、陈皮各 6 ~ 9g，甘草 3 ~ 6g，麦冬 9 ~ 15g，五味子 3g，当归 9 ~ 12g，黄柏、泽泻、升麻各 6 ~ 9g，生姜 3 ~ 6 片、大枣 3 ~ 6 枚为引。

9. **六和汤**　芳香化湿，益气和胃。治夏月饮食不调，内伤生冷，外感暑气，寒热交作，脘痞吐泻，以及长夏伏暑所伤，烦闷口渴，倦怠嗜卧，便溏溺赤等症。砂仁 6 ~ 9g（后下），藿香、厚朴、杏仁、半夏、白扁豆、木瓜、人参、白术、赤茯苓各 9 ~ 12g，甘草 3 ~ 6g，生姜 3 片、大枣 3 枚为引，水煎服。伤暑加香薷 9g，伤冷加紫苏 9g。

暑季外感多湿，湿性黏腻，不同于其他季节感冒，无论寒热虚实，不化湿、利湿、燥湿，其病难以速愈。从以上诸方药味配伍上看，以及临证所见病情、治疗效果等方面，均可证明古人对六气之"暑"的重视。将古方结合今病对证加减，既是前人的要求，也是今病的需要。若死守成规，照搬硬套，或者索性不按六气中所感何气，四时感冒只用一方包揽，医者倒是简单很多，而患者却病情缠绵难愈，甚至日久引发其他疾病，容易出现兼夹症如泄泻、痢疾、黄疸、胃脘痛、暑咳、肺炎等。

【四时用方】 四时外感常用方与简便方如下。

1. **春**　农历正月、二月气温尚低，此时触犯外邪致病，多为外感风寒，鼻塞喷嚏，头痛发热，畏寒无汗，或畏风自汗，鼻塞声重，或咳或不咳等症。用紫苏 15g，葱白 3 茎，生姜 3 片，水煎温服取微汗，多可速愈。若身体素虚，可加大枣 3 枚同煎，以和营解表。若兼咳嗽，可加杏仁 12g、蜜制桑白皮 18g 同煎服，大多都能及时痊愈。

若冬春少雨，气温偏高，或者农历二月以后，气温逐渐上升，此时感冒多为风热，一般症状为头痛发热，畏风自汗，身体倦怠，咽干微渴，甚至咽喉肿痛，喉痒干咳等症。可用薄荷 15g，淡豆豉 18g，荆芥、防风各 15g，桔梗、川贝母各 12g，金银花 18g，甘草 3g。发热加柴胡、黄芩各 12g。水煎温服，多可迅速治愈。

若风热感冒发生较为普遍，且兼口舌生疮、咽痛腮肿等症，需注意春温，即所谓流感。可在疏风清解方中加入清热解毒药，如玄参、大青叶、马勃（布包煎）等味，对证治疗，防治并进，方可无虞。若逢冬春异常气候，特别是偏于温热，当预先用板蓝根、金银花、贯众等味，适量泡水当茶饮，可减少春温流感的发生。提前预防，至少可以减轻症状，即使患病，病情亦轻，容易速愈。

春季外感，欲求更多治法，可选用下方，针对具体病情，加减运用。若在初春伤于风寒，身热无汗，肢体拘紧，畏风头痛者，用桂枝汤微辛解肌；若时值反常气候，流感盛行，但热不寒，头痛腮肿，咽喉不适，或者溃破等症，是为时疫春温，可用清瘟败毒散等方，对证加减，皆可痊愈。金银花、玄参、板蓝根、野菊花各9g，水煎当茶饮，可预防性治疗，效果明显。

（1）桂枝汤：和营解表，疏风散寒。用于发热头痛，畏风自汗，肢体拘紧，或者鼻塞咽痒等风寒束表证。桂枝6～12g，芍药9～15g，生姜3～5片，大枣3～5枚，甘草3～6g，水煎温服。

（2）清瘟败毒散：清热解毒。用于时疫温邪所伤，表里俱热，心烦狂躁，口干咽痛，头痛腮肿，大渴干呕，二便涩闭，吐衄经闭，夜寐不眠，神昏谵语，甚或发斑等症。此方主之，对证治疗。生石膏24～60g，生地黄6～30g，犀角6～12g（水牛角代，15～30g），川黄连、栀子、桔梗、黄芩、知母、赤芍、玄参、连翘、甘草、牡丹皮、鲜竹叶各3～9g。先煎生石膏数十沸，后下诸药。原方犀角磨汁和服，今用水牛角同煎服。

2. 夏　夏季多见伤暑、中暑。大暑前后，天暑地热，高温高湿，人在其中，心烦汗出，或贪阴纳凉，或露天劳作，或旅途中受热，易患伤暑、中暑。伤暑则多因贪阴纳凉，或淋雨冷浴，突饮冰冻寒凉，或者饮食失节，以致身热无汗，或低热倦怠，纳差胸痞，甚至恶食欲呕等症。治宜芳香化湿、辛温解表，用香薷、藿香各15g，生姜3片，水煎温服，取微汗，即可速愈。纳差疲倦者，加白豆蔻12g（后下），苍术、陈皮各9g，同煎服，3日左右便愈。

若是露天劳作，或在旅途中烈日暴晒，以致头痛眩晕，身热汗出，甚至大汗淋漓，面赤脉洪者，即是中暑。急用生石膏60g，粳米15g，淡竹叶18g，鲜荷叶60g，水煎，微温服。汗出不止、心慌心悸者加西洋参9g，麦冬30g，五味子6g（生脉饮）同煎服。壮热不退、烦渴引饮者生石膏量加至120g，另加寒水石15g，同煎微温服，其热必退。若兼有其他不适症状，可对证调理，至多三五日便愈。生脉饮、白虎汤、六一散亦是主方，若简易方服之不愈，此三方可选用。

若是长夏暑湿困脾，全身倦怠乏力，胸脘痞闷，则宜化湿醒脾，用藿香、厚朴各 15g，白扁豆 12g，薏苡仁 30g，苍术 12g，砂仁、陈皮各 9g，木瓜 12g，水煎温服。药渣再煎，加陈醋 150mL 泡足，令出微汗。即刻便可身体轻松，疲倦大减。藿香正气汤、六和汤等均为主方。

若食不洁之物，或者淋雨受凉，以致腹痛泄泻者，速用藿香、厚朴、白术、茯苓各 15g，木香 9g，生姜 3 片，水煎温服，同时嚼服生蒜瓣适量，便可迅速止痛止泻。若腹胀肠鸣，再加炒莱菔子 15g，陈皮 12g，即可速愈。若仓促间，药物一时难得，即用土藿香叶一握（大多人家房前屋后都有栽培），炒莱菔子 20g，陈皮 15g，水煎温服亦可。加服生蒜瓣适量，止泻更速。上消化道溃疡，或素不食辛辣者，可将生蒜瓣放入上 3 味中同煎服，可减少辛辣刺激。此皆为简便之法，久用速效之方。运用得法，俱可迅速治愈疾病。

3. 秋　秋燥伤肺，指的是暑热未衰，燥气又来，若逢干旱少雨，气温燥热，极易伤及肺阴。症状多见干咳少痰，咽干鼻燥，舌少津液，或见身热无汗，咽喉肿痛，痰中带血丝，舌尖红，舌苔黄糙乏津，脉象浮数等症。若平素津液不足，或者阴虚火旺，复感燥气者，易被秋燥伤肺。肺肾不虚，适时调养，则少有患此症者。当鼻干咽燥、干咳烦渴等症出现时，或在症状出现前，即用鲜荷叶 30g，金银花、玄参、麦冬、桔梗各 12g，甘草 3g，为 1 日量，开水泡，当茶饮，预防性治疗，可避免或减轻燥气伤肺。如已出现鼻干咽燥、干咳咯血者，上方加川贝母 12g，白茅根 30g，蜜制桑白皮、枇杷叶各 18g，牡丹皮 15g，与上药同轻煎，饭后微温服，大多都能及时治愈。如果以上病症未能及时消除，或者失治误治，拖延日久，症状不能减退，甚至咽红肿赤烂，胸前刺痛者，需要 X 线检查，早日排除肺与支气管其他疾病。

秋燥伤肺常用名方有炙甘草汤、沙参麦冬汤、甘露饮、清燥救肺汤等，可对证选用。

（1）炙甘草汤：滋肺润燥，益气养阴。主治伤寒脉结代，心动悸，以及肺痿咳唾多，心中温温液液者。燥气伤肺，此方亦主之。炙甘草 6～12g，生姜 3～6 片，桂枝 6～9g，人参 6～15g，阿胶 6～12g（烊冲），生地黄、麦冬、麻仁各 15～30g，大枣 3～9 枚，水煎半盏，纳阿胶烊化服。

（2）沙参麦冬汤：养阴清热，润肺滋燥。主治秋燥伤肺，温热耗阴，肺热久咳，或咳吐黄痰，或咽痛咯血等症。沙参 9g，玉竹 6g，甘草 3g，桑叶、生扁豆、天花粉各 5g，麦冬 9g，或加牡丹皮、地骨皮各 9g，水煎服。

（3）甘露饮：养阴润燥。主治胸中客热，牙宣口臭，齿龈肿烂，时出脓血，吐血鼻衄，饥烦恶食，目赤肿痛，不任凉药，口舌生疮，咽喉肿痛等症。生地黄、熟地黄、天冬、麦冬、石斛各 15 ~ 24g，茵陈 30 ~ 60g，黄芩、枳壳、枇杷叶各 9 ~ 15g，甘草 6g。加桂枝 6 ~ 9g，茯苓 9 ~ 15g，名桂苓甘露饮，功用主治略同，兼利湿。

（4）清燥救肺汤：清热润燥。治诸气膹郁，诸痿喘促，燥气伤肺诸症。霜桑叶 15 ~ 24g，石膏 18 ~ 30g，甘草 6 ~ 9g，人参 6 ~ 9g，胡麻仁 15 ~ 24g，阿胶 9 ~ 12g，麦冬 15 ~ 24g，杏仁 9 ~ 12g，蜜炙枇杷叶 15 ~ 24g，水煎服。

4. 冬　冬季外感多为"寒气"所伤，症状常见恶寒发热，头痛脊强，或伴喷嚏咳嗽等症。病情不重者，如治初春外感风寒相近，紫苏叶 9 ~ 12g，葱白 3 ~ 5 茎，生姜 3 ~ 9 片，水煎温服，发出微汗即愈。症状重者，或用上方汗不出，热不退，可加麻黄 6g，桂枝 9g，柴胡 15g，汗出热退即愈。若伴有畏寒胸闷，喷嚏咳嗽，再加杏仁 12g，前胡 15g，桑白皮 18g，同煎温服，多可迅速痊愈。

若素体肺胃积热，复感寒邪，即俗称"寒包热"，不可概用辛温大热之味，以防表证虽除，里热炽盛，随之出现咽干口燥，烦渴引饮，甚至干咳咯血等症。若逢"冬应寒而反温"气候，可参考选用银翘散、清瘟败毒散等方，对证加减。

用贯众、金银花、大青叶各 12g，水煎当茶饮，可预防流感。若表证虽解，而咳嗽喘逆不愈者，可参照《沉疴治悟录》哮喘证治诸方，对证选用。

二、伤食

【辨证施治】伤食，即饮食无节，饥饱失度，反复损伤脾胃，以致胸膈痞闷，吐逆嗳酸，肠鸣腹痛，泻下臭腐，甚至恶寒发热等症。病似伤风感寒，而饮食伤胃里证明显，脉来按之反涩者，为有宿食；脉迟而滑者，宿食作胀。

若伤于肉食，用草果 9g，山楂 18g，水煎温服，或为末吞服，每次 6 ~ 9g，积滞可消。夹外感风寒，山楂须用姜汁炒黑，则不酸寒收敛，兼能破血和伤，消导食积更速。伤于面食，炒莱菔子 18g，炒麦芽 15g，炒陈大曲 12g，水煎温服，或单用炒莱菔子 15 ~ 30g，嚼服亦可。伤于面筋、粽子等物，再加陈皮 15g，建曲 18g，同煎服。

伤于生冷瓜果，用藿香 15g，木香 9g，砂仁 12g，炮姜 6g，肉桂 3g，水煎温服。伤于蟹而腹痛者，用丁香 6g，紫苏 15g，生姜 9g，水煎温服。伤于蛋类，脘腹满闷者，用姜汁、蒜泥适量和服。伤于肉类、生鱼者，用生姜、草果、焦山楂、紫苏各 9 ~ 18g，水煎温服。

　　积久生热，口干噫气，二陈汤加姜汁炒川黄连及消导药，如炒山楂、炒麦芽、鸡内金、槟榔等味。如积滞腹泻者，当消导兼利小便，使清浊分而泻自止，如参苓白术散加车前子、木香等味。

　　小儿积滞，伤于肉食，积久不化，多致反复发热，或者手足心热，潮热，纳差，消瘦，恶食。轻者用醋炒鳖甲合炒山楂适量（根据年龄及体质强弱、病情轻重而定），水煎服，或为末和粥服，多可治愈。重者再加白术、陈皮、砂仁、柴胡、黄芩、地骨皮、知母各适量，水煎温服，无不痊愈。

　　无论成人小儿，脾虚气弱者加人参；泄泻日久者加山药、诃子、肉豆蔻、乌梅各适量，消补兼止，其患必愈。若为饮食新伤，只可消导疏利，不可收敛止涩，以免滞邪，而致病情缠绵。

　　【对证方药】

　　1. 二陈汤　豁痰运脾。主治痰湿酒食伤脾等症。法半夏 9g，茯苓 15g，陈皮 12g，甘草 3g。积久生热加姜汁炒川黄连 12g；夹气脉沉加木香、青皮各 9g，乌药 15g；兼有潮热者加地骨皮、青蒿、鳖甲、知母各 12g；脾虚气弱纳差者加人参、白术、炒神曲、砂仁各 12g。余随症。

　　2. 参苓白术散　健脾渗湿，和胃止泻。用于脾胃虚弱，饮食不消，腹痛泄泻等症。人参 6 ~ 12g，白术、茯苓、山药各 15g，白扁豆 12g，薏苡仁 18g，白莲肉、陈皮、砂仁、桔梗各 12g，车前子 15g，木香 6g，水煎温服。或为末吞服，每次 6 ~ 9g，温开水送服，稀粥调服亦佳。

　　3. 加减圣效散　解表通里。治外感风寒，内伤饮食，寒热头痛，肠鸣泄泻，或内热外寒，外热内寒，心下痞满，四肢厥冷等症。炒莱菔子、砂仁、槟榔、陈皮、木香各 24g，厚朴、防风、苍术、藁本、藿香叶、柴胡、独活、石菖蒲、泽泻、枳壳、白芷各 15g，草豆蔻 10 个（炒，去壳），共为粗末，每用 15g，水煎不计时服。谨避风寒，盖被取微汗。东坡居士两感实效方，加减同二陈汤下。

三、泄泻痢疾

【辨证施治】泄泻，为大便溏薄、次数增多之疾患。此症多由脾胃损伤、运化失常所致。脾胃为水谷之海，主运化精微。脾胃有病，则饮食消化吸收等功能失常，故见水谷夹杂而下，而成泄泻。病因多由外受风寒暑湿之邪，内伤饮食不洁之物，或嗜食生冷油腻，或脾胃素虚，中阳不振，阳虚生寒，或肾阳不振，命火不足，脾失健运等，皆可引起泄泻。暴泻病势较急，邪实者居多；久泻多由暴泻日久所致，时止时发，为正气虚损所致。

1. **暴泻**　外受风寒暑湿侵袭，腹痛肠鸣，大便清稀，或伴寒热头痛，肢体酸楚，舌苔薄白，脉来浮象，治宜疏散风寒、和胃止泻，方用荆防败毒散为主。脾胃湿重者，腹痛绵绵，泄泻不已，舌苔白腻，脉象濡缓，治宜芳香化湿，方用藿香正气散为主。若为肠中湿热，腹痛即泻，泻下色黄臭秽，肛门灼热，小便黄赤短少，舌苔黄腻，脉来滑数等症，治宜泻热清肠，方用葛根芩连汤为主。若属食积泄泻，脘腹胀痛，泻下臭腐，兼有矢气，或伴哕气吞酸，泻后痛减，厌食等症，舌苔厚腻，脉滑兼弦，病情轻者，治宜和中消食，方用保和丸为主；病情重者，消食导滞，方用枳实导滞丸为主。以上均需对证加减。

2. **久泻**　若属脾胃虚寒，时常大便溏薄，食物不化，饮食无味，面色微黄，神疲乏力等，舌质淡，苔薄白，脉来细濡，治宜温中健脾，病情轻者，方用参苓白术散为主；病情重者，用附子理中汤为主。

若腹痛即泻，泻后腹痛仍然不止，无虚寒症状，苔薄，脉弦，是为脾虚肝逆，木乘土位，治宜扶土抑木，方用痛泻要方加木香、黄芩、薏苡仁之类。

若属肾阳不振，脾胃虚寒，泄泻日久，则见畏寒肢冷，苔薄津润，脉来沉细，是为阳气衰微之象，急以附子理中汤重剂，加益智仁、肉豆蔻之类，方能见效。又有五更泄泻，乃属肾阳不足、火不生土、脾肾两虚之象，治宜温肾固涩，方用四神丸为主，对证加味。

凡久泻不止，脾虚气陷，又当益气升提，如人参、炙黄芪、柴胡、升麻之类；收敛固脱，如赤石脂、禹余粮、诃子、乌梅之类，随症加用。

痢疾，以里急后重、下痢赤白黏腻为主要症状。夏秋季节较为多见。有时可以形成流行，古人称之为"时行疫痢"。致病原因大致与外感暑湿，饮食不洁，或多食生冷，脾胃损伤，寒湿夹积滞于肠中，解便不畅，而成本病。若邪浊不速去，耗伤气血，甚至损及脾肾，须防转为久痢。

1. 湿热痢　主要症状为腹痛，里急后重，解便不爽，起初解出粪便夹黏冻，继之粪便渐无，唯见红白黏冻，或兼有恶寒发热表证，苔多薄腻，脉来浮象，治宜疏散表邪，方用荆防败毒散为主，对证加减。若表证已罢，里证湿热积滞未清，口苦，胸脘痞闷，苔腻微黄，脉象濡滑或滑数兼弦，治宜清热化湿、消导化滞，方用芍药汤合枳实导滞丸加减，病情轻者用香连丸。

热毒重者，下痢脓血，赤多白少，舌红苔黄，脉多弦数，治宜清热解毒，方用白头翁汤加金银花、地榆、赤芍、牡丹皮、赤石脂、红药子之类。

若湿热不从下泄，而犯胃作呕，不欲饮食，为之"噤口痢"，脉象多见细数，舌质红、苔黄糙，治宜泄热和中，方用开噤散为主方，对证加减。

2. 寒湿痢　病势较缓，起初多无寒热表证，腹痛里急后重，下痢不爽，以白腻黏冻为主，时或略带红色，胸脘痞闷，神疲倦怠，舌苔白腻，脉象濡缓，治宜温中化湿，方用六和汤为主，对证加减。若积滞偏重，腹痛窘迫，下痢滞涩者，方用木香槟榔丸为主方，对证加减。

3. 久痢　多由脾胃虚寒，气血不足，湿热积滞未清，寒热虚实夹杂所致，治宜温中行滞，方用温脾汤为主方，对证加减。阴血已亏，湿热未尽者，方用驻车丸为主方，对证加减。脾阳不足，渐见滑脱者，治宜温补止涩，方用真人养脏汤为主方，对证加减。若转为休息痢，时发时止，辨其寒热虚实，选用以上诸方，对证调治。

【对证方药】

1. 荆防败毒散、藿香正气散　二方俱见"感冒"下。

2. 葛根芩连汤　泻热清肠。用于湿热偏盛，泻下腐臭，肛门灼热，小便黄赤等症。葛根 18g，黄连、黄芩各 9g，甘草 6g，加木香 9g，金银花 15g，车前子 18g，水煎温服。

3. 保和丸　方见"厥证"下。

4. 枳实导滞丸　消食导滞，和中止泻。用于积滞泄泻、气滞腹痛等症。枳实 12g，白术、茯苓各 15g，黄芩、黄连各 9g，大黄 6g，泽泻、神曲各 15g，水煎温服。

5. 参苓白术散　方见"伤食"下。

6. 附子理中汤　温中去寒，健脾止泻。用于脾胃虚寒，运化无力，腹痛泄泻等症。附子 9g（先煎），焦白术 18g，炮姜 9g，甘草 6g，人参 15g，粳米 15g，加益智仁、肉豆蔻、诃子、粳米各 15g，水煎温服。

7. **痛泻要方**　健脾抑肝，和胃止泻。用于寒湿泄泻、泻后腹痛不止等症。防风 15g，白术 18g，陈皮、白芍各 12g，加木香 9g，黄芩 12g，薏苡仁 18g，藿香 12g，煨姜 6g，大枣 3 枚，粳米 15g，水煎温服。

8. **四神丸**　温补脾肾，固涩止泻。用于脾肾阳虚，利下日久，五更泄泻等症。肉豆蔻、补骨脂各 15g，五味子、吴茱萸各 6g，加人参、白术、禹余粮、赤石脂、诃子、肉豆蔻、粳米各 15g，炮姜 9g，水煎温服。

9. **芍药汤加减**　清热化湿，消导化滞。用于痢疾表证去后，里热未清，积滞未除，胸脘痞闷，口苦腹痛等症。白芍、黄芩、黄连、当归、枳实各 12g，茯苓 15g，泽泻、神曲各 12g，甘草 6g，槟榔 12g，木香 9g，大黄 6g，水煎温服。

10. **香连丸**　清热燥湿，理气止痛。用于湿热痢疾病情较轻者。木香 12g，黄连 9g，水煎温服。溺赤加车前子 18g，泽泻 15g，黄芩 12g；纳差加白术 12g，茯苓 15g，陈皮 12g；里急后重加槟榔 12g，枳壳、白头翁各 15g。用葛根、金银花、车前草各 20g，煎水送服亦可。

11. **白头翁汤**　清热解毒，利湿止痢。用于湿热偏盛，痢下脓血，或血多脓少，里急后重，腹痛下坠等症。白头翁 15g，秦皮、黄连、黄柏各 9g，加金银花 15g，地榆、当归、赤芍、牡丹皮各 12g，赤石脂、红药子各 15g，水煎温服。

12. **开噤散**　泻热降逆，和胃益气。用于噤口痢湿热逆上，犯胃作呕，不欲饮食等症。人参 9g，黄连 6g，石菖蒲、丹参、石莲子、茯苓各 12g，陈皮、冬瓜皮、陈米、荷叶蒂各 9g，加芦根 15g，砂仁 9g，石斛 15g，水煎温服。

13. **木香槟榔丸**　温中化湿，消积导滞。用于寒湿痢下，里急后重，解便不爽，腹痛下坠等症。由木香、香附、青皮、陈皮、枳壳、黑丑、槟榔、黄连、黄柏、三棱、莪术、大黄、芒硝组成。中成药，每服 6g，日服 2 次，稀粥或温开水送服。病情重者，可作汤剂煎服；病情较缓，丸药即可。作汤剂需要对证加减，用量适度。上下诸方，汤剂药渣，均可再煎加陈醋适量泡足，以增加疗效。除少数患者，如创伤、某些疮疡、肾癌、膀胱癌等病不宜泡足外，大多数患者药渣再煎加陈醋泡足，皆有益无害。

14. **温脾汤**　温中行滞。用于久痢脾胃虚寒，气血不足，积滞未除，虚实夹杂等症。人参 9g，桂心、干姜、附子（先煎）各 3g，大黄（酒炒，后下）6g，加炙甘草 6g，粳米 15g，陈皮、砂仁、木香各 9g，水煎温服。

15. **驻车丸**　温中养血，清热利湿。用于痢疾湿热未尽，阴血已亏，日久不愈者。黄连 9g，阿胶 12g（烊冲），当归 12g，干姜 6g，水煎温服。脾胃气虚加人参、白术、山药各 12g，陈皮 6g；腹痛加木香 6g，酒炒白芍 12g；泻痢未止加赤石脂 12g，乌梅 9g，石莲子 15g；纳差加陈皮、砂仁各 9g。余随症。

16. **真人养脏汤** 温中固涩。用于脾阳不足，痢下日久，渐见滑脱不止者。诃子 12g，罂粟壳 9g（无则用石榴皮或赤石脂、乌梅、石莲子之类选一味代之），肉豆蔻 12g，当归 9g，白术 15g，白芍、人参各 12g，木香、甘草、肉桂各 6g，粳米 15g，水煎温服。加减同上方。

17. **简便方** 功效各异，用于泄泻、痢疾。

（1）莱菔子 30g，炒熟，缓缓嚼服，用车前草 30g（鲜品 90g），煎水送服。消食导滞，利尿止泻。用于泄泻初起，积滞腹胀，小便短少。

（2）藿香、厚朴、滑石各 15g，甘草 3g，水煎温服。芳香化湿，利尿止泻。

（3）大蒜瓣适量嚼服，温中解毒，止泻、止痢俱佳。

（4）石榴皮 15g，水煎温服。涩敛止泻。积滞腹胀者勿用。

（5）乌梅 15g，山药 30g，大枣 3 枚，生姜 9g，粳米 30g，煮粥缓食。适宜于脾胃虚寒泄泻。

（6）红药子 15～30g，粳米 15g，生姜 6g，水煎缓服。或单用红药子 15g，水煎温服亦可。泄泻、痢疾百药无效者，用此方服之皆验。加姜、米效果更稳。

（7）马齿苋鲜品，1 日 60～120g（干品 30～60g），饴糖适量，水煎温服。新久泄泻、痢疾，服之俱验。

（8）白头翁 30g，水煎温服，或倍量煎汤灌肠，对赤痢有显效。

（9）鸦胆子去壳，每服 15 粒（体弱及老年、小儿酌减），装于空胶囊内，或用龙眼肉包之，温开水送服，1 日 2～3 次。无胶囊，水煎服亦可，其味甚苦，胃弱者可用稀粥送服。连服 7～10 天，治痢效果显著。

（10）禹余粮 18g，赤石脂、诃子各 15g，粳米 18g，水煎温服。收敛固涩。泄泻、痢疾日久不愈，加人参 12g，白术 15g，大枣 5 枚，水煎温服。脾胃虚寒加炮姜 6g；脾肾虚寒加炮附子 6g；纳差加陈皮、砂仁各 9g。

民间用于止泻、止痢的经验方很多，以上 10 方，乃反复使用皆为实效者，运用得当，对证皆验。

四、劳倦

【辨证施治】劳倦，亦名劳伤。泛指劳累过度，饥饱失时，以致困乏懒言，动则汗出，虚热喘乏，心烦不宁等症。东垣云："夫喜怒不节，起居不时，有所劳倦，皆损其气。气衰则火旺，火旺则乘其脾土，脾主四肢，故困热，无气以动，懒于语言，动作喘乏，表热自汗，心烦不安。经言：劳者温之。夫劳之为病，其脉浮大，手足烦热，春夏剧，秋冬差，以黄芪建中汤治之。……内伤有虚实之分，如饮食失节，劳役所伤，发热自汗，倦怠乏力，乃虚中之证，应补益中和之剂调治，无施解表；若饮食过饱，乃虚中之实，为其所伤饮食，积滞不消，以致心胸痞闷，仍发寒热，恶心恶食，须用消导之剂，俟其消克，心胸舒泰，仍用益脾之药，使无重虚元气；有宿食不消，日晡热气实者下之，亦要详审，无过妄利。故虚人饮食所伤，及外感暴病新愈之后，皆当用六君子理胃为主；内伤劳倦，及久病之后，用补中益气理脾为主，理脾则百病不生，不理脾则诸病续起，久之仍入于胃也。"（《张氏医通》）

由此可见，劳倦主要由饮食所伤，加之疲劳过度，损伤脾胃，大致气虚火旺，腠理不密，故见自汗倦怠、食少懒言等症。若能谨记《素问·上古天真论》"食饮有节，起居有常，不妄作劳"圣训，则劳倦伤脾之患可以减少多矣。

历见劳倦之症，确如东垣所说"春夏剧，秋冬瘥"，大多都是四肢困乏，食少懒言，动则喘乏，心烦不安。欲求完全治愈，需要提前治之。黄芪建中汤为主方，颇为适宜，屡治屡验。既是脾虚为本，六君子汤自然为始终之主方。脾虚气陷，食少倦怠，甚至子宫、直肠脱垂等症，非补中益气汤不能及，此为脾虚劳倦、中气下陷等症之经典方。若能辨证无误，用之效若桴鼓，立竿见影。若能对证加减，其效更佳。

【对证方药】

1. 黄芪建中汤　温中益气。用于虚劳感寒、发热自汗等症。可调和营卫，培建中气，滋养脏腑。桂枝 6g，白芍 12g，炙甘草 6g，生姜 5 片，大枣 4 枚，黄芪 18g，饴糖 30g，人参 12g，水煎温服。四煎宽水，适温泡足，亦可协助解乏。于发病前 1 个月服之，效果比病来方治明显为好。

2. 六君子汤　益气健脾，和胃燥湿。用于胃虚少食，痰嗽呕泄，或成痰癖呕恶等症，以及病后胃气虚者，此方调理之。人参 9～15g，焦白术 9～18g，茯苓 15g，炙甘草 6g，陈皮 9g，法半夏 6g，生姜 3 片，粳米 15g，水煎温服，泡足同上。加香附、砂仁，名香砂六君子汤，治虚寒胃痛或腹痛泄泻；加柴胡、葛根、黄芩、白芍，名十味人参散，主治脾虚潮热、身体倦怠等症。本方为四君子汤加陈皮、半夏而来，用于燥湿健脾。凡属阳气虚弱，脾衰肺损，饮食少思，面黄肌瘦，懒言体倦，四肢无力，脾胃不和，泻痢虚胀，脉来虚软者，皆可在四君子汤基础上对证加减调治。

3. **补中益气汤**　补中升提，益气举陷。用于内伤脾胃，中气下陷，劳倦伤脾，身热心烦，食少懒言，气短而渴，动则汗出，脱肛、子宫下垂，一切清阳下陷，脉大而虚，中气不足之证。蜜炙黄芪 18g，人参 9g，炙甘草 6g，白术 12g，当归 9g，陈皮、柴胡、升麻各 6g，生姜 3 片，大枣 3 枚，水煎温服，泡足同上。本方为益气举陷之总剂，独当一面，凡因脾胃虚弱引起之病症，皆可用此加减，对证用药，效如桴鼓。

4. **简便方**　益气举陷。用于平素脾肺气虚，动则喘息，心慌气短，容易汗出，食少疲倦等症。

（1）炙黄芪 12g，人参 3g，甘葛根 5g，小枣 3 枚，早上泡，当茶饮，晚间水煎数滚，连汤带参、枣食下。

（2）珠儿参，为细末，每服 3～6g，用黄酒送服，随饮鸡汤适量，日 2 次。益气和血，解除疲劳之功甚速，且无任何不良反应。无珠儿参可用三七替代，服法相同。珠儿参亦称鄂参、扣子七、纽扣七，神农架、赛武当、苍狼山等较高山区有生长，但量不多，草药医生及民间视之为宝。

（3）白首乌 60g，大枣 15g，粳米 100g，同煮至白首乌、粳米烂熟，分 2 次食之，大有补脾益肾、养胃和血之功。用于疲劳乏力，常收奇效。白首乌又名隔山俏、藤人参，民间十分珍视，广为使用。此药为多年生藤本宿根植物，药用肉质大块根，生长年代越长越良，洗净泥土，竹刀切片，晒干或鲜用俱可。具有补脾肾、益气血、增力气、解疲乏之功效。3 味同用，其功益佳。

五、虚损

【辨证施治】虚损，病名最早见于《素问》《难经》，随后历代名著名家皆有论及，内容不断丰富，治法越来越细。有五劳六极七伤，或大饱伤脾，大怒伤肝，强力负重、久坐湿地伤肾，形寒饮冷伤肺，忧愁思虑伤心，寒暑风雨伤形，屡受大恐惧伤志，酒色伤肾，劳倦伤脾，大病后失于调养等，均可引起脏腑气血情志损伤，久而成为虚损。其病名之多，远不止以上所述，但总不外乎脏腑气血阴阳。临证最为常见的多为先天不足之脾肾两虚、气血不足、脾肺气虚等，或脾肾阳虚、肾阴不足、心血亏虚等。总与先天不足、后天劳损有关。遵照《素问》"损者益之""劳者温之""形不足者，温之以气""精不足者，补之以味"为治疗大法，重在心、脾、肾三脏，或气虚，或血虚，或阴虚，或阳虚，详其先天后天，轻重缓急，辨证施治。

1. **脾肺气虚** 食少倦怠，大便溏薄，动则汗出，气短声低，面色㿠白，脉象缓弱。治当补益脾肺。方用补中益气汤合牡蛎散加减。兼有潮热者，用黄芪鳖甲散为主，对证加减。

2. **脾肾阳虚** 面色萎黄或苍白，形寒食少，神疲乏力，肢冷便溏，腰脊酸痛，夜尿过多，遗精阳痿，舌淡苔白，脉象细弱或细迟。治宜温补脾肾，方用金匮肾气汤加人参、白术、益智仁、鹿茸、锁阳、肉苁蓉、巴戟天之类，以健脾益气、温肾助阳。肾为胃关，火旺生土。参、术补脾益气。先后天同调，治疗脾肾阳虚常收理想效果。

3. **精血亏乏** 眩晕心悸，健忘怔忡，少寐多梦，虚烦耳鸣，男人房事不济，妇女经血失调，面失华泽，精神不振，舌淡脉细，一派精血亏乏之征。治当补益精血，滋养心肝脾肾。方用龟鹿二仙胶合河车大造丸加减。若兼有阴虚潮热或夜寐盗汗者，男人用知柏地黄汤为主方，女人用知柏四物汤为主方，对证加减。

【对证方药】

1. **补中益气汤合牡蛎散加减** 补肺健脾，敛汗止泻。用于脾肺气虚，动则汗出，食少倦怠，形寒肢冷，气短神疲，舌淡脉细等症。炙黄芪 18g，人参、白术、煅牡蛎、浮小麦、炒山药各 15g，紫河车粉 8g（吞服），当归 12g，升麻、柴胡、陈皮、炙甘草各 6g，生姜 5 片，大枣 5 枚，水煎温服。为末、为丸服均可，汤剂疗效最佳。

2. **黄芪鳖甲散** 益气养阴，滋虚清热。主治劳热骨蒸，午后潮热，食少肌瘦，颧红盗汗，虚劳神疲等症。黄芪、醋制鳖甲、天冬各 15g，柴胡、秦艽、地骨皮、茯苓各 9g，蜜炙桑白皮、蜜炙紫菀、姜半夏、酒炒白芍、酒炒生地黄、炙甘草、盐制知母各 12g，人参、桔梗、肉桂各 5g，共为细末。每服 9g，日服 2 次，稀粥或生姜、大枣煎汤送服。对证加减药味，分量适宜，水煎温服。"病变药亦变"，可明显提高疗效，缩短病程。

3. **经验方肾气丸**　温肾健脾，根本同补。用于脾肾阳虚，根本不足，形寒倦怠，食少神疲，肢冷便溏，夜尿过多，腰酸阳痿，面色㿠白等症。熟地黄 18g，泽泻、牡丹皮、山药、茯苓、山茱萸、人参各 12g，鹿茸 9g，益智仁、白术、肉苁蓉、巴戟天、当归身各 12g，杜仲 15g，炮附子、肉桂各 6g，水煎温服。为末蜜丸，每服 9g，日服 2 次，早用淡盐汤、晚用温黄酒送服亦可，但无汤剂见效快。

4. **经验方龟鹿河车丸**　益气养阳，大补精血。主治气血亏虚，阴阳失调，少年劳损怯弱，老年精血衰败，真元虚损，极虚羸弱之证。鹿角胶、龟甲胶、紫河车各 90g，人参、白术、茯苓、山药各 120g，砂仁 60g，枸杞子、熟地黄、当归、肉苁蓉、锁阳、怀牛膝各 90g，五味子 30g，杜仲、续断、天冬、百合各 90g。如法炮制，因病定量。气虚甚者倍人参，加炙黄芪 180g；阳虚畏寒者加炮附子、肉桂各 30～60g；房事不济、阳痿不举者加鹿茸、淫羊藿、巴戟天、金毛狗脊各 90g；脾虚纳差者倍白术，加陈皮 60g；夜寐遗精、健忘怔忡者加龙骨、牡蛎各 120g，远志、石菖蒲、酸枣仁、龙眼肉各 90g。余随症。共为细末，大枣、核桃仁、黑大豆、黄粟米煮浓汁，和药末为丸，绿豆大，每服 9g，日服 2 次，稀粥或温黄酒送服。减少药味，对证用量，水煎温服，见效较快。待病情稳定，病愈过半时，复用丸药调治。不善服汤药，或病情较缓者，服丸药即可。此方肺、脾、肾三脏同调，大补真元，益气养血，填精壮髓，乃补剂中之峻方，大有扶弱济羸之功。

5. **知柏地黄汤**　滋肾养阴。主治肾阴不足，相火偏旺，手足心热，或夜寐盗汗，腰酸膝软，梦中遗精等症，所谓"壮水之主，以制阳光"是也。地黄 18～30g，泽泻、茯苓、山药、牡丹皮、山茱萸、知母、黄柏各 12～15g，水煎服、为丸服均可。凡肾阴不足诸症，用此方对证加减，均可收到满意效果。

6. **知柏四物汤**　养血清热。用于妇女阴虚潮热，经期超前，手足心热，夜寐盗汗等症。当归、白芍、生地黄、川芎、知母、黄柏各 9～18g，水煎温服。肝经血热、经期超前或心烦易怒者加牡丹皮、栀子、丹参、酸枣仁、茯神之类；月经淋沥不净、烦热、腰酸者加续断、杜仲、茜草根、仙鹤草之类；血不止加棕榈炭、血余炭、莲蓬炭、小蓟炭之类；闭经腹痛或经行不畅者加桃仁、红花、鸡矢藤、穿山甲之类。妇女血病皆可以此方为主，对证加减。其余加减，参看"血证"四物汤下。

引此二方，乃为虚损之兼证或病情较轻者而设；不属虚损证，而因阴虚火旺引起之诸症，亦为男女常用之方，能对证加减，效果俱佳。

虚损名目繁多，肺、脾、肾最为关要。除大伤大病，如痨瘵、癌症、惊恐、伤损等引起虚损外，尚有多病一身，经年不愈，以及先天不足，或后天戕伤，多出现虚损症状。尤其是先天肾气不足，后天脾胃屡伤，即为脾肾两虚，根本不足，此类人群大多一出生即身体不健，极易疲劳，年不及四旬，须发早白，牙齿松动，腰酸膝软，记忆力减退，容易外感，甚至大便溏稀，倦怠畏寒等症。中医视为脾肾两虚，西医检查无病，即所谓"免疫功能趋下而出现的一组疲劳性症状"。中医对证调治，效果较好。正气旺则诸症悉除。

"喜怒伤气，寒暑伤形。"（《素问》）"卫气者，所以温分肉而充皮肤，肥腠理而司开阖，故卫气温则形分足矣。"（《灵枢》）形不足者，动则汗出，困倦懒言，春夏剧，秋冬缓，黄芪建中汤主之；精不足者，少腹急，阴头寒，目眩发脱，虚劳腰痛，金匮肾气汤主之；虚劳虚烦，夜寐不得眠，酸枣仁汤主之。诸虚劳症，健脾保肺滋肾多不可缺。

泻火之亢，以全阴气；壮水之主，以制阳光，法当并行。然苦寒过投，有败胃之忧；甘平恒用，却无伤中之害。水盛而火自熄，勿畏暂用寒凉。治诸虚邪证，法当先顾正气，正气存，则不至于害，且补中有攻意，即补阴所以攻热，补阳即所以攻寒，世未有正气复而邪不退者，亦未有正气竭而命不倾者，此治虚之道也。人之虚弱，非气即血，血之源头在于气，气之源头在乎脾，脾为肺母，肺为生气之宫，故肺气受伤者，必求助于脾土；肾为肝母，肝为藏血之地，故肝血受伤者，必借资于肾水，补肾补脾，法当并行。或补肾而助以沉香、砂仁，或扶脾而杂以山药、五味子，机用不可不活也。

大抵外感六淫，内伤饮食，七情过极，房劳失度等，皆能致虚。其症主要为倦怠少食，精神委靡，动则喘息，不耐疲劳，蜷缩畏寒，或常潮热，气色日见憔悴，肌肉日见消瘦，脉象极大、极小、极虚、极细者，皆为此证。脉来渐缓则渐有生机；渐数渐极，渐大、渐小、渐细、渐虚，皆为病情加重之兆，须防危笃。若数而兼紧弦，或左右关俱弦，则为胃气将绝，则危。脉无神、无根、无胃气，故危。脉来和缓而匀，无浮散弦急，尺脉沉取不绝，谓之有神、有根、有胃气，趋缓则吉，趋急则凶。饮食知味能食，夜寐能眠不惊，目有神光，无油汗如珠、失血、潮热不退，二便如常，无肌肉瘦削、有声无音、语言艰涩、尸臭及二便失禁等现象出现，均有生还希望，谨慎调治，多可转危为安，此言其病情危重者也。若属虚损证尚无危象之时，上下诸方及时对证调治，大多都可痊愈。下列诸方，均可对证选用。

7. **桂枝龙骨牡蛎汤** 治虚劳梦泄，恶寒发热。桂枝9g，白芍9g，炙甘草6g，煅龙骨9g，煅牡蛎9g，生姜5片，大枣4枚，水煎温服，啜稀粥1碗，以助药力。

8. **八味肾气丸** 治肾脏真阳不足，火不归原。即所谓"益火之源，以消阴翳"是也。熟地黄240g，山茱萸120g，干山药（微焙）120g，牡丹皮90g，白茯苓90g，泽泻90g，附子（童便浸煮去皮脐）30g，肉桂（去粗皮勿见火）30g，共为细末，炼蜜为丸梧子大，每服五七十丸，空腹淡盐汤，临卧时温酒下，以美膳压之。

9. **薯蓣丸** 治虚劳诸不足，风气百疾。山药60g，当归、桂枝、神曲、干地黄、大豆黄卷各16g，炙甘草60g，人参、阿胶各15g，川芎、芍药、麦冬、白芍、杏仁、防风、柴胡、桔梗、茯苓各12g，干姜6g，白蔹2g，大枣50枚。大枣煮糊去皮、核，为膏，上药共为细末，炼蜜和枣肉糊和药末，为丸弹子大，空腹服1丸，日2次，100丸为1剂。可疗百疾，常服自验。

10. **酸枣仁汤** 治虚劳虚烦不得眠、夜寐盗汗等症。炒酸枣仁15g，炙甘草3g，茯苓、盐炒知母、川芎各6g，龙眼肉12g，龙骨15g，水煎温服。畏寒加生姜3片；便溏去知母，加人参9g；服药盗汗不止，去川芎，加白芍；怔忡去知母、川芎，加人参、黄芪、当归、远志、莲肉各适量。余随症。

11. **济生鹿茸丸** 治先天真阳久虚，下体痿弱，疼痛喘嗽，水泛为痰等症。鹿茸（酒炙）、牛膝（盐酒炒）、五味子各60g，石斛、巴戟肉、炮附子、川楝肉（酒蒸）、山药、肉桂、杜仲（盐炒断丝）、泽泻（盐水炒）各30g，沉香（另研）15g，为末，酒糊丸梧子大，每服70丸，清晨温酒下。民间用此方多出白蜡、菟丝子、磁石、阳起石4味。

12. **益气润肺枇杷膏** 主治一切劳损虚弱，面色憔悴，四肢无力，食少神疲，腰背疼痛，咳嗽发热等症。鲜枇杷叶60g（去净毛），大梨（深脐者佳）3个（连皮去核切片），西洋参30g，大麦冬、天冬、百合、山药各60g，五味子9g，白蜜120g（先煮滴水成珠，大便干燥者多加，溏泻者不用，以白糖代之），大枣250g，建莲肉120g（不去内皮）。先将枇杷叶放砂锅内，以干净河水煎出浓汁，用细布沥净其汁，去渣，后将参、麦、梨、枣等味连蜜和入煎熬，以莲肉融烂为止，以瓷瓶收贮。每用15～30g，1日2～3次，温热食之。此药尤宜肺、脾二脏，如仅虚弱而不咳嗽者，去枇杷叶。咳嗽多痰者加川贝母30g（研细末，候煮熟时入内，煮数滚即可）。若兼吐血者，加鲜藕节 30 个，捣汁同煮。冬月多制，不易腐坏。气温高时，配制量不宜大，需要冷藏保鲜。稍有腐坏，不可再食，以免中毒。

13. **辅助方**　大补元气，滋养肺肾。适宜于极虚羸弱之人，气血大虚，动则喘息，或大病之后，元气虚损，精血亏乏，白细胞低下，不耐风寒，容易感冒等症。紫河车 1 具（清水洗净血渍），人参 30 ～ 60g，枸杞子 60g，鲜山药 1500g，小枣 60 ～ 90g，肉桂 9 ～ 15g，生姜 60 ～ 90g，食盐少许，清水适量，放于砂锅内文火缓炖至紫河车烂熟，分作 3 ～ 5 日量，身体极虚，食少纳差，消化力差者，7 日尽剂，连汤带药缓缓食之，大有补益元气之功。如气虚甚者，用生黄芪 120g 煎水去渣，以此水炖上药；血虚甚者，加入当归身 30 ～ 60g；脾虚纳差，大便不实者，加入焦白术 30 ～ 60g，肉豆蔻、砂仁、诃子各 30g，纱布包为小包，线扎紧同炖。无紫河车，用鹿胎、鹿胎衣、羊胎、羊胎衣代之，亦有补益元气之功。

虚损非一般病症，简易之方难有明显效果。为不延误病机，影响治疗，故省去此节，类似症仿此。

六、厥证

【**辨证施治**】厥，猝然昏仆，不省人事，手足逆冷，面色苍白，或者瘀青，移时逐渐苏醒。其症状似中风，但无半身不遂、口眼㖞斜与鼾声、痴呆现象，临证较易辨别。气厥虚者，多因先天禀赋不足，元气素虚，复因疲劳悲恐，而发厥逆；体实不虚者，多发于暴怒之时，气机逆乱所致。痰厥多发于湿痰之体，偶因恼怒，痰随气逆，气道阻塞，清窍蒙蔽，突发本症。食厥多因饮食失节，或饥饱无度，或至饱食之时，骤逢暴怒，以致食气填中，上下痞隔，因而发厥。尚有尸厥等许多名目，但常见者多为以上三种。因其急促，多为昏仆，不省人事，故称之为厥。

治疗大法，虽分气、食、痰三种，而多以气为主，痰、食随气上逆，因而发为厥仆。当发厥之时，可用通关散取嚏，随以姜汁、竹沥调苏合香丸灌服，或用针刺、刮痧急救，待苏醒后，再行辨证施治。

1. **气厥**　虚人气息微弱，面色㿠白，伴有自汗，脉来沉细，且常有反复发作病史，治宜补气养血，方用八珍汤加减；实证呼吸气粗，口噤握拳，脉象起初多伏，醒后多沉结，治宜理气开郁，方用五磨饮加减。

2. **痰厥** 症见昏迷不醒，喉间痰声辘辘，亦有痰浊郁滞于胸膈之间而无声响者，脉来多见沉滑或弦滑，舌苔白腻，治宜豁痰顺气，方用导痰汤加减。

3. **食厥** 每发于饮食之后，腹胀或大便不行，舌苔厚腻，脉多滑实，治宜和胃消导，方用保和丸加减。气实便秘者加枳实、大黄之类。

然厥之为病，猝起手足清冷，胸若窒塞，烦而不能食，脉来大小皆涩。厥逆上泄，阴阳失和，猝然不知人事，气复反则生。夏暑秽浊袭人，胸脘郁闷，使人煎厥气逆，目盲不视，耳闭不听，以清暑益气之药治之（方见夏伤于暑证下）。大怒则气逆，血壅于上，使人薄厥；血积胸中不散，气道阻碍不行，故为暴逆，以血府逐瘀汤加减治之。喘而狂走登高，为阳明厥，此为邪实，承气汤下之。厥气腹满，昏不知人，猝然闷乱扑倒者，名曰尸厥，急刺手足十宣穴令出血，并加脊背刮痧，点刺瘀斑出血，再用十三味金灵散（见方药介绍部分）6g，温开水调服，即可苏醒。若是形似有余、实则本虚之人昏厥，速用炮附子 9g，人参 60g，文火煎浓汁三小碗，分 3 次温服，并艾灸气海、丹田各 30 壮，至苏醒乃止。厥逆者，因精气内夺，气机紊乱，所以致病多急。或按痧症急救法治之，即可苏醒。或用金灵散，温开水调服，亦可速醒。醒后需要对证调理，以求根治。

【对证方药】

1. **通关散** 辛通开窍。用于厥证实者，牙关紧闭，握拳肢冷，胸脘窒塞，脉来沉伏之闭证。暂用通关散，待其苏醒后，需要对证调治。薄荷、猪牙皂角等份，共为细末，吹入鼻孔内取嚏，以人苏醒为度。中风患者禁用！

2. **苏合香丸** 化浊通窍醒神。用于寒邪内闭，猝然昏仆，牙关紧闭，痰湿壅盛，不省人事，或腹痛肢冷，伤于秽浊，欲吐不得等症。白术、青木香、犀角（代）、香附、朱砂、诃子、白檀香、安息香、沉香、麝香、丁香、荜茇、龙脑（冰片）、苏合香油、熏陆香，法制为丸。中成药，每丸重 3g，每服 1 丸，温酒化服，小儿酌减。

3. **八珍汤** 益气养血。用于气血两虚，面色㿠白，气息不足，动则汗出，脉象细弱等症。人参、白术、茯苓、炙甘草、当归、白芍、熟地黄、川芎各 9 ~ 15g，水煎温服。气血虚寒者加炙黄芪、肉桂，名十全大补汤，入煨姜、大枣、粳米同煎服。

4. **五磨饮** 消食导滞，顺气磨积。用于气厥脉证俱实者，发病时呼吸气粗，口噤握拳等。沉香 9g，乌药 15g，木香 9g，枳壳、槟榔各 15g，此为常用量，临证可因人加减。

5. **导痰汤**　豁痰顺气。用于痰厥昏迷不醒，喉间痰声辘辘，脉来弦滑等症。姜半夏、制南星、陈皮各 6 ~ 9g，枳实、茯苓各 9 ~ 12g，甘草 3 ~ 9g，加石菖蒲、远志、乌药、厚朴各 9 ~ 12g，水煎温服。

6. **保和丸**　和胃消导。用于饮食失节，饥饱无度，脘腹痞闷，气滞肠鸣，甚至大便秘闭，腹胀疼痛等症。山楂、神曲、茯苓各 9 ~ 15g，半夏、陈皮各 6 ~ 9g，连翘、莱菔子各 9 ~ 12g，加枳实、大黄、木香各 6 ~ 9g，水煎服、为末服、制丸服均可。

7. **血府逐瘀汤**　活血祛瘀。用于胸中血瘀、血行不畅而致胸痛、头痛，日久不愈，痛如针刺，以及呃逆不止，心烦躁热，心悸不寐，善怒气逆，甚至血壅气逆暴厥，属于实证者。当归、生地黄各 15g，桃仁、红花各 12g，枳壳、赤芍各 15g，柴胡 9g，甘草 6g，桔梗、牛膝、川芎各 12g，加紫苏子、厚朴、乌药各 12g，以宽胸降逆理气，水煎温服。药渣再煎，加陈醋泡足。

8. **金灵散**　活血行瘀，理气导滞。主治气滞、血瘀、痰阻、寒凝、食积等原因引起的脘腹诸痛，甚至突发胸闷憋气，腹痛难忍，四肢逆冷，额头冒汗，烦躁神昏等症，用之皆验，速能苏厥醒神，理气止痛。净血灵脂（老黄酒炒）30g，郁金 15g，细辛 6g，莪术（陈醋炒）15g，沉香 15g，枳实（麦麸皮炒）12g，延胡索（陈醋炒）、乌药、广木香、净明矾各 15g，降香 9g，甘草 5g，净阿魏 12g，共为细末，每服 3 ~ 6g，温开水送服。我拟此方已配制使用五十余年，凡用必验，理气降逆、和胃止痛、醒神宁烦、宽胸豁痰之功甚佳。提示：必须排除急腹症，如急性阑尾炎、胃穿孔等，以免延误最佳治疗时间。

9. **简便方**　欲求迅速苏醒，最快莫过于针刺、火焠、按摩、刮痧等方法，待其醒后，续用方药对证治之，多可痊愈。其中针刺十宣、人中、百会、涌泉等穴，最为首要，起效亦快。火焠即烧灯火，用灯芯蘸香油干湿得宜，点燃焠穴位同上，用麝香线（预先配制）焠之效果更佳。按摩，因其症状轻重缓急，用手指或手掌用力适度，抚而摩之，使其气机顺和。刮痧，病情急者，先从脊背大椎穴处起，用光滑瓷碟蘸苏合香油等芳香类药油，自上而下、由轻渐重刮之，其疏通血脉、宽胸理气之功甚速，屡用于此类证候，皆收满意效果。使用得法，多可迅速使患者苏醒，且无任何不良反应或后遗症。此为疏通气血、苏厥醒神速效之法，屡用屡验。病情缓解后，续宜对证调治，方可无虞。

气滞、痰壅、食积实证，苏合香丸、开胸顺气丸、沉香化滞丸、礞石滚痰丸之类中成药，常备一二种，胸脘痞闷或感神情不舒时，适量服之，多可避免昏厥发生。或仓促间无药，或乡村一时不便，急用陈皮约 15g，陈莱菔子（微炒）约 30g，水煎温服，亦可化滞消积，宽胸降逆，气顺痰化，厥逆自解。或用石菖蒲、远志各 6g，檀香 2g，开水泡服，亦可理气化浊，清脑醒神。常发厥逆者，常服可减少复发。

若属气虚不足，偶因精神刺激突然昏厥，常用乌药 6g，人参 5g，紫苏梗 6g，开水泡，当茶饮，晚间水煎泡足，可减少复发。香砂六君子丸、柴胡疏肝散（用人参适量煎汤调服）之类，服之亦可缓解。

七、郁证

【辨证施治】郁证，郁滞不得发越，情志不舒，精神抑郁引起的一类病症。主要表现为情志抑郁，心烦不宁，胸胁痞满或胀痛，易怒，喉梗，失眠健忘等症。丹溪曰："气血冲和，万病不生；一有怫郁，诸病生焉。"故有六郁之称，即气郁、血郁、痰郁、湿郁、热郁、食郁六种。多为气郁为先，而后诸郁形成。治疗大法，疏肝解郁为主，兼以和血、化痰、祛湿、清热、消食，夹虚则益气养血，扶正治本。

1. 精神抑郁　情绪不宁，胸胁胀闷，甚至刺痛，脘闷嗳气，痞胀纳差，女子经血滞涩，甚或闭阻不行。因于肝气郁滞，气机失和者，舌苔薄腻，脉弦或涩，治宜疏肝解郁，理气和胃，方用越鞠丸或柴胡疏肝汤为主方，随症加减。

2. 气郁化火　烦躁易怒，胸闷胸痛，嘈杂吞酸，咽干口苦，大便秘结，小便短赤，甚或头痛目赤，耳鸣耳闭，舌红苔黄，津液不足，脉象弦数。此为气郁化火，故见烦躁易怒、口苦便秘等症，治宜清肝泻火，和中解郁，方用丹栀逍遥饮加黄连、黄芩、大黄、芦根、吴茱萸之类，以清热泻火，舒郁止呕。

3. 气滞痰郁　胸脘痞闷，咽中阻梗，吐之不出，咽之不下，胸胁时感刺痛，情绪不宁等症，舌苔白腻，脉象弦滑。此为脾失健运，生湿停聚，痰气郁结所致，故咽中如物梗阻，亦称"梅核气"，治宜宽胸化痰，利气解郁，方用涤痰汤为主方，加竹茹、黄芩、桔梗、紫苏子、乌药、厚朴之类，宽胸舒郁，利气化痰。

4. 忧思伤脾　精神恍惚，心神不宁，甚至悲伤哭啼，此为抑郁日久，气虚亏虚，即《金匮要略》谓"脏躁"，治宜养血安神，方用甘麦大枣汤加柏子仁、酸枣仁、茯神、合欢花、首乌藤之类；若为心脾两虚，食欲不振，心悸胆怯，失眠健忘，头晕神疲，面失华泽，精神不振，由于劳心过度，思虑伤脾，而致心脾两虚、气血不足者，舌质淡，脉细弱，治宜心脾同调，补益气血，方用归脾汤为主方，随症加减。

5. 阴虚火旺 眩晕心悸，心烦易怒，夜寐不实，男人遗精腰酸，妇女月经失调，因于阴虚阳浮，精血亏乏，虚热内扰所致，舌质多见红而少苔，脉来细弱或微数，治宜滋阴清热，养血安神，方用加减莲子清心饮为主，随症加减。

此症除药物治疗外，尚需心情愉悦，淡化致病原因，不可思虑忧郁，情志不舒，以断"敌之资粮"（徐大椿《用药如用兵论》），其病多可痊愈。反之，思虑忧郁不减，精神委靡不振，继续耗伤阴血，纵有仙丹妙药，亦难明显见效。说明精神抑郁导致之病，精神不能移情易性，致病原因不减，仅仅药物治疗，不过是"扬汤止沸""隔靴搔痒"而已，即使暂缓一时，转眼复作，根治难矣。

【对证方药】

1. 丹栀逍遥饮加味 清热舒郁。用于六郁之木郁，烦躁易怒，耳鸣头痛，二便秘涩等症。肝属木，木郁则火郁，火郁则土郁，土郁则金郁，金郁则水郁，逍遥散治木郁，诸郁皆解。柴胡、当归、白芍、白术、茯苓各 9 ~ 15g，甘草3 ~ 6g，薄荷 9 ~ 12g，煨姜 3 ~ 5 片，牡丹皮、栀子、黄连、黄芩各 9 ~ 12g，大黄、吴茱萸各 6 ~ 9g，芦根 16 ~ 24g，水煎温服。末煎加陈醋泡足。

2. 涤痰汤加味 宽胸化痰，利气解郁。用于六郁之气滞痰郁，胸脘痞闷憋气，咽中梗阻，欲吐不出，欲咽不下，情绪不宁等症。姜半夏、胆南星各6 ~ 9g，茯苓 12 ~ 18g，陈皮、枳实、厚朴、竹茹、石菖蒲、远志、桔梗、紫苏子、乌药各 9 ~ 12g，甘草 3 ~ 6g，生姜 3 ~ 5 片，大枣 3 ~ 6 枚，水煎温服。末煎加陈醋泡足。

3. 加味甘麦大枣汤 养血安神。用于六郁之属于心脾两虚证，精神恍惚，心神不宁，甚至悲伤哭啼。此为抑郁日久，阴血亏乏，妇女脏躁等症。甘草6 ~ 12g，小麦 15 ~ 30g，大枣 3 ~ 9 枚，加柏子仁、酸枣仁、茯神、合欢皮、首乌藤、当归身、酒炒生地黄、白芍、龙眼肉之类各 9 ~ 15g，以养血安神，滋养润燥。

4. 归脾汤 引血归脾。治思虑过度，劳伤心脾，怔忡健忘，盗汗发热，倦怠少食，夜寐不眠，或脾虚不能摄血，致血妄行，以及妇人带下淋沥不净等症。炙黄芪 15 ~ 30g，当归、龙眼肉、酸枣仁、白术、人参、茯神、远志各 9 ~ 18g，木香、甘草各6～9g，生姜3～6片，大枣5～9枚，水煎温服。

5. **加减莲子清心饮** 清心宁神。用于心阴不足，虚火偏旺，心烦易怒，夜寐不安等症。白莲肉15～30g，西洋参6～15g，麦冬9～18g，黄芩9～15g，茯神、酸枣仁各15～24g，地骨皮、生地黄、知母、黄柏各9～15g，芡实、龙骨、车前子各15～30g，水煎温服。末煎加陈醋适量泡足。

气郁，胁痛，脉多沉涩；湿郁，周身沉重或关节强痛，遇寒湿阴雨则甚，脉多濡细；火郁，瞀闷烦心，溺赤或便秘，脉沉而数；痰郁，胸痞喘息，脉来滑象；血郁，四肢无力，或见便血，脉沉涩或芤；食郁，宿食积滞，哕酸腹胀，不思饮食，脉多弦滑。六郁以气郁为多，气郁消除，诸郁即缓。

用越鞠丸治郁，以香附、川芎、苍术开郁利气为主。谓气郁而湿郁，湿郁而成热，热郁而成痰，痰滞而血不行，血滞而食不化，此六者相因而为病。木郁则土郁，土郁则金亦郁，金郁则水亦郁，五行相因，自然之理。用一方治其木郁，诸郁皆因之而愈，逍遥散是也。甚者方中加左金丸，以黄连治心火，吴茱萸气燥，肝之气亦燥，同气相求，而佐金以制木，因而得名。郁证多缘于志虑不伸，而气先受病，故越鞠、四七始为主方。郁之即久，火邪耗伤阴血，不可续用苍术、香附等辛燥之味，所以有逍遥、归脾之设。

郁证多患于女性，因其所思不遂，所欲不达，久则皆能致病。临证多表现为情志抑郁、头痛、喘嗽、经闭、失血、骨蒸、带下等症。

郁证脉象，多见沉伏，或结，或促，或涩，郁在肝肾则见于左，郁在心脾则见于右，气血食积痰饮一有留滞于其间，脉必因之而滞涩。脉当有神，和缓之象易愈。若脉来牢、革、弦、长、沉、伏、结、促，气实者可散，气通则和；胃气衰败，为正气虚损，切不可散，散之重虚，当从调和补益，即使见效缓慢，亦不可再行耗气之药。所以郁证得弦、革而强脉象者，是为胃气虚羸，只能甘温和中，调养气血，正气复则郁自解。以下二方，以备选用。

6. **越鞠丸** 理气舒郁。统治诸郁，胸脘痞闷，吞酸哕腐，饮食不消等症。香附（童便浸）、苍术（泔浸去粗皮，麻油炒）、川芎（童便浸）各60g，山栀子（姜汁炒黑）、神曲（炒香）各15g，共为细末，滴水为丸，绿豆大，每服9g，白汤下，阴虚多火者禁用。越鞠者，若人鞠躬郁伏，气不得发越。以此方治诸郁，以理气为主，气郁夹寒湿者宜之。湿郁加白术、茯苓；热郁加青黛、黄连；痰郁加半夏、陈皮；食郁加枳实、山楂、麦芽；血郁加桃仁；气郁加木香、乌药；夹寒加吴茱萸。此为因证加减之大略，临证变通可也。

7.　**左金丸**　泻肝降逆。治肝经郁热，吐酸绿青黄水，哕气嘈杂，胸痛、头痛等症。川黄连180g，吴茱萸（去闭口者）30g，吴茱萸同黄连加水适量，文火煎干，为细末，米饮糊丸，梧子大，每服四五十丸，空腹白术、陈皮煎汤送服，或用逍遥散作汤送下。

8.　**简便方**　疏肝理气，醒脑清神。用于肝气抑郁，情志不舒，多梦健忘，精神不振等症。厥证下相关方可参考选用。

（1）醋炒柴胡、醋炒香附、郁金各6g，开水泡服，早上泡，服至晚间水煎加陈醋泡足。疏肝理气解郁，适宜胸胁郁闷或刺痛等症。

（2）石菖蒲、远志各6g，丹参15g，服用法同上。适宜于头昏心烦、心神不宁者。

（3）酸枣仁、龙骨、龙眼肉各15g，服用法同一方。适宜于夜寐多梦、神疲健忘等症。

（4）合欢花（无则用合欢皮）15g，乌药6g，服用法同一方。理气舒郁，适宜于情志抑郁，脘胁不舒。

（5）丹参15g，麦冬、莲子肉各9g，郁金5g，服用法同一方。清心宁神，适宜于心烦不宁、抑郁不舒等症。

八、痞满

【**辨证施治**】痞者，胸脘似胀，满闷不舒，按之不痛，但觉痞闷不舒而已。此为临证常见症状，多与饮食失节、情志不舒、劳倦伤脾有关。丹溪曰："膜满痞塞者，皆土之病也。与胀满有轻重之分，痞则内觉痞闷，而外无胀急之形者，是痞也。"

若时常中腹部以上痞闷，少食乏力，时感倦怠，舌质淡，脉细缓，为脾虚气滞，治宜健脾理气，方用香砂六君子汤为主，对证加减。

若起病较急，胸脘痞闷，胁下胀痛，甚或刺痛，多为肝气横逆，肝胃失和，舌红苔腻，脉来弦紧或滑，多与暴怒气逆或怄气时进食有关，治宜疏肝理气、和胃消食，方用经验方宽中散为主，对证加减。

若胸痞畏寒，时吐清水，饮食不易消化，精神不振，怠惰无力，舌质淡，苔白润，脉象细迟无力，是为脾胃虚寒，运化无力，治宜温中健脾，方用加味丁香透膈汤为主，对证加减。

此症治法总宜疏导调和为要，不可过用克伐之味，以免伤及脾胃，久则胸膈痞闷难愈。症状轻者，乌药、陈皮各 3 ～ 9g 泡水当茶饮，即可消除痞满。热加黄芩 6g；寒加干姜 3g；纳差加白术、砂仁各 6g；呕吐加半夏 3g，芦根 6g，或藿香 6g，厚朴 6g 亦可；胁痛加柴胡、香附、延胡索各 6g。余随症。此为简易之方，轻症早用，多能速愈。

痞满甚是常见，对证用药，极易治愈。情志愉悦，劳逸适度，饮食有节之人，少有患此症者。

【对证方药】

1. 香砂六君子汤　健脾燥湿，益气和胃。用于脾虚气滞，胸脘痞闷，倦怠乏力等症。党参 15 ～ 30g，白术、茯苓各 9 ～ 18g，甘草、陈皮、半夏、木香、砂仁各 6 ～ 9g，水煎温服。胸痛加柴胡、香附、赤芍之类各适量。

2. 经验方宽中散　宽胸理气，舒肝解郁。用于饮食失节，情志不舒，肝气郁结，胸膈痞闷，胁下刺痛等症。柴胡、香附、枳壳、厚朴各 60g，木香、乌药、紫苏子、沉香、青皮、陈皮、川芎、赤芍各 30g，炙甘草 9g，共为细末，每服 9g，温开水或稀粥和服。肝火旺加黄芩、龙胆草、栀子、木通等；便秘加大黄；烦躁加朱砂、酸枣仁、麦冬、连翘等；食滞加山楂、槟榔等。余随症。

3. 加味丁香透膈汤　温中健脾，理气消痞。主治脾胃虚弱，胸膈痞闷，气虚气短，食少倦怠，舌淡脉弱，脾胃虚寒痞满者。人参、白术各 12g，茯苓 15g，炙黄芪 18g，丁香、炮姜各 6g，紫苏子、半夏各 9g，乌药、香附、砂仁（后下）各 12g，陈皮、神曲、麦芽各 9g，炙甘草 6g，大枣 5 枚，水煎温服。或共为细末，每服 6 ～ 9g，生姜、大枣煎汤送服，稀粥调服亦可。

4. 简便方　宽胸理气，和胃除满。用于胸脘痞闷、气滞脘痛等症。

（1）砂仁、厚朴各 5g，藿香 3g，开水泡服，晚间加陈醋泡足。适宜于胃脘痞闷、气滞不舒等症。

（2）陈皮、炒莱菔子各 6g，木香 3g，服用法同上。适宜于饮食积滞、脘腹胀闷或痛等症。

（3）白术 9g，神曲、大腹皮各 6g，服用法同方一。适宜于脾虚气滞、脘腹痞闷等症。

（4）人参 3g，山药 12g，佛手 5g，服用法同上。适宜于气虚纳差、神疲脘闷等症。

（5）高良姜、益智仁、白豆蔻各 5g，服用法同上。适宜于胃寒痞闷、食欲不佳等症。

（6）白术 9g，薏苡仁 15g，陈皮 3g，服用法同上。适宜于湿滞脾胃，运化失常，以致脘腹痞闷等症。

九、脂瘀症（脂肪肝）

【辨证施治】脂瘀症，近似痞满而局限于中腹部偏右，理论上为脾胃之处，实乃肝胆之位也，现代医学称之为"脂肪肝"。致病原因大致与膏粱厚味有关，入多出少，摄入的营养过剩，支出的消耗偏少，日久积累，瘀滞于肝脏，肝为刚脏，性喜条达；一旦被脂肪瘀积，失去条达之功，故见"肝区"郁闷胀满，甚至胀痛，身体乏力，容易疲劳，"将军肚"崛起，严重的行走喘息，懒于运动，以致从轻度到中度、重度，对劳作、生活、健康，都有一定影响。

引起此症之原因为"口入"，荤腥油腻，嗜酒过度，少于运动，积久所致。若能从轻、中度之时开始注意，饮食清淡，增加运动，其症多可不治自愈。若到重度时，脘腹胀满，甚至右中腹部胀痛，动则喘息，全身强滞，疲倦懒动等症出现时，则须及时治之。能够饮食清淡，加强运动，配合中药消克，不出 1 个月多可降至轻度，甚至完全消除"脂肪肝"，卸下"包袱"，身体轻松。

1. 湿滞脂瘀　形体偏胖，行动迟缓，面色乏泽，甚至晦暗，明显中腹部崛起，舌质暗，苔灰腻，脉来沉细或弦滑，治宜祛湿消脂、疏肝行瘀。方用楂红饮为主，对证加减。

2. 气郁血瘀　面色晦暗或暗紫，身体偏胖，动作迟缓，语言不利，气息不畅，舌质淡紫晦暗，舌苔灰腻，脉来细涩弦迟，治宜疏肝解郁、活血祛瘀，方用血府逐瘀汤为主，对证加减。

3. 脾肾不足　形体偏瘦，面色萎黄，语言动作急躁，性情乏柔，容易疲倦，少寐易醒，心烦易怒，胸胁胀闷，时或刺痛，手足心热，舌质光红少苔，脉象多弦数，治宜健脾滋肾、疏肝化瘀，方用益脾滋肾消脂饮为主，对证加减。

【对证方药】

1. 楂红饮　祛湿行瘀。用于湿滞脂瘀，胁腹胀闷，时感隐痛或刺痛，中腹部"崛起"，行动迟缓，容易疲倦等症。山楂 30g，红花、赤芍各 15g，丹参 60g，桃仁、苍术各 15g，薏苡仁 30g，赤茯苓、厚朴、枳实各 15g，柴胡 12g，醋制香附、郁金、酒炒大黄各 15g，茵陈 60g，水煎温服。药渣再煎，加陈醋适量泡足。

2. **血府逐瘀汤加减** 活血祛瘀。用于气滞血瘀，胁腹胀闷刺痛，急躁善怒，心烦不寐等症。当归尾、生地黄、桃仁、红花、枳壳、赤芍各 15g，柴胡、香附、川芎、川牛膝、酒大黄、郁金、延胡索各 12g，生山楂 18g，水煎温服，泡足同上。

3. **益脾滋肾消脂饮** 健脾滋肾，柔肝消脂。用于脂瘀症属于脾肾不足，肝气瘀滞，形瘦面黄，夜寐不实，心烦易怒，胁腹满闷或刺痛等症。党参 18g，白术、茯苓、山药各 15g，生地黄、枸杞子、何首乌各 18g，赤芍、当归各 15g，红木香、丹参各 30g，红花、黄芩、青蒿、知母各 15g，粳米 15g（护胃养胃），水煎温服。病情缓者，为末服亦可，每服 15g，日服 2 次，温开水调服。

注：红木香乃五味子根，疏肝和胃，降酶舒郁，理气止痛。

4. **简便方** 消脂化瘀。用于脂瘀症各阶段，有控制和减轻脂瘀功效。泡水代茶饮，简便易行，可作辅助治疗，或预防保健之用。适宜于湿热阻滞、血脂血瘀之脂肪肝、高血脂患者。

（1）生山楂 15g，丹参、薏苡仁各 30g，泡水当茶饮，早上泡，晚上水煎 15 分钟，去渣饮之。坚持常服，有一定效果。

（2）炒神曲 15g，枳实 6g，酒大黄 3g，服法同上。

（3）鸡矢藤 15g，赤芍、莱菔子各 6g，服法同方一。

（4）萝卜干 18g，鸡内金、草果各 5g，服法同上。

（5）槟榔薄片 12g，陈皮 9g，木香 3g，服法同方一。药渣再煎加陈醋泡足。

（6）苍术 9g，红花、桃仁各 5g，服法同上方。

十、血瘀症（高脂血症）

【**辨证施治**】血瘀症，与脂瘀症相似，亦为"体内垃圾"使然，症见身体强滞，头脑昏沉，甚至头痛眩晕，心烦少寐，倦怠疲困，血压持续偏高，脉管炎、脑动脉硬化等病症相继出现。此症多与饮食失节、起居无常、精神压力过大、多坐少动、过食荤腥油腻、嗜酒无度等有关。不仅病从口入，更因少动多欲。今人年不足四旬即见"一身垃圾"，精力、耐力、劳作等已经比不过经常辛勤之六七旬老者。物质富庶，不能身心怠惰。劳动，对于心身健康而言，有益无害。

行医五十余载，从未见过质朴勤劳之人身患血脂症与血瘀症者。故称其为

"体内垃圾"或"营养剩余症"，并非虚构。与脂瘀症同，能改变旧习，饮食清淡，勤于运动，精神减压，非但可以减少致病，已患血瘀症者，亦不难治愈。常见有人患高脂血症，到处求治，服药、"血疗"等，远不如饮食清淡、勤于运动、服中药十天半月效果好。初次小结，仅为临证经验而已。苦口婆心，只愿人们正气旺盛，血脉流畅，心身愉悦，百岁不衰，此我之本意也。

1. **肝经湿热** 头脑昏沉，全身强滞，四肢困乏，嗜睡或少寐，多梦疲倦，心烦易怒，口干口苦，食不知味，溺黄便秘等症，治宜清热利湿、疏肝活瘀，方用天麻茵陈汤为主，对证加减。

2. **气滞血瘀** 胸脘满闷，胁下刺痛，甚至身体出现紫斑，全身强痛，活动不便，舌质晦暗，脉来迟涩，治宜疏肝解郁、活血化瘀，方用新丹参饮为主，对证加减。

【对证方药】

1. **天麻茵陈汤** 清热利湿，活血化瘀。用于肝经湿热偏重，头脑昏沉，全身强滞等症。天麻18g，茵陈30g，栀子、黄芩、木通、滑石、龙胆草各15g，薏苡仁30g，川芎12g，赤芍15g，丹参30g，桃仁、红花各12g，酒大黄9g，甘草6g，粳米15g，水煎温服。药渣再煎，加陈醋250mL泡足。

2. **新丹参饮** 疏肝解郁，活血化瘀。用于血瘀症之气滞血瘀，胸胁胀痛，心烦易怒，全身强滞，皮下紫斑，活动不便等症。丹参60～120g，赤芍、当归尾、红花、桃仁、延胡索、郁金、醋制香附、乌药各12g，酒大黄9g，水蛭、炙山甲、三七粉各6g（分2次吞服），鸡矢藤30g，甘草6g，粳米15g，水煎温服。为末或为丸，每服15g，日服2次，温开水送服亦可。

3. **简便方** 活血化瘀。用于血瘀症之辅助治疗，主要表现为血脉不活，甚至静脉瘀阻，皮下紫斑，木痛沉困，或脑梗、胸痹、头痛肢强等症，可作预防及辅助治疗血瘀症，小剂量泡水饮、为末吞服均可。

（1）水蛭（醋制）1g，三七（切薄片）2g，丹参30g，此为1日量，开水泡服，或为末吞服均可。

（2）丹参30g，红花、赤芍各6g，服法同上。

（3）天麻、蔓荆子、薄荷各6g，地龙（醋制，纱布包）、川芎各3g，罗布麻6g，赤芍9g。此方平肝潜阳，凉血活血。小剂量服法同上，大剂量水煎温服，药渣再煎，加陈醋泡足。

（4）鸡矢藤15g，月季花9g，苏木3g，川牛膝9g，服法同上方。

（5）刘寄奴、当归尾各9g，酒大黄3g，服法同上方。

（6）生山楂12g，丹参30g，红花6g，服法同方三。或加陈皮、砂仁、白术各5g，健脾和胃，以免伤胃，影响消化。

诸方均宜参考加用，脾胃不虚者只用本方。亦可与脂瘀症下简便方互参选用，总宜消脂化瘀为要。选方需要对证，能兼顾脾胃，勿伤中和之气，避免顾此失彼之弊，方为良法。

十一、水肿

【辨证施治】水肿，乃体内水湿停留，失于运化，以致全身或局部浮肿之病症。若无明显宿疾，如心、肺、脾、肾、肝等脏器无重大疾病，妇女无带下、闭经、癥瘕等病，而出现水肿者，则多与脾、肺、肾三脏功能失调，三焦、膀胱疏导失常有关。盖肺气失宣，则不能通调水道；脾失健运，则不能升清降浊；肾不主水，则水气泛滥。如若肺、脾、肾三脏俱病，必累及三焦决渎与膀胱气化功能失常，因而水湿停聚，导致水肿。

历代医家对本病有较多分类，常见的多以朱丹溪阴水、阳水之说为依据。《金匮要略》则有风水、皮水、正水、石水、黄汗之分。风水，其脉自浮，外证骨节疼痛，恶风；皮水，其脉亦浮，外证胕肿，按之没指，不恶风，其腹如鼓，不渴，当发其汗；正水，其脉沉迟，外证自喘；石水，其脉自沉，外证腹满不喘；黄汗，其脉沉迟，身发热，胸满，四肢头面肿，久不愈，必致痈肿。

除辨证以外，尚需求因。根据临证所见，很多病都可引起水肿。如多种癌症、重大外伤、先心病、妇科杂病等。如果只对证施治，而忽略"因"的根本，即何病所引起之水肿，仅仅消肿，只可暂管一时，水肿瞬间复作。俗有"男怕穿靴，女怕戴帽"之说，亦有一定道理，临证可作参考。

1. 阳水　因于风邪侵袭，腠理不固，肺气失宣，不能通调水道，下输膀胱，而致风遏水阻、流溢肌肤而成本病。症见面目浮肿，多见上肢先肿，继而全身，骨节疼痛，或寒热恶寒，咳喘等症，舌苔白滑，脉浮或缓，治宜越婢加术汤，热不甚者去石膏；水湿浸渍，肢体浮肿，按之没指，小便短少，脉浮，而不恶风，骨节不痛，口不渴，舌苔薄腻或白腻，治宜温阳利水，方用五苓散或五皮饮，对证加减治之。

2. 阴水　由于脾肾阳虚，症见面色㿠白，遍身浮肿，腹胀不舒，小便清白短少，大便自调或溏泻，四肢清冷，舌苔白腻，脉来沉迟。治宜温阳为主，脾虚者用实脾饮，肾虚者用真武汤或济生肾气丸。药物治疗同时，饮食忌盐，温和而有规律，谨避寒冷水湿，劳逸适度，心情平和，以免病情反复无度。

3. 水肿危症　唇黑而肿，缺盆平，掌无纹，脐突，足底平，背平肩耸，卵缩向上，阴囊无缝及阴茎肿腐者，皆危；大便滑泄，水肿不消者亦危；若加以喘满，虽然新病，亦为危象；泄后腹胀而青筋暴露者，鼻煽目青，耳焦面黑，肌瘦肉脱者，俱危。先起于腹，后散于四肢者顺，反此者逆。顺者易治，逆者难疗。肺气不下行，两足肿溃，小便全无，腹中痛无名状，按左痛攻右，按右痛攻左，揉熨则腹满俱痛，叫喊不绝，利水敷脐之药俱不效，则更为险恶。

【对证方药】

1. 越婢加术汤　解表发汗，利水消肿。用于外感风邪，恶风浮肿，寒热喘咳，骨节疼痛等症。麻黄6～9g，石膏18～30g，甘草3～6g，生姜5～9片，大枣3～6枚，白术9～18g，水煎温服。无热者去石膏。

2. 五苓散　温阳利水消肿。用于水湿浸渍，肢体浮肿，按之没指，小便短少，口不渴，脉浮，而不恶风，骨节不痛，舌苔白腻等症。桂枝6～12g，茯苓、白术、泽泻、猪苓各9～15g，水煎温服。

3. 五皮饮　利水消肿。用于各种水肿，脾肾阳虚者慎用或对证加减用之。大腹皮、桑白皮、茯苓皮、陈皮、生姜皮各9～18g，水煎温服。

4. 疏凿饮　治水气通身浮肿，烦躁喘渴，小便不利。泽泻、商陆、赤小豆、羌活、大腹皮、椒目、木通、秦艽、茯苓、槟榔各9g，生姜3片，水煎温服，早、晚各一服。

5. 实脾饮　治阴水发肿，宜先实脾土。焦白术、炮附子、炮姜、茯苓、木香、木瓜、草豆蔻、姜制厚朴、大腹子各30g，炙甘草15g，为散，每服12g，加生姜5片、大枣1枚煎服。

6. 真武汤　温肾利水。主治少阴伤寒腹痛，小便不利或水肿，四肢沉重疼痛等症。附子6～9g，白术、茯苓各9～30g，芍药9～15g，生姜5～9片，水煎温服。

7. 济生肾气丸　温阳利水消肿。用于肾阳不足，遍身水肿，四肢清冷等症。熟地黄15～30g，茯苓、山药、牡丹皮、泽泻、牛膝各9～15g，车前子15～30g，肉桂、附子各6～9g，山茱萸9～15g，水煎温服。

8. 单方　治通身浮肿及各种蛊胀。活蟾蜍1个，巴豆7粒（以纸包紧）纳入其口，用绳吊在有风无日处阴干，剖开去纸，焙枯研末，黄酒冲服（若将其分开焙研服，先服头则头先消肿，服足则足先消肿，或不分亦可），轻者一二日消尽，重者 5 日全消。终生忌食蟾蜍。（《验方新编》）

9. 简便方　治水肿，小便不通，肚腹胀急。

（1）甘遂 15g 为末酒调纳脐中，甘草 6g 水煎服，便通则肿即消。此方多次使用皆效。

（2）老鹳草，不拘多少，干、鲜均可，煎水泡足及胫，消肿止痛，泡 1 次即可见效。待肿消后，需要因病对证调治，以巩固疗效。此方已用多年，对于痛风、风湿、脚气、新旧外伤（皮未破损）、妇女带下及其他慢性疾病引起的足胫水肿木痛等症，用之均有较好效果。除老年、婴幼儿及不能洗浴的病症如肾癌、膀胱癌、肾气极虚等外，均可用此煎水泡洗，见效快，无不良反应。

老鹳草，田埂路旁及空旷处均有生长，冬出苗，夏枯萎，高约 40cm，嫩时色青，4 月份株枝变红，味辛温，有小毒，内服治风湿痹痛、泄泻痢疾，效果甚佳。常用量干品 15g，水煎内服。

（3）钓鱼竿鲜品 200g（干品 90g），煎水，内服少量（内服 1 日量约含生药 15g），其余泡足。钓鱼竿，山坡阴处及沟边多有生长，四季常青，高可达 1 米许，药用全草。

（4）猫眼草鲜品 150g（干品 60g），煎水，服用法同钓鱼竿。

（5）木防己 150g，煎水，服用法同钓鱼竿。

（6）生姜皮、冬瓜皮、大腹皮各 30g，煎水，服用法同钓鱼竿。

（7）见肿消，每用鲜品 200g（干品减半），煎水泡足，消肿功效甚佳。见肿消，多年生宿根植物，生于沼泽地、水沟边等潮湿处，高可达 1 米，叶似柳树叶，秸秆红色，肉根金黄色，须根黑褐色，药用连根全草。

（8）樗白皮（即臭椿树皮）、石菖蒲（水菖蒲亦可）各鲜品 120g（干品 30g），煎水，熏、洗、泡足。

（9）苍术、木瓜各 60g，用法同上方。

十二、臌胀

【辨证施治】臌胀，腹部气臌而胀，形状如鼓。名称虽多，如气臌、血臌、单腹臌、双腹臌、蜘蛛病等，主要因为饮食失节，脾胃受伤，运化失常，或者情志抑郁，肝气横逆，肝脾失和，或黄疸积聚，迁延日久，湿热蕴结，瘀血内阻而成本病。病多由实转虚，而致虚实兼见。

1. **早期**　腹部胀满，面色晦黄，或手心热，午后神疲，进食后胀满益甚，舌苔多腻，脉象弦滑。此为正气不虚，因于气滞食阻，湿热壅结，脾失健运，肝气郁结所致，治宜疏肝健脾、和胃消积为主，方用逍遥散合胃苓汤加三棱、莪术、鳖甲、山楂之类，以活血化积。

2. **中期**　腹大日增，面色萎黄乏泽，形体渐瘦，小便短少，舌质红绛或花剥，或时见黄苔，脉多濡缓，或沉细弦数。此为本虚表实，本虚为肝脾两伤，气血已亏；标实为气滞血瘀，水湿停聚，治宜标本兼顾，治标以消积祛瘀、温中逐水为主，方用小温中丸合化瘀汤加减。

3. **晚期**　腹大筋露，面色苍黄或黧黑，形体消瘦，四肢水肿，饮食即胀，二便不利，或齿痕出血，或大便稀薄，舌质红绛或起刺，舌苔干糙或黄腻，脉多弦细而数。此时不仅肝脾两伤，已显肾阴不足，虚者益虚；兼见气滞血瘀，水浊夹热，壅结更甚，故实者益实，法当标本兼治。治本除益气养血外，阳虚者加以温阳之品，阴虚者加滋阴之味，附子理中汤、大补阴丸等方，对证选用；治标除消积祛瘀、逐水宽胀外，琥珀人参丸、验方、单方，亦可加入使用。癥瘕、积聚、水肿等病症治法方药，均可对证选用。此症晚期，大多预后不良，综合治疗，可提高疗效。

景岳曰："在病名有臌胀与蛊臌之殊。臌胀者，中空无物，腹皮绷急，多属于气也。蛊胀者，中实有物，腹形充大，非蛊即血也。……治分新久虚实。初起脉实大，二陈、苏子、葶苈泄之。二便通畅，喘胀俱减，其功易易也。""脉弦为肝克脾胃，脉实则胀，此属实；关上脉虚即胀满，此属虚。洪数为热胀，迟弱为阴寒，浮为虚满，紧为中实。虚数者不可治，实大浮洪者易治，沉微细小者难痊。……腹大胀，四肢冷，泄泻，不及一时而死。腹胀便血，脉大时绝为逆。"（《张氏医通》）

【对证方药】

1. **逍遥散合胃苓汤加减**　疏肝健脾。用于肝脾失和，气滞腹胀等症，用此方和胃理气。柴胡12g，当归、赤芍、白术、茯苓各15g，苍术、厚朴各2g，甘草3g，生姜皮、陈皮各2g，三棱、莪术、鳖甲、山楂各9g，水煎温服。

2. **小温中丸合化瘀汤加减**　祛瘀消积，温中逐水。用于腹大日增，面黄消瘦等症。姜半夏9g，厚朴、醋制香附各12g，党参、白术、茯苓、神曲各18g，当归、红花、赤芍、醋制鳖甲各 12g，穿山甲 6g，甘草 3g，粳米 15g，水煎温服。

3. **启峻汤** 温补脾肾。用于脾肾俱虚，腹大筋露，少食消瘦，大便稀薄等症。人参、黄芪、当归、焦白术各 15g，陈皮 9g，炙甘草 3g，肉桂 6g，茯苓 15g，炮姜 6g，肉豆蔻、沉香各 9g，炮附子 3g，水煎温服。气滞腹满者，去黄芪，加厚朴。

4. **琥珀人参丸** 健脾温肾，行滞化瘀。主治血蛊。人参、五灵脂各 30g，琥珀、肉桂、生附子各 15g，赤茯苓、川芎、沉香、穿山甲各 9g，共末，浓煎苏木汁为丸，每服 6g，早、暮温酒各一服。东垣曰："此人参与五灵脂并用，最能浚血，血蛊之的方也。"

5. **验方 1** 软坚散结，利水消肿。用于单、双臌（蛊）证，腹大如鼓，通身水肿，二便不通，势甚危急者。大戟、甘遂各 60g（将 2 味用清水泡一日夜，换水 3 次，泡至湿透，再用面粉 200g，陈醋拌和，干湿适度，将 2 味厚包于内，勿令严实，然后放于炭火中缓缓焙至面焦，去面），大黄（酒炒）90g，焦白术 120g，枳实（麦麸炒）、厚朴（姜汁炒）各 90g，共为细末，每服 3g，稀粥调服。如二便不利，臌胀不消，可加量续服，以利为度，用量最高勿超过 9g。待臌胀消退，续以健脾益肾、软肝散结之药对证调理，以求减少复发。

单用大戟或甘遂一味，制法同上，为细末，每服 1g，用大枣粟米稀粥送服，以利为度。利后对证调理，以求减少反弹。

6. **验方 2** 峻泻利水，攻实消臌。治大腹水肿，中满蛊胀，正实邪盛者。巴豆霜、芫花（醋制）、蝼蛄（俗称土狗子，焙焦）、大戟（醋制）、甘遂（醋制）各等份，上药 5 味，共为细末，每服 1g，至多 2g，温开水下，以利为度，不可过服。此方俗称"五虎下西川"，喻其猛烈之意。性味峻猛，泄水消肿、化臌（蛊）散满。用于治疗大腹水肿，或全身水肿，大便不通，小便癃闭，脉证俱实者，可作暂用。若虚实未辨，饮食少进，大便溏稀者，万万不可轻试！以防气随泻脱，危及生命！

附子理中汤见"噎膈"下、大补阴丸见"痿证"下、四物汤见"血证"下。此病非一般病症，平常方药难以见效。有效之方，大多性烈峻猛有毒，如以上三方等，故省去更多疗效不够确切、毒性难以驾驭之简便方。

十三、积聚

【辨证施治】积聚，即腹中结块。结块固定不移称"积"，时聚时散称"聚"。至于癥瘕、痃癖等病，亦可参考本症治之。致病原因与七情所伤，气机郁滞，日久而致气滞血瘀相关；或寒气侵袭，饮食不节，脾胃受伤，不能运化水湿，输布精微，则气滞血瘀，痰饮互结，亦可导致本病。积聚起始，发有常处，其痛不离其部，上下边缘分明，左右有所界限。

1. 初起　正气未虚，积聚不坚，或痛或不痛，饮食起居如常，脉实有力，舌质、舌苔无明显变化，治宜攻瘀消积，方用血癥丸为主，"衰其大半而止"，勿损伤元气。如腹中积块随气上下，痛无定处，治宜行气散积，方用木香顺气散为主，对证加减。

2. 中期　病势渐进，正气随衰，积块增大，痛处不移，时有寒热，形体日渐消瘦，食少倦怠，面色乏泽，大便溏稀，舌质淡红，脉多弦滑，治宜攻补兼施，需对证用药，攻补适宜，可参考上下诸方，对证选用。

3. 末期　正气大衰，积聚坚满作痛，时而增剧，肌肉瘦削，面色萎黄或黧黑，饮食大减，精神不振，舌质淡紫，舌苔灰糙或花剥，脉象弦细而数，治宜甘温调养，方用补中益气汤、健脾资生丸之类。待正气恢复，再用攻法对证除积，乔氏阴阳攻积丸、四味阿魏丸、大七气汤等方，均可对证选用。外用蟾蜍、阿魏膏之类方敷贴，亦有一定效果。

【对证方药】

1. 血癥丸　化瘀消积。用于积聚初起，正气不虚，积聚痛或不痛，脉实气实者。药效较烈，以化瘀消积为主。五灵脂、大黄各30g，甘草梢15g，桃仁、生地黄、当归、川芎、赤芍、牛膝、官桂、延胡索、三棱、莪术、乳香、没香、琥珀各30g。按法为丸，每服6～9g，温黄酒或白开水送服，日服2次。

2. 木香顺气散　行滞散积，理气止痛。用于积聚，为药效较缓之剂，以行滞散积为主。木香、青皮、陈皮、乌药、苍术、厚朴、枳壳、砂仁、川芎各30g，桂心、甘草各15g，香附45g。服法同上方。

3. 补中益气汤　方见"劳倦"下。

4. 健脾资生丸　健脾益气，甘温调养。用于积聚末期，正气衰败，肌肉瘦削，精神不振等症。人参、白术、茯苓各30g，甘草9g，薏苡仁30g，山楂、橘红、神曲、黄连、豆蔻仁、泽泻、桔梗、藿香、白扁豆、莲肉、山药、芡实各

18g，为末蜜丸，每服 9g，日服 2 次，大枣粥调服。

5. **大七气汤**　治积滞、癥瘕、结聚，随气上下，心腹胀痛，小腹胀满，二便闭。官桂、炙甘草各 3g，香附、青皮、陈皮、桔梗、莪术、三棱、藿香、益智仁各 9g。

6. **乔氏阴阳攻积丸**　温中益气，消积散聚。用于治疗寒热虚实诸种积聚。吴茱萸、炮姜、官桂、炮川乌、姜黄连、姜半夏、茯苓、延胡索、人参各 30g，沉香（另研）、琥珀（另研）各 15g，巴豆霜 3g（另研为未），皂角 120g，煎浓汁如糊状，和药末为丸绿豆大，每服 3 ～ 5g，姜汤下。与健脾胃药间服。

7. **千金耆婆万病丸**　方见"治癌点滴经验"下。

8. **四味阿魏丸**　治肉积发热。山楂肉（姜汁炒）、连翘、黄连（姜汁炒）各 15g，为末，另用阿魏 30g，醋煮糊，和上药末为丸，绿豆大，每服 6g，食前沸汤下，脾胃虚人用香砂六君子汤煎汤送服。

9. **外用方**　软坚化积，散瘀止痛。用于癥瘕积聚、痞块疼痛等症。

（1）活大蟾蜍 1 只，破腹连肠杂，敷于积聚癥块处，夏日有异味发臭即去之，冬日可敷一日夜换之。

（2）阿魏蟾蜍膏：阿魏 30g（后入），干蟾蜍 1 只，羌活、独活、肉桂、当归尾、鳖甲、赤芍、穿山甲、大黄、白芷、香附、郁金、鬼箭羽、全蝎、蜈蚣、守宫、红花、桃仁、木鳖子、乳香（研细末去净木质渣，后下）、没药（同乳香）各 30g，麝香 3g（收膏时搅入膏内令极匀，真品难得，无则不用）、黄丹（炒至紫色）适量。菜籽油、芝麻油、桐油均可，1500mL。用铁锅将药、油浸泡，夏秋 5 日，冬春 7 日，文火缓熬，待药渣焦枯，撤离火源，不热时纱布过滤净药渣，再熬油至滴水不散，复入 3 味后下药，小火加温，搅令化匀，熬至滴水成珠，秤净油分量，冬春季节每 500mL 油下 210g 黄丹，夏秋季节 195g 黄丹，用槐木或桑木、柳木棍，边下黄丹边搅令化，微火煎熬至黑棕色，离火待温收膏，放入冷水中一日夜，即可摊于厚纸或棉布上贴积聚癥块处。可视病情轻重、积聚大小，摊贴患处，一日一换。如有真麝香，膏药摊好后，用少许撒于膏药上贴之。或将上药共研细末，用苏合香油、猪油、陈醋各适量，调和药末如糊，厚敷患处，外以油纸盖之，一日一换亦可。

（3）臌胀症下"五虎下西川"方，共为细末，陈醋熬至稠糊，将药末调入如软膏状，敷于积块处，亦可泄水消肿、散积止痛。内以健脾资生丸或黄芪鳖甲散（方见虚损症下）服之，以扶正祛邪，内外兼治。

"治癌点滴经验"下方药，可审慎参考选用。

十四、肺痿

【辨证施治】肺痿，以咳嗽胸闷、痰浊壅盛、咳而口吐涎沫、咽燥不渴、时感气短等症为主要表现。多为肺受火烁，失去清肃之功，或因汗下误治，耗伤肺胃津液所致。咳嗽气喘，痰浊多，身消瘦，声音嘶哑，咽喉不利，或有寒热往来，甚至皮毛痿，肤失润泽，干咳少痰，或痰带血丝，为病久耗伤肺阴表现，需要早日西医检查，以排除肺痨（肺结核）等大病。

本症逐渐而成，并非一日所致，病因亦不止一端，总由津液耗伤，肺失润养，渐枯渐燥所致。故见咳声不扬，胸中闷躁，咳痰不利，动则喘息，甚至声哑等症。《金匮要略》："热在上焦者，因咳为肺痿""或从汗出，或从呕吐，或从消渴，小便利数，或从便难，又被快药下利，重亡津液，故得之""脉数虚者为肺痿。"指出病名、病因、病机、脉象，为治此症之重要依据。

1. **肺火偏旺**　多因肺胃素热，复感外邪，发热汗出，时日延久，干咳少痰，口渴不思饮，胸闷微烦，面色乏泽，舌象多见光红少苔，脉来细数。此为肺热津虚，治宜清热泻火、润肺止咳，方用沙参麦冬汤为主方，对证加减。

2. **肺肾阴虚**　皮肤干糙，面色乏泽，咳逆气短，形体消瘦，手心烦热，夜寐汗出，精神倦怠，舌质淡，脉细数。此为肺肾阴虚、气阴不足，治宜滋阴益气、补肺止咳，用加减劫劳散为主方，对证施治。

豁积痰，止浊唾，以复肺之清肃；清热泻火，润燥清金，以保肺气宣畅，此为治疗肺痿之大法。如见兼夹诸症，随机应变，对证施治。肺痿属在无形之气，气伤只宜徐理，兼润肺燥，不可操之过急。然肺虽燥而不渴，切勿因为不渴而用燥热之药，此又不可忽略也。同时须防肺萎不张、胸肺结核、癌症等病，早做检查，不可大意。至于半身痿废、手足痿软者，另参痿证治法。

【对证方药】

1. **沙参麦冬汤**　清热泻火，润燥止咳。用于燥气伤肺，温热耗阴，肺热久咳，咳吐黄痰，咽干喉痛，渴不思饮，胸闷微烦等症。沙参18g，玉竹12g，甘草6g，桑叶15g，生白扁豆9g，天花粉12g，麦冬、黄芩各15g，川贝母12g，金银花18g，牡丹皮、桔梗各12g，炙枇杷叶、炙桑白皮各18g，水煎温服。

2. **加减劫劳散**　滋阴益气，润肺止咳。用于肺痿咳嗽，痰带血丝，盗汗发热，热过即冷，身体消瘦，动则喘息，舌质淡，脉细数等症。玄参（酒炒）、麦冬、生地黄、地骨皮、百合各15g，西洋参12g，紫河车6g，紫菀（蜜炙）、款冬花（蜜炙）各18g，当归、阿胶（烊冲）12g，五味子6g，贝母12g，桔梗9g，炙甘草6g，水煎温服。或研粗末为散，每服6～12g，加粳米12g，大枣3枚，水煎去渣，食远温服，日2服。

3. 简便方　清热泻火，润肺止咳。用于肺热咳嗽，咽喉干燥，小便时黄，渴不思饮，胸闷微烦等症初起者。

（1）薄荷6g，鱼腥草9g，桔梗6g，甘草1g，开水泡，当茶饮。清肺热，治咽燥干咳轻者。

（2）炙枇杷叶、炙桑白皮各15g，麦冬、玄参各9g，甘草1g，服法同上。治肺燥咽干，胸闷咳嗽。

（3）白茅根15g，牡丹皮、小蓟、鲜侧柏叶（干品或侧柏炭亦可）、生地黄各6g，服法同上。清热凉血，治肺热咳痰带血丝，鼻衄，牙衄（牙龈出血）。

（4）丝瓜络15g，瓜蒌皮、天冬各9g，桔梗、川贝母（为末，分2次吞服）各6g。清热舒络，化痰止咳。用于肺痿干咳、胸闷胸痛之轻者。

（5）玉竹、百合各12g，炙紫菀15g，五味子2g。润肺止咳。用于肺虚久咳，服法同上。

十五、噎膈反胃

【辨证施治】噎，吞咽时梗噎不顺；膈，胸膈阻塞，饮食难下，噎与膈大多并见，仅是病情轻重不同而已，故称噎膈。此症多由忧思气结，情志抑郁，或是思虑过度，以致气机不畅，津液不能上升，咽管干涩，日久气血郁结，渐成本病。或者饮酒过度，助湿生热，津液耗伤，久之胃失和降，甚至气滞血瘀，咽管阻塞，而成本病。故《古今医统大全》有"噎膈始因酒色过度，继以七情所伤"之说。

起初偏于气结，津血虽伤，尚不为甚，舌质偏红，舌苔不厚，脉来多涩，治宜解郁润燥，方用经验方宽膈饮为主。若气郁痰聚，胸膈痞闷，气逆不降，痰食俱出，方中加入降气化痰之味，如旋覆花、赭石、橘红、枇杷叶之类。病久化火伤阴，形体渐瘦，小便短赤，心烦口渴等症出现，又当养阴清热、润肺化痰，麦冬、沙参、芦根、鲜竹沥等味，适证加入。病程日久，津液渐枯，血瘀不行，胸脘时痛，水饮可入，谷食难下，或者食下返出，大便艰涩或秘结，小便短赤，形体消瘦，舌质色绛或暗红，多无舌苔或薄黄乏津，脉来多见细涩，治宜化瘀散结、滋养阴血，方用通幽汤加减。若病久伤及络脉，而出现吐血或大便瘀黑者，本方加三七、韭汁、仙鹤草、藕节之类，以止血散瘀。若肠中燥结，大便艰涩，坚如羊屎，甚至秘结不通，肌肤枯槁，是为津液枯竭之象，需兼润肠滋燥，本方加胡麻仁、瓜蒌仁、蜂蜜、当归身之属。更加重要的是当情志舒缓，饮食有节，劳逸适度，如此用药方效。

反胃，亦称翻胃，以饮食入胃难以下行，良久吐出，而谓之反胃。多由脾胃虚寒，饮食不能运化所致。患者先觉胃脘胀闷，继而呕吐，所吐皆为食物残渣，吐出之后顿觉舒适，日久则反复发作，或大便不通，或小便短少，形体消瘦等症。初起虚寒未甚，舌苔白滑，脉缓或微弦，治宜温中降逆，方用丁香透膈散加减。若反胃日久，伤津耗气，舌质淡而乏津，脉来虚数，治宜益气润燥，以用丁香透膈散为主，对证加减。病久不愈，阴津续虚，形体消瘦，肌肤干燥，舌红少苔，脉来细数者，治宜滋阴润燥，用沙参、石斛、麦冬、芦根、甘葛根煎汤送服丁香透膈散。若脾肾阳虚，神疲乏力，肢冷畏寒，舌质淡白，脉象沉细者，治宜温肾健脾，方用附子理中汤为主，对证加减。

【对证方药】

1. **经验方宽膈饮**　养阴润燥，解郁快膈。用于噎膈初起，胸脘痞闷，饮食难下等症。沙参、麦冬、芦根、竹茹、石斛各15g，郁金、厚朴、陈皮、砂仁各9g，甘草3g，粳米9g，水煎温服。

2. **通幽汤**　化瘀散结，滋养阴血。用于噎膈病久，阴血亏乏，津液不足，形体消瘦，便燥涩结，小便短赤等症。生地黄、熟地黄各18g，桃仁、红花各6g，当归12g，甘草、升麻各6g，水煎温服，加减随症。

3. **丁香透膈散**　温中降逆，健脾和胃。用于脾胃虚寒，反胃呕吐等症。白术30g，香附15g，人参30g，砂仁、丁香、麦芽、木香、白豆蔻、青皮、沉香、厚朴、藿香、陈皮、半夏各15g，炙甘草9g，草豆蔻、神曲各12g，共为细末，每服6g，温开水送服。

4. **附子理中汤**　温肾健脾。用于反胃日久，脾肾虚寒，四肢畏冷，舌苔淡白，脉来沉细等症。附子6～9g（先煎），人参、白术各9～15g，干姜、甘草各6～9g，水煎温服。

备用方如下。

5. 开关利膈丸　治肠胃壅滞，噎膈不通，大便燥结。木香、槟榔各 21g、人参、酒炒当归、藿香、炙甘草、枳实各 30g，酒大黄、姜厚朴各 60g，共为细末，滴水为丸，梧子大，每服三五十丸，食后米饮下。

6. 五噎丸　治胸中久寒，呕逆妨食，结气不消。干姜、蜀椒、吴茱萸、桂心、细辛各 30g，人参、白术各 60g，陈皮、茯苓各 15g，炮附子 1 枚（约 6g），共为细末，炼蜜为丸，梧子大，酒服 15 丸，渐加至 30 丸。

7. 加减藿香安胃散　治脾胃虚弱，饮食不进，呕吐不腐，呃逆反胃。藿香、陈皮、姜半夏、茯苓、砂仁各 15g，丁香 9g，柿蒂、竹茹、厚朴各 18g，人参、白术各 30g，炙甘草 6g，共为细末，每服 9g，生姜 3 片，水煎温服，食后半小时，和渣服下。

"治癌点滴经验"下相关方，可对证参考选用。

8. 简便方　宽胸利气，消肿散结。用于噎膈（食管癌），正气未衰，吞咽不利，胸脘胀痛等症。

（1）八月札 15g，野葡萄藤 30g，寻骨风 9g，姜厚朴 12g，粳米 15g，水煎，食远温服。

（2）陈皮、砂仁（后下）、枳壳各 12g，服法同上方。

（3）白葛花 15 ~ 30g，服法同上。此为民间用于治疗"噎食病"的常用经验方。但白葛花十分稀少，白花野生甘葛根亦可。

（4）姜半夏、姜厚朴、紫苏子、沉香、白豆蔻各等份，共为细末，每服6 ~ 9g，饭后半小时，温开水送服。

（5）急性子（微炒）、蒲公英、红木香（五味子根）各等份，共为细末。每服 12g，日服 2 次，食远稀粥调服。胃痛加延胡索等量；胃胀加莱菔子（微炒）等量；纳差加焦白术、陈皮各等量；脾虚加人参等量。余随症。

（6）佛手 15g，白花蛇舌草 60g，半枝莲 18g，寻骨风 12g，红花、桃仁各9g，水煎温服，加减同上方。

此类简便方很多，仅选较为常用有效者数方。毒性较大，效果虽好，但不安全之方，概未轻易列入。

十六、呕吐呃逆

【辨证施治】呕吐，多由胃失和降，胃气上逆所致。呃逆为呃呃连声，气短而频，因于气逆不顺而致。偶尔呃逆，多不治自愈；持续不已，当及时治之。如久病之人出现呃逆，多为病势加重之兆，临证需分虚实而治。

呕吐，究其病因，多为外受风寒暑湿热、暴饮积滞所伤、忧思恚怒、久病胃虚等，内外诸因所伤，侵扰胃腑，运化失常，以致胃失和降，水谷不能下行，因而发生呕吐。张景岳云："呕吐一症，最当详辨虚实，实者有邪，去其邪则愈；虚者无邪，则全由胃气之虚也。"实证呕吐，当分清外感六淫之所感何邪，以及饮食积滞、暴怒气逆等，皆须甄别清楚，对证治疗，多可速愈。

外感风寒，起病多急，或伴恶寒疼痛、肢体酸困等症，舌苔多见薄白，脉来浮紧或迟，治宜疏解和降，方用藿香正气散为主，夏季最为适宜。若兼心烦口渴，舌红苔腻，再加香薷、连翘、麦冬等味，以清解暑热，方见四时外感暑湿证下。饮食积滞，胸脘胀满，嗳腐吞酸，不思饮食，勉强食之，症状加重，苔多厚腻，脉来滑象，治宜消食行滞，方用保和丸为主，对证加减，方见厥证下。若兼食滞不化，湿热内蕴，所食已吐，续见口臭烦热，溲赤便秘，舌苔黄腻，脉象滑数者，兼予清化湿热，加用大黄、黄芩、黄连、薏苡仁等味。病久脾虚，或成痰饮者，症见心悸头眩，舌苔白腻，脉象弦滑，兼予温中化饮，茯苓、半夏、白术、干姜之类，对证选用。若兼气郁不舒，胸胁胀痛，脉来弦象，又当疏肝降逆，柴胡、香附、青皮、郁金之属，对证加用。

此症虚者，饮食难消，时常呕吐，神疲乏力，舌淡苔白，脉象缓弱，治宜健脾和胃，方用香砂六君子汤为主。若兼日久阳虚，畏寒肢冷，大便溏薄，脉来沉细，兼以温中助阳，方中加入附子、干姜、肉豆蔻之属。胃阴不足，呕吐反复不愈，口干咽燥，舌质光红少苔，脉来细数者，治宜滋养胃阴，方用麦门冬汤为主，甚则加沙参、石斛之属。若阴虚火盛，口渴烦热，又当清热除烦，方中去半夏，加淡竹叶、生石膏、连翘之属。

呃逆实证，呃声响亮，形气壮实，脉来有力。偏于热者，兼见烦热，便秘，溺赤，脉来滑数兼弦，舌苔黄腻少津，治宜苦降辛开，方用泻心汤为主；偏寒者，胃脘畏冷，泛吐清水，小便清长，大便不实，舌苔白滑，脉来小紧，治宜温通降逆，方用丁香柿蒂汤为主，对证加减。病初不虚者，可去人参。

呃逆虚证，呃声低微，形气怯弱，脉来无力。偏寒者，食少便溏，肢冷畏寒，舌淡苔薄，脉多沉细，治宜温中止逆，亦用丁香柿蒂汤为主，对证加减；偏热者，兼见虚烦不安，咽干口燥，舌质红绛，脉来细数，治宜养阴清热，方用益胃汤为主，对证加减。

【对证方药】

1. **香砂六君子汤**　健脾和胃，行滞止呕。用于脾胃虚弱，脘胀呕吐等症。木香、砂仁各9g，人参12g，半夏9g，白术、茯苓各15g，甘草6g，陈皮9g，生姜6g，水煎温服。

2. **麦门冬汤**　滋养胃阴，生津止渴。用于胃阴不足，口干咽燥，呕吐时作等症。麦冬18g，半夏6g，人参9g，甘草6g，粳米15g，大枣9g，加沙参、石斛、芦根各18g，水煎温服。

3. **泻心汤**　苦降辛开，止呕。黄连12g，半夏9g，生姜3片，甘草6g，水煎温服。苦以降之，黄连是也；辛以开之，半夏、生姜是也；甘草甘以缓之，气逆可降，呕吐可止。便燥溺赤、脘胀烦躁者，可加黄芩、大黄、木通、连翘之属，以通利之。余随症加减。

4. **丁香柿蒂汤**　和胃止呃。用于中焦虚寒，胃失和降，或者病久脾虚，呃逆频作等症。丁香6g，柿蒂15g，人参12g，生姜3片，初起体气不虚者，去人参，加厚朴9g，水煎温服。

5. **益胃汤**　养阴清热，安胃止呕。用于呃逆偏热，虚烦不宁，咽干口燥等症。沙参、麦冬各18g，生地黄、玉竹各15g，冰糖适量（糖尿病病人慎用，用蜂蜜适量和服），水煎温服。

6. **经验方**　温中去寒，养胃止呃。用于反胃、呃逆、呕哕泄泻，因于脾胃虚寒者。丁香6g（纱布包紧），建莲子、大枣各30g，生姜12g，黄粟米90g，文火煮至米化，去生姜、丁香，食黄粟米粥、大枣、莲肉。分3次温服，早、中、晚尽剂。初起实证及脾胃素热、伤食积滞者勿服。

7. **简便方**　温胃止呕。用于误食误饮寒凉或不洁之物伤胃，胃脘不适，作呕欲吐，或者呕吐清水食物，甚至胃脘疼痛等症。

（1）速用生姜适量水煎温服，多可迅速止之。或用土藿香叶适量水煎温服，亦可速止呕吐。或用陈皮适量水煎温服，其效亦佳。

（2）积滞甚者，用陈莱菔子炒熟，适量嚼服，消食化滞、宽胀止痛、行气降逆之功甚佳。

（3）小儿伤食呕吐，用生姜3g，粳米15g，文火煎至米化，去姜，缓缓喂服米饮，止吐效果甚佳。成人脾胃虚者，此方加量，服之亦良。

（4）呃逆，单用柿蒂15g，生姜9g，水煎温服，病轻者可治愈，病重者亦可以减轻症状。胃热者生姜减量，加芦根、竹茹各15g，煎服亦效。

十七、血证

血证，泛指各种出血，如咳血、鼻衄、便血等。凡血不循经而溢出于体外者，皆称为血证。血为水谷精微所化，在经脉中周流不息，倘若经络损伤，血溢于外，妄行于上，则出于口、鼻、耳、目，而为吐血、咯血、鼻衄等症；流注于下，出于二阴，则为便血、尿血、崩漏等症。"阳络伤则血外溢，血外溢则衄血；阴络伤则血内溢，血内溢则后血。"（《灵枢·百病始生》）此为血证病机之概况。张璐曰："失血脉数大为阳盛，涩细为少血，细数为阴火郁于血中。芤为失血，血虚气不归附也。弦紧胁痛为瘀结，诸血皆属于肝也。脉来寸口大，尺内微，为肺中伏火；尺中盛而寸口虚大，为肾虚阴火；尺滑而疾，为血虚有热。右手虚大为脾胃之火，左手数盛为肝胆之火。大抵失血，脉微弱细小而和缓者易治；洪数实大弦急，或虽小，按之如引葛，如循刀，及衄血身热，脉至而搏，呕血胸满引背，脉小而疾者，皆不治。"又辨血色于下：色之鲜紫浓厚则为火盛，晦淡无光即为阳衰。出于肺者，多带痰沫及粉红色；出于心包，色必正赤光泽；出即凝，摸之不黏指者为守脏之血，必死；出于脾者，鲜紫浓厚，但无心包血之光泽；出于肝者必青紫稠浓，或带血缕，或有结块；出于肾者，或稀痰中杂出如珠，色虽不鲜，其患最剧；出于胃者，兼水液痰涎，成盘成盏，汪洋满地。其衄种种，不独出于鼻者为衄也。

离经之血，由口而出者称咳血、吐血、咯血等。咳血者，随咳而出，或痰中带血，其血来自肺或咽喉；吐血者，血从呕吐而出，其血来自胃者居多。咳咯痰中带血，偶尔出现，多为咽喉咯破所致；若伴低热、胸痛等症，须防肺痨或肺部其他疾病，要尽早西医检查。胃部出血、便血、尿血等亦不可大意，皆当审证求因，找到因何而出血，病与症均需辨明，二者不可偏废。治标治本，必依病情轻重缓急而定。

（一）咳血

外感风寒束肺，肺气失宣，或者素有肺热，或暴怒气逆，肝火犯肺，以致肺失清肃，肺络受伤，皆可导致咳血、咯血。

燥气犯肺，头痛咳嗽，痰中带血，咽干鼻燥，或兼有外感发热症状者，治宜疏风润燥、清热凉血，方用桑杏汤加侧柏叶、生地黄等味。咽喉肿痛，咳嗽咯血，加玄参、牡丹皮、甘草、仙鹤草等味。

若为阴虚火旺，咯血色鲜，带有泡沫，口干咽燥，颧红虚烦，舌红少苔，脉弦细数，又当养阴止血，方用四阴煎加白及、侧柏叶、仙鹤草等味。

1. **桑杏汤** 滋燥清肺。用于燥气伤肺，鼻咽干燥，咳嗽咯血等症。桑叶15g，杏仁 12g，浙贝母 12g，沙参 18g，栀子皮 12g，生梨皮 30g，香豆豉 12g（现今常用量），水煎温服。加减同上述。

2. **四阴煎** 滋阴润燥。用于阴虚劳损，相火炽盛，津枯烦渴，咳嗽吐衄，肺家多热等症。生地黄 15g，麦冬、白芍、百合各 12g，沙参 15g，贝母 9g，阿胶 12g（烊冲），茯苓 15g，天花粉 12g，甘草 3g（《类证治裁》方，分量为一般常用量。《成方切用》无阿胶、天花粉、贝母，只在加减中用到，包括以下加减），水煎温服。夜热盗汗加地骨皮 15g；不寐加酸枣仁 15g；多汗兼渴加五味子6g；血热吐衄加茜草根 15g，栀子皮 15g。余随症。

（二）吐血

饮酒熬夜过度，中焦积热，脾胃受伤，或者忿怒气逆，肝气犯胃，以致胃失和降，胃络受损而吐血（须防胃穿孔）。胃有积热，脘闷喜凉，唇红口臭，嘈杂便秘，舌苔黄燥，脉来滑数，治宜清胃泻火，方用三黄合十灰散，阴虚者用玉女煎加减。肝火乘胃，心烦善怒，口苦胁痛，泛腐呕吐，舌质红而少苔，脉来弦数，治宜滋阴清热，兼泻肝胆之火，用玉女煎加龙胆草、牡丹皮、栀子、白茅根、藕节等味。如血色晦暗，面色萎黄，舌质淡，脉细数，或用凉血止血药无效，此为气虚夹寒、血不归经所致，方用侧柏叶汤苦温导引，使血归经。

1. **三黄合十灰散** 清胃泻火。用于胃中积热，唇红口臭，而致吐血、咯血及血热上壅者。大蓟、小蓟、侧柏炭各 15g，薄荷、茜草根各 12g，白茅根 30g，山栀子 9～15g，大黄 6～12g（后下），黄芩、黄连、牡丹皮各 9～12g，棕榈炭 18g，水煎，加童便适量温服，血止为度。

2. **玉女煎** 清热泻火。用于胃火伤阴，头痛牙痛，烦热口渴，舌红少苔，脉来数象等症。石膏 30g，地黄 15g，知母、麦冬、牛膝各 18g，水煎温服。加味同上述。

3. **侧柏叶汤** 苦温导引，使血归经。用于吐血晦暗，面色微黄，用凉血药无效者。鲜侧柏叶 18g，干姜 3g，艾叶 6g，川木通 12g，水煎温服。

（三）衄血

衄，有鼻衄、耳衄、齿衄、舌衄、眼衄等，较为常见的有鼻衄、齿衄二种。鼻衄俗称"出红汗"，是最为常见之病症。论治如下。

1. **鼻衄**　肺热伤络出血者，兼有外感症状，如寒热，头痛，咳嗽，舌苔薄黄，脉象浮数，治宜辛凉清解，方用桑菊饮加白茅根、牡丹皮之类。若无外感，素禀肺热，鼻燥咽干者，方中去薄荷、桔梗，再加黄芩、栀子、小蓟等味，治之均可速愈。若胃火偏旺，口渴鼻燥，舌红苔黄，脉来数象，或伴便秘者，又当清热凉血，玉女煎方中加大黄、牡丹皮适量。阴虚阳亢，头痛眩晕，口苦善怒，心烦不寐，舌质光红，脉来弦数者，治宜滋阴清热，一贯煎加牡丹皮、栀子、玄参、茯神、酸枣仁之类。

（1）桑菊饮：方见"外感伤风"下。加味同上述。

（2）玉女煎：方见"吐血"下。加大黄、牡丹皮之类。

（3）一贯煎：滋阴清热。用于阳亢火旺，头痛眩晕，鼻衄心烦等症。沙参、生地黄各24g，枸杞子15g，麦冬18g，当归身、川楝子各9g，加牡丹皮、栀子、玄参、茯神、酸枣仁、丹参之类各9～15g，水煎温服。

2. **齿衄**　多为胃火上升，血随火动，发为齿衄。患者齿龈肿痛，衄血鲜红，舌苔黄而乏津，脉来滑数，治宜清热凉血，方用清胃汤加减，便秘口臭者加大黄、黄芩、芒硝适量。阴虚火浮，牙齿松动，牙缝渗血，或兼微痛，口不臭，舌质红，脉细数，治宜滋养止血，方用六味地黄汤加沙参、麦冬、石斛、仙鹤草之类，再重者六味地黄汤合十灰散或小蓟饮子加减，未有不愈者。

（1）清胃汤：清热凉血。用于胃火过旺，血随气升，呕血吐血，烦渴便秘等症。石膏30g，生地黄24g，牡丹皮、黄芩各9～15g，黄连6～12g，升麻6g，水煎温服。加大黄、芒硝（冲服）各6～9g，川牛膝、玄参各15～24g，以增强泻火凉血之功。

（2）六味地黄汤：滋肾养阴。用于肾阴不足，虚火上炎，鼻衄齿衄等症。生地黄18～30g，牡丹皮、泽泻、山药、山茱萸、茯苓12～18g，加沙参、麦冬、石斛、白茅根各15～30g，仙鹤草15～24g，水煎温服。

（3）小蓟饮子：凉血止血。用于下焦结热，血淋尿血，吐血，鼻衄等症，需加引药。小蓟18g，炒蒲黄、滑石、木通、生地黄、栀子、淡竹叶、当归各12g，甘草梢6g，藕节18g，水煎温服。

（4）十灰散：方见"吐血"下。

（四）便血

多由饮食失节或劳累过度，损伤脾胃，以致中气不足，脾不统血，血随下渗，而致便血；或素体湿热偏盛，加之过食厚味，嗜酒有瘾，助湿生热，留恋胃肠，损伤营血，因而下注，而成便血。

便血紫暗，色晦乏泽，面色失华，神疲懒言，或兼腹痛，舌淡脉弱，为中气不足、脾不统血所致，治宜补气养血，方用归脾汤对证加减。如脾虚气陷，肛门坠胀，可加柴胡、升麻以提升清气。倘症状如前，而下血鲜紫并见，舌质红，苔薄黄腻，应属脾虚夹寒，肠中兼有湿热所致，治宜寒温兼施，方用黄土汤为主。血出鲜红如溅，不杂粪便，舌苔薄黄，脉象濡数，是为湿热下迫，治宜清热凉血，方用桃花散加赤小豆、当归等味。下血污浊，是为湿热下注所致，治宜清热燥湿，上方加苍术、地榆、槐花、黄连之类。

1. **归脾汤**　人参 6 ~ 15g，白术、茯神、酸枣仁各 9 ~ 15g，炙黄芪 18 ~ 30g，当归、远志各 12 ~ 15g，木香、炙甘草各 3 ~ 9g，龙眼肉 9 ~ 18g，生姜 3 片，大枣 5 枚，水煎温服。

2. **黄土汤**　治阴络受伤，血从内溢，先血后便，以及吐血衄血色瘀晦暗者，并主产后下痢脓血。白术 15g，炮附子、甘草各 6g，干地黄 18g，阿胶 9g（烊冲），黄芩 12g，伏龙肝（一定要烧杂草柴禾的土灶中心旧土）鸡子大（30 ~ 90g，打碎）。先煮伏龙肝澄清去渣，内诸药，煎成分次温服。热加侧柏叶一握（鲜品约 30g）。

3. **槐花散**　凉血止血。用于肠风脏毒便血、痔疮出血等症。槐花、侧柏叶、荆芥炭各 15g，枳壳 12g，加地榆 15g，仙鹤草 30g，当归、生地黄、金银花各 15g，效果更佳。水煎温服。

（五）尿血

小便出血，有痛与不痛之别，不痛或痛而不甚者为尿血，痛而淋沥不爽者为血淋。血淋另参淋证下。尿血多与心火内炽，心火下移小肠，或者相火偏亢，阴虚内热，血渗膀胱所致，或因脾肾气虚，脾虚气陷，统摄失职，则血不归经，甚至下元虚惫，肾气不固，血从下渗，而致尿血。

心火内炽，症见烦躁失眠，面赤口渴，或者口舌生疮，小便短赤，舌苔薄黄乏津，脉来多数，治宜清心凉血，方用小蓟饮子为主，对证加减；如舌质红绛少苔，脉象细数，或兼有阴虚盗汗、五心烦热等症状者，治宜滋阴止血，方用茜根散加知母、黄柏、龟甲、地骨皮之类；若为脾肾气虚，食少神疲，肢体倦怠等症者，舌淡苔白津润，脉来细弱无力，治宜补益脾肾、培补根本，方用无比山药丸为主，对证加减。

1. **小蓟饮子**　方见"齿衄"下，加减同上述。

2. **加味茜根散**　凉血止血，滋阴清热。用于阴虚火旺，心烦尿血等症。茜草根、黄芩各15g，阿胶（烊冲）12g，侧柏叶、生地黄各15g，甘草6g，加知母、黄柏各15g，龟甲9g，地骨皮、牡丹皮各15g，仙鹤草18g，灯心草9g，水煎温服。

3. **无比山药丸**　补脾益肾。主治脾肾两虚，气血不足，精神倦怠，食少乏力，腰酸遗精，甚则尿血等症。山药60g，肉苁蓉120g，山茱萸30g，熟地黄、泽泻、茯神、巴戟肉、怀牛膝、赤石脂各36g，杜仲、菟丝子（酒蒸晒）各90g，五味子180g，共为细末，炼蜜为丸，梧桐子大。每服9g，日服2～3次，稀粥、温黄酒、白开水均可送服。

无论吐血、衄血，血出如涌，其色鲜艳者，多为血热所致，治法皆当凉血止血，四阴煎合小蓟饮子加减，血止后再对证调治。附子末水调做饼贴足心涌泉穴（大蒜泥亦可），以引热下行，同时饮京墨汁、鲜藕汁、鲜白茅根汁、鲜小蓟（连根）汁、鲜断血流（干品大剂量60～180g，水煎服亦可）汁等，选一即可，调服三七粉，1次3g，日服2～3次。如血出过多，出现脱象，速用独参汤，即人参一味30～90g，大剂量煎浓汁频服，以挽危象。有条件者，最好速到医院救治，切不可贪功误事！

以下二方，皆用于血热妄行或血不归经而出现吐血、衄血、便血等症，可适证选用。

4. **四生饮**　清热凉血。用于吐血、衄血、尿血、便血、血崩等，一切因于血热妄行之证，此方良。如能对证加减，其效更佳。生荷叶、生艾叶、生地黄、生侧柏叶各等份（各约90g）4味捣烂如泥，丸如鸡子大（30～60g），每服1丸，滚开水化服，日2次，以血止为度。此方寒温并用，止血甚良。需要加用引药，其法同下方四物汤。

5. **四物汤**　养血和血。治一切血证，妇人经病。当归、川芎、芍药、地黄各15g，水煎温服。当归辛苦甘温，入心脾生血为君；生地黄甘寒，入心肾滋血为臣；芍药酸寒，入肝脾敛阴为佐；川芎辛温，通上下而行血中之气为使，为理血之总剂。凡血分病者，可用此方为主，对证加减。

如凉血分：入心则加黄连，入肝则加条芩，入肺则加枯芩，入胆、大肠加实芩，入肾、膀胱加黄柏，入脾加生地黄，入胃加大黄，入三焦加地骨皮，入心包加牡丹皮，入小肠加栀子、木通。各随症轻重用量，一般 9～15g。

如清气分：心与包络加麦冬；肺加枳壳；肝加柴胡、青皮；脾加白芍；胃加甘葛根、石膏；大肠、三焦加连翘；小肠加赤茯苓；膀胱加滑石、琥珀；血虚加龟甲；血燥加人乳汁或阿胶；血瘀加桃仁、红花、韭汁以活血化瘀；暴血加薄荷、玄参散之；血不止加炒蒲黄、京墨；久不止加升麻引血归经；妇人经血紫黑，脉数为热，加黄芩、黄连，血淡脉迟为寒，加附子、肉桂；人肥有痰，加半夏、南星、橘红；人瘦有火，加黑栀子、知母、黄柏；郁者加木香、砂仁、苍术、神曲；瘀滞加桃仁、红花、延胡索、肉桂；气虚加人参、黄芪；气实加枳壳、厚朴。

精血两虚，色枯神疲，加三胶（鹿角胶、龟甲胶、阿胶）、人参、炙黄芪；月经淋沥不净，加茜草、续断、仙鹤草、丹参之类；鼻衄，加大蓟或小蓟、牡丹皮、栀子、黄芩、仙鹤草、白茅根之类，以凉血止血；便血或痔疮出血，加槐花、地榆、牡丹皮、莲蓬炭等味，以清热凉血止血；经血过多，加棕榈炭、蒲黄炭、血余炭、莲蓬炭、断血流等味以止之；经期超前，手足心热，心烦盗汗，加黄柏、知母、栀子、牡丹皮、茯神、酸枣仁、龙骨之类，以滋阴清热，宁神止烦；经期错后，畏寒倦怠，加炮附子、肉桂、艾叶、鹿角胶、人参、大枣之类，以温经散寒、益气养血。此方传统用法很广，择其要者言之，以备参考运用。

6. 简便方　凉血止血。用于鼻衄、便血等症应急之法，轻者可愈，重者止后仍需按以上辨证施治。

（1）用小蓟叶揉融塞入鼻孔，单流单塞，双流双塞，轻者多可迅速止血。或用鲜侧柏叶揉融，细纱布包小包，塞入出血鼻孔亦可。或用鲜八角莲叶，用法同上，止血效果甚佳。或用鲜断血流，用法同上，止血亦良。以及鲜仙鹤草、鲜石韦、鲜荷叶、鲜韭菜叶、马枯稍（亦称绿豆柴叶）等，揉烂塞鼻孔，都有一定止血作用。此为民间及个人多年使用经验，尤其是山区野外突发鼻衄，就地取材，多可随手应急，立即止血。

（2）白茅根、小蓟各 30g，水煎频服。或仙鹤草、侧柏叶各 15g，水煎服。或生地黄、牡丹皮各 15g，水煎服。或当归、大蓟各 12g，断血流 60g，水煎服。

或单用红药子18g，水煎温服。或蒲黄炭、血余炭、棕榈炭、莲蓬炭、荆芥炭、生地黄炭各15g，水煎服，单用一味适当加量，同仙鹤草30g煎服亦可。

（3）焠灯火：用粗壮灯芯一茎，蘸香油干湿适度，点燃焠少商穴（穴位在双手拇指内侧甲缝中间），左鼻孔流焠左，右鼻孔流焠右，双流双焠，无论轻重，焠之多可迅速止血。如止后复流，仍在原处焠之即止。若已起疱，可用针烧红消毒，挑破水疱焠之。此为应急之法，待血止住，选用以上诸方，辨证施治，以求痊愈。

（4）红药子15～30g，粳米15g，姜炭6～12g，水煎温服，止一切出血症。无论鼻衄、吐血、便血、崩漏等症，用之皆效。体实便血或崩漏者，红药子最高量可用至90g，但不可为末吞服，因为发现有人单味为末服致呕吐，加粳米水煎温服即无此弊。加姜炭可制其性寒，且增强止血功效。

（5）断血流30～120g，水煎温服。功同上方，且止血不留邪。

（6）藕节、白茅根各30g，白及6g，水煎温服。

（7）牡丹皮15g，仙鹤草30g，服法同上。

（8）鲜侧柏叶15g，鲜小蓟连根30g，开水泡服。

（9）棕榈炭、蒲黄炭、莲蓬、栀子、黄芩各15g，水煎温服。

止血简便方甚多，均有一定效果。仅举常用实效数方，如能对证使用，止血效果俱佳。待血止后，需要辨证施治，以巩固疗效。

十八、头痛

【辨证施治】头为诸阳之会，脏腑气血所聚集，无论外感内伤，皆能引起气血循行不畅，脉络失和，因而发生头痛。外感头痛，起病多急，或伴发热畏寒等症；内伤头痛，其症多缓，或时发时止。张璐曰："寸口脉中手短者曰头痛。寸口紧急，或短或弦或浮皆头痛。浮滑为风痰，易治。短涩为虚，难治。浮弦为风，浮洪为火，沉细或缓为湿。寸弦曰头痛。寸口脉浮中风发热头痛。"左关弦实而数，多为肝阳上亢，肝经血热，头顶痛而热，或兼眩晕心烦等症；左右关部皆弦，无和缓之象，多为头痛，胁满，脘腹胀闷，甚至肝胃之间刺痛，应属肝气郁结、肝胃失和之证；肝木过旺，必来刑脾，所以胁满脘痛。若仅寸部浮弦，多为外感头痛，浮滑而数，上焦湿热；浮迟兼弦，风寒无疑。

1. **外感头痛**　多因外感六淫之邪所伤，营卫失和，突发头痛。治宜分清风热、风寒、风湿，对证施治。风寒头痛，头痛恶寒，鼻塞清涕，口不作渴，舌苔薄白津润，脉来浮紧，治宜疏风散寒，方用川芎茶调散为主，对证加减。风热头痛，头痛恶风，口渴咽痛，舌苔薄黄乏津，脉象浮数，治宜疏风散热，方用桑菊饮（方见"咳血""鼻衄"下）为主，对证加减。外感风湿头痛，头痛如裹，沉重恶风，胸闷困倦。偏于湿寒者，苔白滑腻，脉来滑迟或细濡，治宜疏风胜湿，方用神术散为主，对证加减；夹热者，舌苔黄而乏津，脉滑偏数，治宜清热化湿，方用清空膏为主，对证加减。

2. **内伤头痛** 若为肾虚，则头痛眩晕，腰膝乏力，或伴遗精白浊，月经淋沥不净或兼带下清稀等症，舌红乏苔，脉来细数者，属于肾阴不足，治宜补肾养阴，方用杞菊地黄丸为主，对证加减。若畏寒足冷，精神委靡，或伴阳痿早泄，妇女带下清稀，舌苔淡白，脉来沉细，则属肾阳不足，治宜温肾助阳，方用右归丸为主，对证加减。肝阳偏旺头痛，眩晕恶心，心烦易怒，脉多弦细，治宜平肝潜阳，方用天麻钩藤汤为主，对证加减。肝风头痛，痛时眩晕而甚，不能起坐，甚则肌肉跳动，肢体麻木等症，天麻钩藤汤加白芍、蝉蜕、龙齿、赭石等味。肝火头痛，头痛且胀，面红面赤，口干咽燥，甚则便秘溺赤，舌苔黄糙，脉来弦数，方用龙胆泻肝汤为主，对证加减。痰厥头痛，头痛眩晕，胸膈支满，呕吐痰涎，舌苔白腻，脉象弦滑，治宜燥湿化痰，方用半夏白术天麻汤为主，对证加减。气血不足头痛，头痛目眩，面色唇甲失于华泽，动则气息不接，畏寒畏热，饮食乏味，精神倦怠，舌质淡白，脉象虚细，治当调补气血，方用圣愈汤为主，对证加减。

【对证方药】

1. **川芎茶调散** 疏风祛湿，散寒止痛。主治诸风上攻，偏正头痛，鼻塞目眩等症。薄荷24g，川芎12g，羌活、甘草、白芷各6g，细辛3g，防风、荆芥各12g，共为细末，每服9g，清茶调服。

2. **神术散** 祛湿散寒。主治内伤饮冷，外感寒邪，头痛无汗，脊强体痛等症。苍术、藁本、川芎、羌活、白芷各9g，甘草、细辛各3g，葱3茎、姜3片为引，水煎温服。

3. **清空膏** 祛湿清热。主治偏正头痛，年深不愈，以及风湿热上壅头目及脑，苦痛不止等症。羌活、黄连、防风、柴胡、川芎各9g，甘草3g，黄芩12g，水煎温服。

4. **右归丸** 温肾助阳。用于肾阳不足，腰酸膝软，眩晕遗精，妇女带下清稀等症。大怀地 240g，鹿角胶、枸杞子、菟丝子、山药、山茱萸、杜仲各 120g，当归 90g，炮附子、肉桂各 60g，为丸，每服 6～9g，日服 2 次，温酒或淡盐开水送服。水煎服须减去原方量十分之九。

5. **天麻钩藤汤**　平肝息风。用于肝阳偏亢，肝风上扰，头痛眩晕，心烦不寐等症。天麻、钩藤各 12～18g，石决明 18～30g，杜仲、益母草、黄芩、牛膝、桑寄生、首乌藤、茯神各 9～15g，水煎温服。

6. **龙胆泻肝汤**　清热泻火利湿。用于肝胆实火，头痛胁痛，口渴溺赤，耳鸣耳闭等症。龙胆草 9～15g，柴胡 6～12g，泽泻 9～15g，车前子 15～30g，木通 9～12g，生地黄 15～24g，当归、栀子、黄芩各 9～15g，甘草 3～6g，水煎温服。

7. **半夏白术天麻汤**　燥湿祛痰。主治痰厥头痛，眼黑头眩，头痛如裂，身重如山，恶心烦闷，四肢厥冷等症。半夏、麦芽各 9g，神曲、白术、苍术、人参各 9g，炙黄芪 18g，陈皮 9g，茯苓 12g，泽泻 9g，天麻 12g，干姜 6g，黄柏 6g，生姜 3 片，大枣 3 枚。水煎温服。

8. **圣愈汤**　补益气血。用于气血不足，头晕目眩，面无华色，唇甲淡白，畏寒怯弱，食少倦怠等症。熟地黄、当归、川芎、白芍、人参各 9～15g，黄芪 15～30g，大枣 5 枚，炙甘草 6～9g，肉桂 3～9g，粳米 6～15g（或用小麦 15～30g 亦可），水煎温服。

9. **经验方透顶散**　治偏正头痛夹脑风眩晕，一切头风远年近日者皆效，并治鼻塞不闻香臭者。细辛 3g，甜瓜蒂 7 枚，丁香 7 粒，赤小豆 7 粒，龙脑 1g，麝香 0.1g。前 4 味杵为散，入脑、麝同研极细而匀，密贮。令患者口含清水，随左右嗅药粉少许于鼻孔中，良久涎出即安。不愈，3 日后再嗅。

10. **雷头风经验方**　治头痛而起核块，或头中雷鸣者。防风、羌活各 15g，天麻、甘菊花、薄荷各 18g，甘草 6g，新荷叶一大张，水煎服。

11. **经验方天麻钩藤汤**　平肝潜阳，活血通络。主治肝经血热头痛眩晕，高血压、脑梗头痛颈强，上肢麻木，甚至心烦不寐等症。天麻 15g，钩藤 18g，红花、姜黄、地龙、黄芩、菊花、薄荷各 15g，生地黄 18g，丹参 60g，川芎、当归各 12g，石决明、白芍、蔓荆子各 18g，粳米 12g，水煎，饭后半小时温服。四煎宽水，加陈醋 250mL 泡足，以助活血通络、降压平眩之功。

12. **简便方**　清热散瘀，活络止痛。头为诸阳之会，头痛多属热郁血瘀，血流不畅所致。以下诸方，皆为清热活血、散瘀止痛之简便实效方。

（1）三七、红花、地龙、薄荷各等份，共为细末，每服 3g，日服 2 次，饭后半小时，温开水送服。

（2）天麻 15g，川芎 6g，丹参 30g，水煎温服，药渣再煎，加陈醋泡足。

（3）醋制水蛭、藁本、蔓荆子各等份，共为细末，每服 3 ～ 6g，日服 2 次，饭后温开水送服。

（4）头顶一颗珠块根，为细末，每服 2g，日服 2 次，饭后温开水送服。此药气味如桐油状，有人服后呕吐，将药末装入胶囊，或为丸服，即无不良反应。有人头痛多年，几乎百药无效，痛时呕吐呼叫，用此服用半年，头痛痊愈。病轻者服数次即见效果。此药无论何种头痛皆治，如顽固性头痛、脑梗死、高血压、血热、湿郁头痛如裹、痰郁头痛胸痞，以及偏正头痛等，用之皆效。

（5）香白芷、明天麻各等份，共为细末，蜜丸绿豆大，每服 6 ～ 9g，薄荷开水泡汁，饭后送服，日 2 次。

（6）附子为末，鸡蛋清调做厚饼，贴于足心涌泉穴处，外以革质树叶盖之，再用布条固定，一日夜一换，可引热下行，减轻疼痛。

（7）每晚用野薄荷、野芹菜（亦名水芹菜），2 味不拘多少，煎水加陈醋 250mL 泡足，亦可缓解疼痛，且有降压作用。

（8）藁本 9g，细辛 2g，蔓荆子 15g，开水泡服。

（9）针灸，按摩，手指自上而下、由轻而重梳头，用薄荷、蔓荆子泡水饮，充分睡眠，戒烟节酒，饮食清淡，精神减压，常到树多人少处散步等，都有缓解头痛之作用。简便方法很多，要在对证选用方效。

十九、胃脘痛

【辨证施治】胃脘痛，俗称"心口痛"，亦称肝胃气痛，多属慢性浅表性胃炎、糜烂性胃炎、反流性胃炎、食管炎、胃十二指肠溃疡等上消化道疾病。其痛常在胃脘至剑突以下，亦有痛时窜至胸咽、两胁者，且多伴有纳差、胃胀、泛酸、呕吐清水等症。临证当辨证施治。

属于肝气郁滞、肝气犯胃者，多由思虑过度，或情志抑郁，或郁怒进食，或嗜酒少食，以致肝木失于调达，肝气横逆，克伤脾胃，因而发生胃痛、脘胀、吞酸、恶食等症；若经久不愈，郁而化火，由气入血，血凝成瘀，则气滞更甚，疼痛反复发作，多属"糜烂""溃疡"之症。胃脘胀满，痛连两胁，时或泛酸、嗝后或矢气后症状减轻，食欲减退，或进食胀痛更甚，舌苔厚腻，脉来弦滑或右关兼弦，治宜理气和胃，方用沉香降气散加减；气郁化火，痛时泛酸，呕吐苦水，苔黄少津，脉弦兼数，治宜苦辛泄热，方用金铃子散和左金丸加减；若病久伤阴，舌质光红，脉象细数或兼弦，治宜滋阴清肝，方用一贯煎加减；若痛有定处，疼痛如刺，或大便时有黑色，则多属上消化道溃疡出血，治宜和营止血，用经验方海蛸牡蛎散，对证加减。饮食伤胃消导之，脾胃虚弱，寒则温之，虚则补之，对证可也。如果不注意饮食，本病治愈则难。

【对证方药】

1. **沉香降气汤**　理气和胃。用于肝胃不和，胃痛胁满，泛酸气胀，进食痛剧等症。沉香、砂仁各 6 ~ 9g，香附 9 ~ 15g，甘草 6g，粳米 12g，水煎温服。

2. **金铃子散合左金丸**　苦辛泄热。用于郁久化火，胃痛泛酸，呕吐苦水，舌苔黄，脉弦数等症。金铃子（川楝子，酒炒，去皮、核）、延胡索（醋炒）、黄连各 60g，吴茱萸 15g（清水泡），丹参 90g，酒大黄 60g，木香 30g，共为细末，每服 6 ~ 9g，饭后半小时温开水送服，日 2 次。

3. **加减一贯煎方**　滋肾清肝，养阴和血。用于胃痛日久，肝肾阴虚，隐隐作痛，缠绵不愈等症。沙参、麦冬、生地黄、石斛各 18g，枸杞子、当归各 15g，延胡索 12g，木香 6g，丹参 30g，甘草 3g，粳米 15g，水煎温服。

4. **经验方海蛸牡蛎散**　益气和营，收敛止血。用于胃脘刺痛，大便色黑，饮食少进，精神疲倦等症。党参 18g，白术、茯苓、佛手各 12g，木香 6g，砂仁、川楝子、延胡索各 9g，海螵蛸 15g，牡蛎 18g，当归、白芍各 12g，丹参 30g，甘草 6g，大枣 3 枚，大米 30g，水煎温服。胃寒喜热、得暖痛减者，加高良姜、吴茱萸各适量；气虚，党参换人参，加炙黄芪适量。

新食所伤，气滞脘胀，疼痛拒按者，单用炒莱菔子 30g 为末，陈皮 15g 水煎送服，即可消胀止痛。兼便秘者加酒大黄、厚朴各适量，水煎服，其患必除。

5. **简便方**　清热消肿，活血散瘀，制酸止痛，理气消胀，收敛溃疡，养阴止血。用于各种胃脘痛症。对证选用，均有显效。

（1）金果榄，研细末，每服 3 ~ 6g，饭后半小时，温开水送服，日 2 次。此方清胃火、消瘀肿、止痛效果甚佳。凡属中焦湿热气滞胃痛者，用此皆可止痛，民间及个人使用多年，除止痛外，能够注意饮食，痊愈者很多。金果榄，民间称为金木香、一串珠、九粒子、金不换、万能药等，知之者甚多，皆视之为宝。此药用途甚广，且无任何不良反应，治疗咽喉肿痛、口舌生疮、痢疾腹泻、湿热腰痛、体外毒疮、虫蛇咬伤等症，内服外敷，效果皆佳。

（2）煅牡蛎，去净杂质，研极细粉，饭后吞服6~9g，日服2次。此方治胃酸过多引起的胃脘刺痛，服之效果甚佳。民间及个人运用，数十年治疗患者无数，效果皆良。有人服多种胃药效果欠佳，后用此药服数月，其病痊愈，加上饮食注意，多年未见复发。

（3）高良姜、木香、砂仁各等份，共为细末。每服6g，日服2次，饭后温开水送服。此方温胃散寒、理气止痛。胃寒气滞，冷饮冷食则痛甚者，服下多可迅速止痛，脘腹宽舒。胃热者慎服。

（4）丹参90g，延胡索（陈醋炒）30g，川楝子肉（麦麸炒）15g，共为细末。每服6g，日2次，饭后温开水送服。此方理气活血、行瘀止痛，屡用皆验。

（5）南木香（无则寻骨风亦可）、砂仁各等份，共为细末。每服3~6g，饭后温开水送服，日2次。此方理气止痛，且寻骨风有辅助治胃癌作用。

（6）延胡索、郁金、佛手、海螵蛸、煅牡蛎各等份，共为细末。每服6g，日服2次，饭后温开水送服。此方活血理气、制酸止痛，大多数胃脘痛者皆宜，无论胃炎、食管炎、溃疡等症，用之皆有明显止痛效果。若能对证加用引药，如胃热用芦根、石斛、黄连、石膏、葛根之类任何一种煎水送服药末，其效更佳；脾虚用白术、山药、薏苡仁、党参之类；气滞用砂仁、陈皮、木香、乌药之类；胃寒用吴茱萸、高良姜、沉香、生姜、肉桂、白豆蔻之类，效果更稳。引药只用一味即可。余随症。

二十、胸痛

【辨证施治】胸痛，亦称胸痹。症状为胸部气机失畅，窒塞痞闷，甚至疼痛等症，应与现代冠心病相似症状互相参考，对证调治。多因胸阳不足，寒湿凝聚，痰浊滋生，气机失于流畅，因而痹塞胀闷，甚至刺痛。其症多见胸背疼痛，甚至不得卧，心痛彻背，背痛彻心，治宜辛温通阳，豁痰利气，方用枳实薤白汤为主。痰多加姜半夏、陈皮、乌药、生姜之类，以顺气化痰为助。若病久缠绵，气滞血瘀，痹塞刺痛加剧，固定不移，又当行气化瘀，本方加丹参、郁金、沉香、当归尾、红花、三七之类，以活血行气，可明显提高疗效。

【对证方药】

1. **枳实薤白汤** 宣通心阳，通痹止痛。治胸痹心中痞结，胸背刺痛，胁下逆满等症。枳实、厚朴各 15g，薤白 18g，桂枝 9g，瓜蒌皮 15g，水煎服。加减如上述。

2. 经验方丹参饮 活血祛瘀，理气止痛。用于治疗胸痛、胃脘痛、痛经、冠心病心绞痛等一切胸痛背胀、脘闷刺痛等症。丹参 30g，檀香、砂仁、陈皮、乌药、百合、川楝子、延胡索、红花各 9g，三七 6g，瓜蒌皮、薤白、姜半夏各 9g，冰片 3g，麝香 1g（无则亦可，用白芷或鸡矢藤、缬草各 15g 代之），川芎 9g，九香虫 6g（黄小米等量炒至米香，米、药同用），炙甘草 6g。上药除冰片、麝香另研外，余药共为细末，再将冰片、麝香研极细粉，均匀和入群药内，密贮。每服 3g，日服 2 次，饭后半小时温开水送服。不用麝香、冰片，以缬草或白芷、鸡矢藤各 15g 同煎温服，其效亦佳。治疗胸痹胃痛、气滞腹痛，效果俱良。

3. 简便方 宣通心阳，宽胸理气。用于胸阳不振，气滞憋闷，甚至刺痛等症。

（1）川芎、三七等份，研为细末，每服 3～6g，温黄酒送服。行气活血，通痹止痛。

（2）仿瓜蒌薤白半夏白酒汤，瓜蒌皮 15g，薤白 18g，半夏 6g，生姜 5 片，水煎加黄酒温服。燥湿豁痹，宣通心阳。

（3）丹参 15～30g，红花、川芎各 3～6g，早用开水泡服，晚间水煎加陈醋泡足。活血理气，散瘀止痛。

（4）檀香、降香、乌药各 30g，共研细末，每服 6g，日服 2 次，温开水送服。化浊降逆，理气止痛。

（5）鸡矢藤 15g，缬草 9g，厚朴 6g，服用法同上方。宽胸理气，活血止痛。

二十一、腹痛

【辨证施治】腹痛，位于胃脘以下、脐以上部位。因于饮食失节，伤于生冷，或过食辛辣，肠胃结热，或忧思过度，气机郁滞，肝胃不和，均可引起腹部疼痛。若出现泄泻、痢疾、肠痈（最好西医手术治疗）或虫积腹痛者，另参看相关症下。东垣曰："腹中诸痛，皆由劳役过甚，饮食失节，中气受伤，寒邪乘虚入客，阳气不通所致，故猝然而痛。"

寒积腹痛，腹痛畏寒，遇冷则甚，得暖痛减，口不渴，溲清或便溏，舌苔薄白，脉来弦紧或沉迟，治宜温中散寒，方用良附丸为主，对证加减。食积腹痛，腹胀而痛，疼痛拒按，恶食口臭，嗝气哕酸，舌苔厚腻，脉来弦滑，治宜和中消食，方用枳实导滞丸为主，对证加减。气郁腹痛，每遇情志不舒，忧思恚怒则发，发时脘闷腹胀，得嗝气顺畅或矢气后随感痛减，舌质乏泽，脉来细弦，治宜疏肝和胃，方用芍药甘草汤合保和丸加减。

少腹痛，俗称小腹痛，位在下焦，足厥阴肝经及冲、任二脉循行部位。疼痛多因寒邪直中，少腹拘紧冷痛，甚至四肢逆冷蜷缩，舌苔白滑，脉象沉紧或沉迟，治宜暖肝散寒，方用暖肝煎加减。或因瘀血停留，气机失畅，少腹胀痛或刺痛，按之痛甚，或有癥结，攻痛不已，治宜活血化瘀，方用膈下逐瘀汤，对证加减。虚寒少腹时痛，气短畏冷，舌质淡白，脉来沉细者，治宜温补气血，方用当归生姜羊肉汤加减。

张璐曰："脉弦腹痛，细小紧急皆为腹痛，软滑为痰饮，弦为冷食。脉弦或紧宜温，沉弦滑实可下。沉伏者为气滞，细小紧急腹中刺痛。尺脉紧脐下痛，弦急小腹痛。尺脉伏癥瘕痛，细小而迟者易治，坚大疾者，数而紧者，浮大而长者，为病不应脉，皆难治。痛甚而喘，脐下急大痛，人中黑者死。"

【对证方药】

1. **验方加减良附丸** 温中散寒，理气止痛。用于腹痛畏寒、得暖痛减等症。高良姜、香附、佛手、乌药各 15g，木香、砂仁各 9g，炙甘草 6g，粳米 15g，水煎温服。

2. **加减枳实导滞丸** 枳实（麦麸炒）、厚朴（姜汁炒）、白术（黄土炒）、茯苓、黄芩（酒炒）各 5g，黄连、大黄（黄酒炒）各 9g，泽泻、神曲、陈皮各 12g，木香 9g（后下）。病情急重，水煎温服以荡涤之，一二剂可愈；病情缓者，共为细末水丸，每服 6 ~ 9g，不必急攻。

3. **芍药甘草汤合保和丸加减** 疏肝和胃。用于肝胃失和，气滞腹痛，得嗝气或矢气痛胀则减等症。白芍（黄酒炒）15g，甘草 9g，炒山楂、炒神曲、茯苓各 5g，姜半夏 6g，炒莱菔子、连翘、醋炒香附各 15g，木香、青皮各 6g，水煎温服。

4. **暖肝煎** 暖肝散寒，缓急止痛。用于寒邪直中，少腹拘紧冷痛，四肢蜷缩，甚至睾丸掣痛，脉象沉迟或弦紧，舌苔白滑。肉桂 9g，小茴香 12g，茯苓、乌药、枸杞子、当归各 5g，沉香 9g，生姜 15g，水煎温服。寒甚者加吴茱萸、干姜，更甚者加炮附子；脾胃虚弱者加炙黄芪、人参、白术。或用六味回阳饮（人参、炮附子、炮姜、熟地黄、当归、炙甘草），以补脾肾阳虚，用于命门火衰、阴阳将脱之证。

5. 膈下逐瘀汤 活血化瘀，行气止痛。用于瘀血停留，气机失畅，少腹胀痛或刺痛等症。五灵脂、当归各 12g，红花、桃仁各 9g，乌药、川芎、赤芍、延胡索、香附、牡丹皮、枳壳各 12g，甘草 6g，水煎，兑入老黄酒、红糖各适量温服。

6. 当归生姜羊肉汤 治腹中寒疝，少腹时痛，以及虚劳不足，产后腹痛等症。当归 60g，生姜 30g，羊肉 1000g，先煮肉去渣及沫，煮至肉熟，取清汤煎上 2 味半小时，去渣，温服，早、中、晚各一服。

7. 经验方 治男女交合后，外感风寒或内伤生冷，以致小腹冷痛，四肢厥逆，在男子则阴囊内缩，在女子则乳头缩入，气绝垂危者。白术 60g，肉桂 9g，丁香、吴茱萸、炮附子各 6g，水浓煎，空腹温服，少时即可缓解。气虚加人参 15g，炙黄芪 30g；睾丸内缩、小腹冷痛者加沉香 9g，小茴香 12g，乌药 18g；妇人气血俱虚寒者加当归 15g，川芎 15g，艾叶、鹿角胶（烊冲）各 15g。速煎热服，即刻便可缓解。若加用艾灸神阙、丹田二穴，其效更速。凡虚人突受寒邪直中三阴，脐腹冷痛难忍，大便溏稀，小便清长，而不属于肠痈等急腹症者，均可用此方对证治之。属于饮食所伤，或感受寒凉秽浊之气，以致腹痛腹胀或者呕哕等症，保和丸、藿香正气丸之类，或用汤剂对证加减，皆可痊愈。若属闭经蓄血、滞经腹痛等症者，抵当一方（方见血证下）为主，对证加减治之，其效亦稳。要在审证求因，辨证无误，用药多可速效，且不难治愈。

8. 简便方 散寒清热，和胃理气。引起腹痛原因不一，痛处各异，缓急不同，故方药功用有别。

（1）饮食生冷，或睡卧受寒，或纳凉，或冷浴，随之脐腹至胃脘冷痛，胀气，欲呕欲泻对证，速用生姜、大葱、胡椒（无此味亦可）捣融加热，厚敷脐腹，内饮姜汤适量，多可速愈。或用陈艾绒灸神阙穴三五壮，亦可迅速止痛。痛止后再用加减良附丸加生姜、紫苏各适量，水煎温服，便可痊愈。

（2）葛根 18g，木香、黄连各 9g，水煎服，用于肠胃湿热、气滞腹痛。或单用金果榄研细末，每服 3g，温开水送服，效果甚佳。

（3）陈皮、砂仁、藿香各 9g，开水泡服。和胃止痛。

（4）木香 6g，乌药 15g，佛手 6g，开水泡服。理气止痛。

（5）延胡索 9g，五灵脂（块状褐色者为血灵脂，效佳）5g，沉香 3g，水煎温服，用于气滞血瘀腹痛、痛经，少加红糖、黄酒，效果更佳。金灵散（方见厥证下）用于各种腹痛，见效甚速，药物虽多，但服用方便。

二十二、胁痛

【辨证施治】胁痛，位于两侧胁肋处，为肝经循行区域，故胁痛多与肝有关。肝气郁结、瘀血停着、水饮稽留等，均可引起胁肋疼痛。

1. **肝气郁结** 胸脘不舒，胁肋胀痛，情绪波动时症状加重，忧思恚怒时更重，舌苔微腻，脉来小弦，治宜疏肝理气，方用逍遥散为主。

2. **瘀血停着** 胁痛如刺，入夜尤甚，痛处不移，按之更甚，是由于肝气郁结，以致血随其凝，瘀阻经络，着而不行，引起胁痛，治宜祛瘀通络、活血止痛，方用复元活血汤加减。

3. **水饮停留** 胁肋疼痛，上引缺盆，咳嗽时其痛尤甚，或兼有寒热，脉象沉弦，治宜豁饮攻癖，方用十枣汤加减。

张璐曰："肝舍于胠胁，故胁痛多属于肝。然经筋所过挟邪而痛者，自有多端，不可执一，且左右者，阴阳之道路，故肝主阴血而属于左胁（其脏在右，其候在左），脾主阳气而隶于右胁。左胁多怒伤或留血作痛，右胁多痰积或气郁作痛。其间七情六郁之犯，饮食劳倦之伤，皆足以致痰凝气聚，血蓄成积（疑似于肝、胰腺癌肿）。虽然痰气亦有流于左胁者，然必与血相持而痛；血积亦有伤于右胁者，然必因脾气衰而致。其间虚实治法，可默悟矣""脉双弦者，肝气有余，两胁作痛。弦数有力，为肝盛有余；弦数无力，为肝虚有火。弦小而细为饮，脉沉为气，浮弦为风，弦小而弱者为阳虚，沉细为阴虚。"

"可默悟"三字，真妙语也。非但胁痛一症，凡其他病症，其致病原因皆非一端。脉象反应，病机变化，因为受到内外诸多因素影响，亦多纷繁复杂，变化无常。书中所言，乃言其致病原因及病机演变一般规律，加上经典圣言，历代名家慧眼独到看法，处治疾病经验方法等，即使和盘托出，也不能死搬硬套，因为此一时彼一时也，病情岂能一成不变？所以有"尽信书，则不如无书"之说，指的是"死于句下"，不知结合时下病情，变通运用者。胁痛一证，历来皆责在肝。而今常见多种肝病，如急性黄疸型肝炎、乙型肝炎、胆囊炎、胆囊息肉、肝硬化、肝癌、胰腺炎、胰腺癌等病，亦多有胁痛症状，所以"可默悟"即是古人聪明之处，留下余地，让后人联想。用古圣先贤之理法，结合时下疾病变化，活用方药，多能起死回生，不"死于句下"，方为应变之智者。方之神验，乃用药者之巧也。

【对证方药】

1. **逍遥散**　见"郁证"下。

2. **复元活血汤**　祛瘀通络，活血止痛。用于跌仆损伤，瘀血停着，两胁刺痛，恚怒痛甚，入夜加重等症。柴胡、天花粉各 12g，当归 15g，炙穿山甲 6g，桃仁、红花各 12g，大黄 9g，甘草 6g，加醋炒香附、郁金、黄酒炒延胡索各 12g，鸡矢藤 30g，共为细末，每服 9g，温黄酒送服，日 2 次。病情急者，上方为 1 日量，水煎温服，老黄酒为引。

3. **十枣汤**　攻泻伏饮。主治悬饮、支饮，痰喘痞闷，胁肋胀满，痛引缺盆，咳嗽痛甚，或兼寒热等症。甘遂（醋水泡，面裹煨透，去面）、大戟（制法同甘遂）、芫花（陈醋炒）各 2g，大枣 10 枚，水煎温服。此方泄水力猛，水煎服效速。前 3 味共研细末，煮大枣去皮、核，用枣糊和为丸，每服 2g，饭后温开水下，以利为度，不可过服。利后需要对证调理，以巩固疗效。

4. **经验方推气散**　疏肝解郁，理气止痛。主治左右胁痛、胀满不食等症。姜黄、郁金、枳壳、延胡索、香附、肉桂（勿见火）各 15g，木香 9g，炙甘草 6g，共为细末，每用 6g，生姜 3 片，大枣 5 枚，煎汤送服，日 2～3 次，饭后温服。

5. **简便方**　疏肝理气，活血止痛。用于肝气不舒、胁下胀闷或刺痛等症。

（1）醋炒柴胡、醋炒香附、黄酒炒延胡索各 9g，水煎温服。或为末吞服，每服 6g，日服 2 次，温黄酒送服，温开水亦可。疏肝行瘀止痛。

（2）青皮 9g，木香 6g，乌药 12g，早用开水泡服，晚间煎水加陈醋泡足。疏肝理气止痛。

（3）当归尾、红花、川芎、醋制香附、醋制延胡索各 6g，早用开水泡服，晚间加陈醋泡足。活血理气，行瘀止痛。肝气郁结者宜之。

（4）三七粉 6g（分 2 次吞服，温黄酒送服），红花、桃仁、川芎、土鳖虫各 9g，柴胡、香附各 12g，水煎加黄酒食远温服。或研细末，每服 6～9g，温黄酒送服，日服 2～3 次。主治"岔气"胁痛，或不明原因胁痛，身体不能转侧，甚至咳嗽喷嚏、说话声音稍大便痛，而无肝脾宿疾者。或单用八棱麻根鲜品 150g（干品 60g），水煎浓汁，加温黄酒服，效果亦佳。或用柴胡、川芎煎汤和温黄酒送服三七粉 3～6g，其效亦良。或用土鳖虫为细末，每服 3～9g，温黄酒送服亦效。针灸、按摩，起效甚速。

（5）鸡矢藤 60g，八棱麻根鲜品 90g（干品 60g），水煎和老黄酒温服。用于闪腰岔气胁痛，活动不便，身体不能转侧者，效果甚佳。

二十三、腰痛

【辨证施治】按《内经》言，太阳腰痛者，外感六气也；肾经腰痛者，内伤房劳也。假令肾脏真气布设，六气焉能为害？惟肾脏虚伤，膀胱之府安能独足！又有膏粱厚味之人，或久服壮阳热剂，醉以入房，损其真气，则肾脏热，腰脊痛，久则髓减骨枯，发为骨痿，此为本病。其有风寒湿热、闪挫瘀血、滞气、痰积所伤，皆为标病，而肾虚则为根本。

1. **腰酸** 腰痛尚有寒湿损伤之异，腰酸悉属房劳肾虚，惟有峻补。男子用青娥丸或八味丸加补骨脂、杜仲。有热，去附子，加五味子。走精，用六味丸（八味丸去附、桂、泽泻），加鳔胶、沙苑子、五味子。大便不实，加肉豆蔻、补骨脂、山药粉糊代蜜。妇人用六味加杜仲、续断。妇人兼有带下，去熟地黄，加鹿角霜、蛇床子之类。经候不调，加当归、阿胶之类。

2. **腰软** 湿气袭于少阳经络之中，则为肾着。治法大抵与腰酸同。

3. **腰胯痛** 寒湿流注于足少阳经络之中，则为腰胯痛。盖腰为胆经之所过，因受寒湿，结滞于骨节而痛，渗湿汤去橘红，加肉桂；有湿滞经络，导痰汤加减；若肾肝伏热，用姜汁炒黄柏、酒防己，少加肉桂；若腰胯连脚膝日夜疼痛者，肾虚风毒所乘，用金刚散加减；老人肾虚腰痛连膝痛者，二至丸；张璐曰："脉大为肝肾阴虚，尺沉为肾脏阳虚，浮缓为虚风，弦细为寒湿，弦或涩为瘀血，或滑或伏为痰饮，沉弦而紧为寒，沉弦而细为湿，沉弦而实为闪挫。"

【对证方药】

1. **局方青娥丸** 补肾壮腰。主治肾虚腰与季胁痛。补骨脂（炒香）120g，杜仲（盐酒炒断丝）120g，共为细末，连内皮核桃肉 30 枚，净青盐 30g，同上 2 味药末共捣成膏，入炼白蜜少许，和为丸雀卵大（6～9g），每服 1 丸，空腹温酒化服。

2. **二至丸** 温肾助阳。治老人肾虚腰痛，不可屈伸，头眩眼黑，下体痿软等症。炮附子 1 枚（约 30g），桂心 30g，杜仲（青盐、黄酒炒断丝）、补骨脂（隔纸炒香）各 90g，鹿茸（酥炙）、麋茸（酥炙）各 1 具，共为细末，青盐 15g，热酒中化去砂土，入鹿角胶 30g（隔水炖化），和黄小米粥为丸，梧子大。每服 9g，空腹醇酒同胡桃肉 1 枚，细嚼送下。恶热，去附子，加肉苁蓉 30g，龟甲胶 30g；杜仲、补骨脂量加 1 倍。

3. **复元活血汤**　方见"胁痛"。

4. **经验方**　壮腰固本，补益精血。专治肾虚腰痛，下肢酸软，不耐疲劳，房事不济，难以孕育等症。肉苁蓉（酒洗焙干）、厚杜仲（去外层老栓皮，酒洗，盐水洒，炒断丝）、巴戟天（酒浸去皮）各 18g，青盐 6g，炒核桃仁、补骨脂（淡盐水洒炒干）、怀牛膝各 15g，小茴香各 9g，共为粗末。猪腰子 1 对，剖开去内膜，将药末填塞于内，棉线扎紧，外以面粉水和如做馒头状，厚厚包裹猪腰子，炭火内烧熟，去药末及外裹之面，每次吃猪腰子 1 个，老清黄酒送服。或将猪腰子烤熟透，连药末捣融，每服 15g，温黄酒送服亦可。而且效果增强，药末亦不浪费。

5. **伤湿腰痛经验方**　渗湿健脾。治脾家受湿，腰痛如裹，如在水中，沉重难以转侧等症。白术 60g，薏苡仁 120g，独活 18g，威灵仙 15g，川牛膝 18g，苍术 15g，水 3 碗，煎汤 1 碗，一气饮之，1 剂 2 煎。少则 1 剂见效，多则 2 剂显效。若兼有筋挛，可加木瓜 15g，伸筋草 30g，服法相同。药渣再煎，加醋泡足，可增加功效。

6. **简便方**　补肾壮腰，舒筋止痛。用于肾虚腰痛、畏寒腰痛、伤湿腰痛、陈伤腰痛等症。亦可与疼痛证治下诸方参看。

（1）托腰七（亦称公白何首乌，多年生藤状植物，喜生于较干燥崖缝中，药用半肉质根状茎）干品 60g（鲜品 120g），核桃仁 30g，水煎和老黄酒温服。或共为细末，每服 15g，日服 2 次，温黄酒送服。补肾壮腰。主治肾虚腰痛，泡酒服亦良。

（2）厚杜仲（去净外表栓皮，切段，青盐水炒断丝）、补骨脂（锅内隔粗纸焙香）、怀牛膝各 30g，服法、功效同上方。

（3）羊腰子 1 对（盐水洗净内膜），杜仲、巴戟天（去木质筋）、补骨脂各 60g，益智仁 30g，老黄酒 3 大碗（约 2000mL），文火炖至羊腰子烂熟，去净药渣（水煎加陈醋泡足），分 4 次连羊腰子服食，日 2 次。功效同上方。

（4）黄秋葵秸秆连根干品 30g（鲜品 90g），白何首乌干品 18g（鲜品 30g），开水泡服，或水煎温服。白何首乌无论泡水或煎服，最后可将其食之，黄秋葵药渣水煎加陈醋泡足。温肾健脾，壮腰缓痛。

（5）独活24g，川牛膝60g，薏苡仁120g，水煎，加老黄酒适量温服。药渣再煎，加陈醋泡足。祛湿滞，利腰膝，舒筋止痛。

（6）八棱麻根鲜品120g（干品60g），威灵仙18g，水煎加老黄酒适量温服。药渣加白酒、陈醋各适量，加热布包，热敷患处，止痛甚速。用于闪腰岔气腰痛，病起突然，腰难屈伸转侧等症。

二十四、痿证

【辨证施治】痿证，为四肢痿软无力、筋脉弛缓、不能随意运动的病症。病因多为肺热熏灼，日久伤津，筋脉失润，或肺阴素亏，阴虚劳热，渐致筋脉枯萎不用。肝肾不足，精血亏乏，加之房劳过度，亦可导致痿弱无力。饮食厚味，熬夜饮酒，湿热浸淫，湿郁化热，以致筋脉弛缓不用，而成痿症。尚有大汗之后，或大小产之后失于调养，气血亏损，筋脉失于润养，出现四肢痿软者。

属于肺热熏灼，咳嗽咽干，心烦口渴，小便短赤，舌质红，脉细数者，治宜清肺润燥，方用清燥润肺汤加减。属于肝肾不足，腰膝酸软，遗精早泄，头晕目眩，舌红绛，脉细数者，为阴虚夹热，治宜滋阴清热，方用大补阴丸为主。若舌质淡红，脉象细弱者，为精血不足，治宜补益肝肾，强壮筋骨，方用加减虎潜丸。湿热浸淫，面黄神疲，小便混浊，或两足心热，得凉则舒，舌苔黄腻，脉象濡数，湿重热轻者，治宜化湿为主，兼以清热，方用二妙散为主，对证加减；若舌尖及两边红，脉象濡细而数，为湿热伤阴，方中去苍术，加石斛、天花粉之类。若因病后或产后气血大虚，筋脉失养，下肢无力，步履艰难，兼见头眩心悸，精神疲乏，饮食少进等症，舌质淡白，脉象细弱者，是为脾肾两虚，气血不足，治宜补养气血，方用人参养荣汤为主。

痿之为状，两足痿弱不能行，皆由肾水不能胜心火，心火上烁肺金，肺受火制，六叶皆焦。皮毛痿弱，急而薄者，则生痿躄。躄者，足不能伸而行步尫然也。肾乃肺金之子，今肾水衰少，随火上炎。肾水既衰，则骨髓衰竭，或房劳太过所致。直断曰：痿病无寒，故痿之作也。五、六、七月，皆其时也。故病痿之人，其脉浮软，今之行药者，凡见脚膝痿弱难于行步，或一足不伸，便作寒湿脚气治之，骤用没、乳、乌、附、灵仙之类，燔针艾火，汤蒸袋蒸，痿弱转加，如此而死，岂非医乎？夫治痿与治痹颇异，风寒湿痹，犹可蒸汤炙燔，时或一效，唯痿用之转甚者，何也？盖痿以肺热叶焦（阳明湿热）而成，以次传于五脏，岂有寒者欤！若痿作寒治，是杀之也。（引自《张氏医通》）。

【对证方药】

1. **清燥救肺汤**　清热滋燥，润肺治痿。用于诸痿喘促，心烦口渴，咽干咳嗽，小便短赤，上肢痿软等症。桑叶 18g，石膏 30g，杏仁 12g，甘草 6g，枇杷叶 18g，黑芝麻 15g，麦冬 18g，人参（西洋参更佳，气不虚者用沙参 30g）12g，阿胶 9g（烊冲）。热甚加金银花、黄芩之类各适量；肺阴虚加玉竹、百合之类各适量；咳嗽明显者加川贝母、紫菀之类各适量。余随症。

2. **大补阴丸**　滋阴清热。用于肝肾阴虚，腰膝酸软，遗精早泄，耳鸣目眩，脉象细数等症。黄柏（盐酒炒）、知母（盐水炒）各 120g，败龟甲（酥炙）、地黄各 180g，猪脊髓 1500g（蒸熟）。上 4 味共为细末，猪脊髓和蜂蜜捣融，和药末为丸，梧桐子大，每服 6～9g，日 2 次，淡盐汤下。

3. **加减虎潜丸**　滋养阴血，补益肝肾。用于肝肾精血不足，筋骨痿弱，腰膝酸软，骨蒸痨热等症。龟甲（酥炙）120g，黄柏（盐水炒）、知母（盐水炒）、熟地黄各 90g，白芍（酒炒）60g，锁阳 45g，当归身（酒洗）45g，川牛膝（酒炒）60g，鹿筋（黄酒浸透蒸熟，捣融）90g，枸杞子 60g，肉苁蓉（酒润）45g，续断（酒炒）60g，陈皮（盐水润）45g，甘草 30g，猪脊髓（蒸熟捣融）180g。上药除鹿筋、猪脊髓外，共为细末，和入捣融之猪脊髓、鹿筋，共捣极匀，如干则加入熟蜂蜜适量，为丸，梧桐子大，每服 9g，日服 2 次，早用淡盐开水、晚以温黄酒送服。

4. **加味二妙散**　清热燥湿，养阴润燥。主治湿热痿躄，倦怠身痛，口渴便秘，足底灼热等症。黄柏（盐水炒）、苍术（米泔水泡去赤脂，黄土炒）各 90g，当归、牛膝各 120g，防己、萆薢各 60g，龟甲（酥炙）、生地黄（酒炒）各 90g，共为细末，炼蜜为丸，梧桐子大。每服 6～9g，日服 2 次，淡盐水或米饮下。

5. **人参养荣汤**　益气养血。用于脾虚食少，倦怠肌瘦，肺虚气短，色枯发脱，惊悸健忘，寝汗潮热等症。人参 12g，白术、茯苓各 9g，甘草 6g，当归、白芍、熟地黄各 9g，五味子、肉桂各 3g，黄芪 18g，远志 12g，陈皮 6g，生姜 3 片，大枣 3 枚，水煎温服。

6. **增益补血荣筋丸**　治肝衰筋缓，不能自如收持。当归身、白芍、续断、山茱萸、肉苁蓉、制首乌、菟丝子、天麻、枸杞子、牛膝各 90g，鹿茸（去净茸毛，切片酥炙）1 具，熟地黄 120g，木瓜（姜汁炒）60g，五味子 30g，共为细末，蜜丸，梧桐子大，每服 70 丸，空腹参汤或米汤送服，临睡温酒下。

痹证多实，痿证多虚。痹者闭塞不通，通之疼痛随减；痿者痿软无力，非滋养精血、补益肺肾、强壮筋骨则难以减轻症状。且痿证多为逐渐而来，脾肺肝肾俱虚，所以简便之方难以胜任，故省略。

二十五、痛风

【辨证施治】痛风，亦称白虎历节风。因其红肿疼痛，皮肤灼热，多在下肢关节等处，且游走不定，痛甚则足不能任地，故属于痹证之行痹、热痹之类，亦有称之为痛痹者。丹溪曰："痛风者，大率因血受热，已自沸腾，其后或涉冷水，或立湿地，或扇取凉，或卧当风，寒外搏热，血得风寒，汗浊凝涩，所以作痛。夜则痛甚，行于阴也。治法以辛热之剂疏散寒湿，开发腠理，其血得行，与气相和，其病自安。然有数种，治法稍异。痛风而痛有常处，其痛赤肿灼热，或浑身壮热，此欲成风毒，宜败毒散。如肢节痛，须用羌活，去风湿亦宜用之。肥人肢节痛，多是风湿痰饮流注，宜导痰汤。瘦人肢节痛，是血枯，宜四物加羌、防。老人性急作劳，患两腿痛，动则痛甚，或血痢用涩药，恶血流入经络隧道而变痛风，并宜四物加桃仁、陈皮、牛膝、生甘草，煎入生姜，研潜行散。有瘀积者，加酒热服，并刺委中出血。然非二三十贴不效。"具体治法方药，参看疼痛证治门下。下方为五十余年来治疗痛风经验所得，主要针对痛风日久，反复复发，发时疼痛难忍，足难任地，活动不便者。

【对证方药】

1. 常用经验方（四物汤为基础加减）　清热凉血，活血通络。主治痛风红肿疼痛，时发时止，久久不愈，向上蔓延至胫、膝、髋等处，重者步履艰难，甚至足不能任地。当归尾、赤芍、生地黄、川芎各 5g，川牛膝 24g，生黄芪 18g，金银花 30g，牡丹皮、红花各 15g，苏木 12g，三七粉 6g（分 2 次吞服），红藤 18g，地龙 12g，薏苡仁 30g，甘草 6g，水煎服。四煎宽水，加陈醋 250mL，微温泡足。禁忌一切发病之物，如啤酒、黄酒、海鲜、动物内脏等，以及一切辛辣、油腻之物，饮食清淡，心情舒缓，保障睡眠，劳逸适度，用药方可见效，并可减少复发。风湿重者加羌活、独活；疼痛甚者加制乳香、制没药。余随症。

2. 经验方五藤饮　清热凉血，活血止痛。用于痛风热痹，局部关节红肿疼痛，活动不便等症。络石藤、忍冬藤、红藤各 30g，鸡矢藤、野葡萄藤各 60g，赤芍、牡丹皮、红花各 15g，川牛膝 18g，丹参 60g，穿山甲 6g，薏苡仁 60g，生甘草6g，1剂3煎，饭后温服。四煎加陈醋250mL，微温泡足，或将药渣加陈醋、白酒适量捣烂敷患处，均可活血散瘀、消肿止痛。忌口同上。

3. 简便方 清热散瘀，通络止痛。用于痛风红肿灼热疼痛，步履艰难，以及风湿痹痛、扭挫伤痛等症。无论泡水饮、水煎服、煎水熏洗泡足等，均可起到预防复发、减轻疼痛的作用。

（1）野桃树枝、国槐树枝、威灵仙连根全草、桑枝、老鹳草、八棱麻根、爬山虎（落叶及长青者均可）、赤芍、牡丹皮、酢浆草、景天（红景天、青景天俱可）、臭牡丹连根全株、臭梧桐枝叶、豨莶草全株、接骨丹根、金银花藤、络石藤、红藤、猫眼草等，任何一种或多种均可，捣烂加陈醋、黄酒适量，敷患处，干则洒陈醋或黄酒，保持湿润，一日一换，或水煎熏、洗、泡亦可，均有一定效果。乡村多有生长，就地取材，用法简单有效，不用花钱。除猫眼草不可轻易内服外，其余皆可适量内服，提高疗效。

（2）红藤、川牛膝各30g，开水泡服，至晚水煎加陈醋泡足，有活血通络止痛之功。

（3）地龙、红花、赤芍各15g，服用法同上。凉血活血，消肿止痛。适宜于红肿疼痛偏热者。

（4）独活、木瓜、白芷各15g，薏苡仁30g，服用法同上。祛湿舒络止痛。适宜于肿胀麻木疼痛，偏于风湿凝滞者。

（5）丹参、鸡矢藤、川牛膝各30g，服用法同上。适宜于关节肿胀，肤色紫暗，湿滞血凝，关节不利者。

（6）马钱子仁（同绿豆煮至豆化，陈醋适量炒焦黄色）15g，乌梢蛇、穿山甲（用粗砂慢火炒起泡）30g，川牛膝、当归、红花、威灵仙各120g，制乳香、制没药各60g，共为细末，水丸绿豆大。每服3g，日服2次，饭后半小时温开水送服。此方马钱子有大毒，但搜风通络、活血止痛之功甚佳，用量不可过大。如出现牙关微紧、手足拘挛、语言不利等症，即为用药过量，出现中毒反应，立即用绿豆研细末，每用30g，冷开水冲服即解。

提示：服此方需要预备绿豆粉，以防万一。轻微中毒多饮冷开水，亦可及时消除中毒症状。此方较疼痛证治下马钱子方，功效相近。马钱子方作用更强，主要用于风湿痹痛、半身瘫痪及陈伤关节僵硬等症；此方主治痛风关节红肿疼痛等症。此方药味较多，配制复杂，但服用方便，故列于简便方下。

二十六、眩晕

【辨证施治】眩晕，俗称头晕眼花。患者如坐舟车之上，自感眩晕欲倒之状。除素有肝阳上亢，痰浊中阻，心脾肝肾不足，气血两虚之外，外感六淫过程中亦有此症状，但迅速便愈，而属于以上原因者，则反复复发，病情缠绵。张璐曰："外感六淫，内伤七情，皆能眩晕。然无不因痰火而作。谚云：无火不动痰，无痰不作晕。须以清火豁痰为主，而兼治六淫之邪，无不愈者""左手脉数热多，脉涩有死血，浮弦为肝风。右手滑实痰积，脉大是久病，虚大是气虚。"根据临证所见，论治如下。

1. 肝阳上亢　头痛眩晕，心烦易怒，口干口苦，便秘溺赤，舌质暗红，舌苔黄腻或乏津，脉来弦数有力，多因情志抑郁，饮酒熬夜，过食腥辣油腻之物所致，治宜清热息风、平肝潜阳，方用天麻钩藤汤为主方，加羚羊角（代）、赭石、龙齿、白芍。若兼有舌红或花剥，脉象细数而小，耳鸣腰酸，失眠遗精等症，是为肝肾不足，治宜育阴潜阳，方用杞菊地黄丸加减。如因思虑过度、精神压抑而致眩晕体倦，精神不振，舌质淡白，脉细无力，此为肝肾亏虚、髓空血枯所致，治宜养血生精，需用血肉灵性之物，以添精补髓，方用龟鹿二仙胶为主方。腰酸膝软、失眠健忘加熟地黄、山药、杜仲、续断、山茱萸之类。

2. 心脾两虚　脾为后天之本，气血生化之源，忧思劳倦皆伤脾，脾伤则不能运化精微，气血俱虚，心无所养，故见心悸眩晕，倦怠懒言，面无华泽，舌淡脉细，治宜补益心脾，方用归脾汤为主，对证加减。

3. 痰浊中阻　用于脾胃运化失常，生痰聚湿，以致浊阴蒙蔽，清阳不升，导致眩晕；或痰郁生热，痰火上扰清空，致发眩晕。其症眩晕胸闷，恶心欲吐，头重如裹，食少多寐，舌苔白腻，脉多濡滑，治宜化湿除痰，方用半夏白术天麻汤为主方。如头眩胀痛，郁闷心悸，口苦嘈杂，舌苔黄腻，脉来弦滑，则属痰火为害，治宜降火化痰，方用温胆汤为主方，加入黄连、黄芩、栀子、瓦楞子之类。

【对证方药】

1. 天麻钩藤汤　方见"头痛"下。

2. 杞菊地黄汤　育阴潜阳，滋肾明目。用于肝肾不足，腰膝酸软，眩晕眼花，遗精耳鸣等症。熟地黄 24g，泽泻、山药、茯苓、山茱萸、牡丹皮各 15g，枸杞子、杭菊花各 18g，白芍 15g，石决明 18g（先煎），蝉蜕 12g，水煎温服。

3. **归脾汤**　方见"郁证"下。

4. **龟鹿二仙胶**　益气养血，填精补髓。用于气血大亏，阴阳失调，精血不足，身体羸弱，腰酸膝软，眩晕倦怠，精神不振等症。鹿角胶（烊冲）、龟甲胶（烊冲）各 12g，枸杞子 18g，人参 15g，加杜仲、续断、当归、山药、山茱萸、制首乌各 15g，白术 12g，砂仁（后下）9g，大枣 30g，水煎温服。

5. **半夏白术天麻汤**　方见"头痛"下。

6. **温胆汤**　清火祛痰。主治胆胃不和，痰热上扰，眩晕呕吐，心烦嘈杂，口苦微渴，夜难入寐等症。半夏 9g，竹茹 18g，枳实、陈皮各 12g，茯苓 15g，甘草 6g，加黄芩 15g，黄连 9g，栀子 12g，瓦楞子 18g（先煎），蔓荆子、远志、石菖蒲各 12g，水煎温服。三煎后药渣，宽水再煎，加陈醋泡足。

下列经验方二则，以备临证选用。

7. **加减防眩汤**　和阴阳，益气血，化痰定晕。治气血亏虚，眩晕眼花等症。黄芪、党参各 18g，法半夏 9g，白术、当归、熟地黄、白芍各 30g，川芎 12g，枸杞子、山茱萸各 15g，天麻 18g，陈皮 6g，甘草 6g，水煎服。四煎宽水，适温泡足。

8. **平肝定眩汤**　清热凉血，平肝潜阳。用于肝阳上亢、肝经血热引起的头痛眩晕，常感头顶灼热，心烦易怒，口苦胁满，大便时秘，小便或黄，睡眠不实，甚至健忘等症。天麻 18g，白芍 24g，黄芩、栀子各 15g，丹参 60g，红花、地龙、蔓荆子各 15g，生地黄 18g，牡丹皮、藁本、薄荷、茯神、酸枣仁各 15g，石决明 30g（先煎），甘草 3g，1 剂 3 煎，饭后温服。药渣再煎，加醋泡足。若有兼症，可针对病因加减，常收到显著效。

9. **民间验方**　养血息风。用于心脾两虚，气血不足，时常眩晕心悸，睡眠不实，精神欠佳等症。

（1）乌鸡 1 只，净重约 1500g，天麻（野生者佳）90 ～ 180g，适当加辅料如葱、姜、食盐、桂皮之类，炖至鸡肉烂熟，连汤带鸡 3 ～ 6 天服尽。对于血虚头痛眩晕之人，效果甚佳。高血压、糖尿病患者慎服。

（2）冬苋菜（冬葵子之连根全株），株苗枯死前采集，干、鲜俱可，每用鲜品 150 ～ 250g（干品 100 ～ 150g），同乌鸡 1 只，净重约 1500g，杀死去净毛及肠杂，加水煮熟鸡肉为度，去冬苋菜，吃鸡喝汤，3 日尽剂。民间广泛用于不明原因眩晕，尤其是中老年非高血压引起的眩晕，用此治疗，效果甚佳。数十年见过无数人使用，效果良好，尚未发现有不良反应者。

10. 简便方　平肝息风。用于肝阳上亢，眩晕头痛，目赤心烦，不寐健忘等症。

（1）天麻、白芍、白蒺藜各 12g，开水泡，当茶饮。早上泡，晚间宽水煎，加陈醋泡足。

（2）薄荷 9g，蝉蜕 6g，蔓荆子 15g，服法同上。"头痛"下简便方亦可选用。

（3）天麻 15g，石决明 30g，地龙 3g，水煎温服。药渣再煎，加陈醋适量泡足。

（4）天麻 15g，川芎 9g，赭石 18g，服用法同上方。

（5）天麻 18g，头顶一颗珠 3g，服用法同上方。

二十七、癫狂

【辨证施治】癫为抑郁寡欢，神情恍惚，语言错乱，或悲或笑等症；狂多暴怒忿郁，骂詈叫号，不避亲疏，甚至越墙上树，行凶伤人等症。二者皆为精神失常之患，俗称"文疯子""武疯子"。文疯子以精神失常、语无伦次、忧郁呆滞为主要表现，武疯子则狂躁刚暴、喧扰不宁为特征，总为精神失常，故常称癫狂。

癫，多由思虑过度，所欲不遂，或猝受惊恐，神无所主，而引发此症。癫较狂发病较缓，先有情绪，继而神情呆滞，喜静嗜睡，饮食少思，精神不振，舌苔多薄腻，脉象细弦或沉涩。此为气郁痰生、上扰心包所致，治宜祛痰定志、疏肝解郁，方用温胆汤加胆南星、石菖蒲、远志、郁金、首乌藤、合欢皮等。

狂，发病较急，烦躁易怒，少食少睡，骂詈叫号，弃衣裸体，不避亲疏，甚至越墙上树，水火不惧，行凶伤人，面色红赤，力大异常，舌苔黄腻，脉弦滑数。初起实证，治宜涤痰泻火、重镇安神，方用生铁落饮煎汤送服礞石滚痰丸，待症状减轻，续用朱砂安神丸为主方，对证调理，即可获愈。

【对证方药】

1. 加味温胆汤　清热祛痰，舒郁安神。用于情志抑郁，嗜睡食少，精神呆滞等症。清半夏 9g，竹茹 15g，枳壳 12g，茯苓 15g，陈皮 9g，甘草 6g，加胆南星 9g，郁金、黄芩各 12g，远志、麦冬、石菖蒲、合欢皮、首乌藤各 15g，水煎温服。四煎加陈醋 250mL，适温泡足。

2. 生铁落饮　涤痰泻火，重镇安神。主治痰火上扰，狂躁不宁，甚至不避水火，越墙上树，行凶伤人等症。生铁落 90g，天冬、麦冬、川贝母各 12g，胆南星、橘红、远志、石菖蒲、连翘、茯苓、茯神、玄参、钩藤、丹参各15g，上方先煎生铁落，取汁煎余药。如此方服后不能平定狂躁，可用此方药汤送服礞石滚痰丸（成药）6～9g，日2次，以豁痰宁神。

3. **礞石滚痰丸**　清热豁痰。主治诸痰为患，痰火上扰，蒙蔽清窍，狂躁暴怒及癫痫等症。金礞石、酒大黄、酒黄芩、沉香，法制为丸，每服3～9g，狂证用生铁落饮煎汤送服。癫证及癫痫以此方为主加减，改为汤剂煎服亦可。

4. **朱砂安神丸**　清热养阴，镇心安神。主治心火偏盛，心神不宁，甚至五志过极，心火盛实，狂躁不寐，惊悸不安等症。朱砂2g，黄连9g，当归12g，生地黄18g，甘草6g。烦渴加麦冬18g，天花粉9g；不寐加茯神15g，酸枣仁18g；头痛加薄荷或天麻15g，蔓荆子或藁本15g；郁闷胁满加酒炒白芍、郁金各15g，木香9g；失眠健忘加龙眼肉、远志、龙骨各15g；脾虚食少加白术15g，砂仁、陈皮各9g；眩晕加天麻15g，石决明18g；夜寐盗汗加知母18g，黄柏12g。余随症。水煎温服，四煎加陈醋泡足。

引古方数则，以备对证选用。

5. **千金定志丸**　治言语失伦，常常喜笑发癫。人参、茯神各90g，石菖蒲、大远志（甘草水泡去骨）各60g，共末蜜丸梧子大，每服70丸，亦可作汤减量水煎服。血虚加当归、熟地黄；有痰加陈皮、半夏、甘草、生姜各适量。

6. **半夏茯神散**　治癫妄因思虑不遂，妄言妄见，神不守舍，初病神气未衰者用此。半夏、茯神各36g，煨天麻、胆南星、远志肉、炒酸枣仁、广陈皮、乌药、木香、煅礞石各24g，共为散，每服9g，水1盏，煎数沸入生姜汁空腹和服。

7. **清神汤**　治心肺虚热，痰迷膈上。黄连、茯苓、酸枣仁、石菖蒲、柏子仁、远志肉各12g，炙甘草3g，姜汁少许，竹沥半杯，水煎食远服。肺虚加人参9g；肺热加沙参18g；痰壅加姜半夏、南星各9g，橘红、瓜蒌霜各12g。水煎温服。四煎加陈醋150mL，适温泡足。

治疗期间及病愈后数月，切忌荤腥油腻、腥辣上火等一切发病之物，心情平和，保障睡眠，劳逸适度，以巩固疗效，避免复发。

8. **简便方**　豁痰醒神。用于癫痫辅助治疗。

（1）石菖蒲、远志各15g，金礞石9g，水煎温服。

（2）天竺黄12g，胆南星6g，郁金15g，水煎温服，晚间水煎加陈醋泡足。

（3）丹参30g，连翘12g，合欢皮15g，瓦楞子18g，用生铁落90g煎水泡，服用法同上方。或用生铁落煮水煎服，因瓦楞子不易泡出药效。

（4）蝉蜕12g，蜈蚣1条，全蝎、地龙各9g，赭石15g，珍珠母30g，水煎温服。晚间水煎加陈醋泡足。此方搜风镇痉，清热安神。

（5）麦冬、石斛、茯神、酸枣仁、龙齿各15g，水煎温服。此方清心宁神，用于癫痫，心烦口渴，神情不宁者。

二十八、痫证

【辨证施治】痫证，俗称羊痫风、羊羔疯，其症突然跌仆，不省人事，口吐白沫，四肢抽搐，口作六畜之声，移时即醒，醒后除疲倦无力外，其余均与常人无异。其病反复发作，难以根治。张璐曰："痫证往往生于郁闷之人，多缘病后本虚，或复感六淫，气虚痰积之故。盖以肾水本虚不能制火，火气上乘，痰壅脏腑，经脉闭遏，故猝然倒仆，手足搐捻，口目牵掣，乃是热盛生风之候。期时阴阳相搏，气不得越，故迸作诸声，证状非一。古人虽分五痫，治法要以补肾为本，豁痰为标，随经见证用药。但其脉急实及虚散者不治，细缓者虽久剧可治。"

痫症发作无一定之时，发则突然昏倒，四肢抽搐，面色苍白，牙关噤闭，口吐涎沫，并发出异常声音，近似羔羊等动物鸣叫，甚至大小便自遗，不久便能自醒，醒后神疲乏力，而能起居如常，唯时发时止，或一日数次，或数日一发，或数月一发不等。多因感受惊恐，惊伤肝，恐伤肾，久则精血不足，经络失养，神志不宁，复受内外诸因刺激，诱发癫痫；或脾胃素虚，水谷难化精微，久而聚为痰涎，留恋经络，时而闭塞清窍，气机阻遏，骤发此症；亦有在母腹中感受惊吓，先天受病，后天或因高热惊厥，或复受精神刺激等，诱发此病。属于先天性癫痫患者，原因尚难完全明确；后天癫痫患者，可以检查是否与脑瘤、颅外伤、产伤、血栓、寄生虫等有关。

患者平时舌脉多无明显异常，惟发作之时，轻者脉见滑数，重者脉反沉细。治法先宜宣窍豁痰，方用定痫丸为主方，对证加减；若为痰热留恋，烦躁郁闷，则又当清神降逆，方用加减朱砂安神丸为主方，对证化裁；若属平素肝肾不足，精血亏乏者，治宜滋养精血，方用大补元煎为主方，对证加减；若属脾胃虚弱，食少神疲者，治宜补脾益气，方用六君子汤对证化裁。平时需要心情平和，饮食有节，勿过食腥辣油腻，尽量戒酒，避免精神受到刺激，亦可减少复发。

【对证方药】

1. **定痫丸**　宣窍豁痰。主治癫痫，气火夹痰上涌，闭塞清窍，突然跌倒，口作六畜之声，随之吐出白沫，发无定时等症。天麻、川贝母、胆南星、姜半夏、陈皮、茯苓、茯神、丹参、麦冬、石菖蒲、远志、全蝎、僵蚕、琥珀、朱砂、竹沥、姜汁，共为细末，姜汁熬膏和药末为丸，绿豆大，朱砂为衣。每服6～9g，日2次，温开水送服。

2. **加减朱砂安神丸**　清神降逆。主治癫痫烦躁郁闷，神情不宁等症。朱砂（研细末水飞数次，去净漂浮杂质）15g（一半为衣），甘草15g，黄连（酒炒）18g，当归24g，生地黄30g，茯神24g，麦冬24g，酸枣仁24g，合欢皮、首乌藤各24g，丹参60g，珍珠粉15g，远志、石菖蒲、胆南星、郁金、连翘、天竺黄各24g。上药除朱砂外，共为细末，蜜丸绿豆大，朱砂为衣。每服6～9g，日服2次，参汤或米饮送下。

3. **大补元煎**　滋养气血，阴阳同调。用于癫痫患者平素肝肾不足，气血两虚，食少体倦，精神不振等症。人参、熟地黄、山药、山茱萸、当归、杜仲、枸杞子各9～15g，炙甘草3～6g，加鹿角胶（烊冲）、龟甲胶（烊冲）各6g，白芍（酒炒）12g，大枣3枚，水煎温服。气短加炙黄芪18g；夜寐遗精加龙骨18g，芡实30g，莲须15g；脾虚纳差加白术15g，砂仁9g；不寐加酸枣仁15g，琥珀12g，灵芝15g。余随症。

4. **六君子汤**　方见"劳倦"下。

二十九、心悸

【辨证施治】心悸，谓之自感心跳不安。前贤认为惊悸与怔忡有别，惊悸是外因引起，怔忡则以内因为主，但二者有密切联系。惊悸病情较轻，怔忡较重。"惊自外邪触入而动，故属阳，阳变则脉动；悸自内恐而生，故属阴，阴耗则脉弱。"（《张氏医通》）根据临证常见，病因大致如下：平素心虚胆怯，复受外因惊吓，导致心神不宁，惊悸不安；心血不足，忧思劳心，或失血过多，未能及时调养，以致血不养心，而致心悸；阴虚火旺之人，肾阴亏耗，水不济火，心阳偏亢，神不守舍，惊悸不安，而成本病；阳虚水泛，逆上凌心，阳气不振，心力衰弱，或水饮停留，而成惊悸。

属于外因惊吓，惊悸烦乱，坐卧不安，饮食无味，常在梦中惊醒，脉象弦滑或乱者，治宜镇惊安神，方用磁朱丸为主方；夹痰热上扰者，合温胆汤同用；心血不足，心悸不安，夜寐不宁，头晕眼花，面无华色，舌质淡红，脉象细弱，甚则容易汗出，治宜养血安神，方用归脾汤为主方，病情较重者加赭石、龙骨、磁石之类；倘若脉来结代，是为气血两虚，治宜益气养血、辛润复脉，方用炙甘草汤加减；属于阴虚火旺，心悸少寐，或兼头目晕眩，舌质红绛少苔，脉来细数者，治宜滋阴清热，方用补心丹为主方，对证加减；属于阳虚水泛，面色㿠白枯糙，食少心悸，身体倦怠，舌淡脉弱，心阳不足者，治宜温阳定悸，方用桂枝甘草龙骨牡蛎汤为主方；如兼见头眩心悸，胸脘痞满，小便短少，苔白，脉濡，为水饮上逆凌心，治宜通阳化饮，方用苓桂术甘汤合千金茯神汤加减。

【对证方药】

1. **磁朱丸**　镇惊安神。主治突受惊吓，惊悸烦乱，坐卧不安，梦中惊醒等症。若夹痰热上扰，眩晕呕吐，头痛不寐等症者，合入温胆汤同用。磁石 18g，朱砂 3g，清半夏 9g，竹茹 18g，枳壳、陈皮各 9g，茯苓 15g，甘草 3g，加黄芩、麦冬、天竺黄、钩藤、蔓荆子、天麻各 15g，水煎温服。

2. **归脾汤**　方见"郁证"下。心悸不安，夜寐惊恐者，加赭石、龙骨、磁石之类，以重镇安神。

3. **炙甘草汤**　益气养血，辛润复脉。用于心悸属于气血两虚，脉来结代者。炙甘草 9g，生姜 5 片，桂枝 9g，人参 9 ~ 18g，阿胶（烊冲）、麦冬、生地黄、胡麻仁各 15g，大枣 5 枚（常用量，需视病情轻重增减），水煎温服。

4. **天王补心丹**　滋阴清热，养血安神。用于阴虚火旺，心悸少寐，时感头晕目眩等症。生地黄 18g，人参 9 ~ 15g，玄参、麦冬、天冬各 15g，丹参 30 ~ 120g，茯苓 15g，桔梗 12g，远志、酸枣仁、当归各 15g，五味子 6g，共为细末，蜜丸绿豆大，朱砂为衣。每服 6 ~ 9g，温开水送服。或改为汤剂煎服，效果更佳，因为能够因人因证加减，且摄取药量较大，故而效速。

5. **桂枝甘草龙骨牡蛎汤**　温阳定悸。用于阳虚水泛，心悸倦怠，面色㿠白等症。桂枝 6 ~ 12g，甘草 6 ~ 9g，牡蛎、龙骨各 15 ~ 30g，水煎温服。

6. **苓桂术甘汤合千金茯神汤加减**　通阳化饮。用于头眩心悸，胸脘痞闷，小便短少，苔白，脉濡等症。桂枝 9g，茯苓、茯神、人参、白术各 15g，甘草 6g，加姜半夏 6g，藿香 12g，砂仁 9g（后下），生姜 3 片，大枣 5 枚，水煎温服。

7. **简便方**　益心脾，养气血。用于心脾两虚，气血不足，时感心悸气短等症。

（1）人参 5g，龙眼肉 18g，莲子肉 30g，小枣、黄小米各 120g，煮粥，分 2 次食之。益气养血驻颜，用于心脾两虚，气血不足，时感心悸气短等症。

（2）丹参 30g，龙眼肉 15g，真琥珀 3g，水煎温服。用于心血不足，时感心悸怔忡等症。

（3）茯神 18g，酸枣仁 12g，麦冬 15g，水煎温服或泡水饮。用于心烦不寐、心悸等症。

（4）茯苓 15g，朱砂 1g，五味子 3g，龙骨 12g，水煎温服，作用同上方。

（5）炙黄芪 18g，当归身、柏子仁各 9g，龟甲胶 6g（烊冲），用上 3 味煎浓汁，冲和龟甲胶，分 2 次温服，早、晚各一服。益气养阴，和血定悸。功效基本同方一，有滋养心肾之功，故用于气血两虚之心悸少寐、精神不振等症。《医门课徒录》药膳、药茶类方，亦可参考选用。

三十、不寐

【辨证施治】不寐，习惯称失眠。睡而不能入寐，或睡少时即醒，或彻夜不得眠，或夜寐多梦，继而记忆力下降，或伴心悸等症。细究病因，大致与思虑过度，心血不足，或者饮食失节，损伤脾胃，胃不和则睡不安，或素禀胆怯，复受惊扰，或者阴虚火旺，心肾不交，肾阴不足，心火偏亢等原因，均可引起不寐。需要针对病因，辨证施治，治养结合，方能痊愈。治，对证用药，及时治疗；养，饮食有节，起居有常，精神减压。单凭药物治疗，虽能暂时治愈，不久即复。

1. **心脾不足**　多梦易醒，体倦神疲，健忘心悸，食少乏力，面失华泽，舌淡苔薄，脉来细弱，治宜补益心脾、温养气血，方用归脾汤为主方，对证加减。

2. **阴虚火旺**　头眩耳鸣，心烦口干，或夜寐遗精盗汗，舌红少苔，脉来细数，治宜滋阴清火，方用天王补心丹为主方，对证加减；若为胆怯复受惊扰，时易惊醒，甚至心悸不安，脉象细弦，治宜养血安神，仍用天王补心丹为主方，对证加减。

3. **胃中不和**　饮食难化，腹胀嗳气，苔腻，脉滑，轻则用保和丸消导和胃，便秘加大黄、枳实之类；若痰热壅遏，目眩口苦，胸闷痰多，舌苔黄腻，脉象滑数，治宜清热化痰、和胃降逆，方用温胆汤为主方，对证加减。

【对证方药】

1. 归脾汤　方见"郁证"下。

2. 天王补心丹　方见"心悸"下。

3. 保和丸　方见"厥证"下。

4. 温胆汤　方见"眩晕"下。

5. 简便方　养血安神。用于睡眠不寐，心烦不宁，或多梦易醒等症。

（1）酸枣仁为细末，每晚睡前服 3 ~ 6g，龙眼肉煎汤送服，或莲子煎汤送服亦可。心血不虚者，白开水送服。

（2）珍珠母 18g（先煎），灵芝 15g，柏子仁 9g，水煎温服。

（3）茯神 18g，合欢皮 12g，首乌藤 18g，龙眼肉 12g，麦冬 15g，水煎温服。

（4）茯苓 15g，朱砂 2g（水飞净为细粉，分 2 次吞服），磁石 18g（先煎），水煎温服。

（5）鸡矢藤、缬草各 9 ~ 18g，水煎温服。

（6）丹参 30g，麦冬 15g，琥珀 9g，服法同上。

（7）石菖蒲、远志、胆南星、郁金各 9g，麦冬 18g，生铁落 120g 煎水去渣，以此水煎上 5 味，早、晚各服 1 次。药渣加陈醋 250mL 泡足。烦躁不宁者宜之。

以上 7 方，皆为安神实效经验小方，屡用皆验。尤其是第 5 方，安眠效果甚佳，且能止头痛体痛、脘腹气滞诸痛。

三十一、健忘

【辨证施治】健忘，遇事善忘、记忆力减退是其主症，多与失眠多梦，思虑过度，心脾不足，以致血不营心所致；或者房劳太过，导致肾虚精乏，髓海空虚，引起健忘，治宜滋肾填精、益阴养血，方用枕中丹为主方，对证加减。张璐云："心悸跳动，恍惚不定，千金茯神汤；思虑过度，病在心脾者，归脾汤；夹湿痰者，加姜汁、竹沥；精神短少，人参养荣汤送定志丸；痰迷心窍者，导痰汤加木香；上虚下热，天王补心丹；心火不降，肾水不升，神明不定而健忘，六味丸加五味、远志；心气不定，恍惚多忘，四君子去白术加菖蒲、远志、朱砂等份，蜜丸服；心气不足，精神恍惚，少睡，夜多盗汗，怔忡健忘，辰砂妙香散；瘀积于内而善忘如狂，代抵当丸""因病而健忘者，精血亏少，或为痰饮瘀血所致，可以药治之。若生平健忘，乃心大窍疏之故，岂药石所能疗乎？故凡开凿混沌之方，悉行裁汰！"

【对证方药】

1. 枕中丹 补心肾，涩精气，益神志。主治心血不足，读书善忘，或因思虑过度，髓海空虚，心肾不交，痰火上扰，眩晕健忘等症。败龟甲（酥炙）、龙骨（研末布包扎紧，入鸡腹煮一宿）、远志、石菖蒲各等份。共为细末，每服6～9g，温黄酒或米饮调服，日2次。本方合入柏子养心丸，去石菖蒲，再加龙眼肉、丹参各适量，其效更良。脾虚气弱加人参、炙黄芪各适量，做汤、丸、散、膏剂等均可，汤剂起效较速，散剂次之，适宜病情较重者；膏、丸起效较缓，适宜病程日久，身体虚弱，病情较缓者。

其余诸方，已见前相关证下，不复赘入。

2. 简便方 清神醒脑，悦颜益智。用于健忘辅助治疗。可与心悸、不寐、抑郁等症下诸方互参，对证选用。

（1）石菖蒲、远志、合欢花各9g，开水泡服。如属肾虚健忘，可用此泡水送服六味地黄丸（中成药），1次6～9g，日服2次。

（2）丹参18g，麦冬15g，煎水送服苏合香丸1～2g，1日1～2次。

（3）龙眼肉90g，小黑枣30g，白莲子60g，核桃仁30g，柏子仁18g，同煮为糊，分6次食之，1日2次，共服3日。如见效果，可以常服。

气血虚者天王补心丹、归脾丸、柏子养心丸等中成药可常服；痰蒙心窍，胸痹健忘者，礞石滚痰丸、千金定志丸等中成药亦可选用。虽然见效缓慢，但服用方便，适宜于慢性病及老年患者。

三十二、多寐

【辨证施治】多寐，亦称多卧、嗜睡。前人多认为阳气不足、阴气过盛则多寐，后世医家多将其分为痰湿与虚弱二类。湿痰为患，多雨湿季节，或素体肥胖之人，症见胸闷纳差，身重嗜卧，身重口淡，苔白腻，脉象濡缓，治宜燥湿健脾，方用平胃散为主，加藿香、佩兰、薏苡仁、石菖蒲之类，以芳香化湿醒神；痰多加姜半夏、南星、紫苏子，以化痰降逆。阳虚自汗，神疲食少，气短懒言，甚则畏寒肢冷，脉象细弱，舌质淡白，舌苔薄白，神疲嗜卧者，治宜温阳益气，方用附子理中汤为主，对证加减。若病因不明，身体并无他疾，饮食劳作基本正常而犯困嗜睡者，单用龙葵一味，鲜品 1 日量 60～90g（干品 15～30g），水煎温服，屡用皆验。

【对证方药】

1. **平胃散** 燥湿健脾。主治夏秋之季，感受水湿，胸闷纳差，身重嗜卧等症。苍术 15g，厚朴、陈皮各 12g，甘草 6g，水煎温服。加藿香、佩兰、薏苡仁、石菖蒲等味，以增强芳香化湿醒神之功；湿痰偏盛，胸脘痞闷，加紫苏子、姜半夏、制南星等味，以燥湿化痰、宽胸降逆。

2. **理中汤** 温阳益气。用于脾肾阳虚，畏寒肢冷，神疲食少，嗜睡倦怠等症。人参 15g，白术 18g，干姜 9g，炙甘草 6g，大枣 5 枚，水煎温服。阳气衰败，利下清谷，身体沉重，倦卧嗜睡者，加炮附子、肉桂各适量；心悸健忘，加茯苓、茯神、酸枣仁、远志等味。余随症。属于疲劳嗜睡者，参看"劳倦"下诸方，对证选用。

3. **简便方** 清脑醒神，芳香化湿。用于不明原因多寐嗜睡，而身体并无明显疾病者。

（1）石菖蒲 9g，檀香（切薄片）2g，开水泡服。

（2）苍术、厚朴、藿香各 6g，服法同上。

（3）龙葵（用法如上所述）效果甚佳，或用石菖蒲、水菖蒲全草、藿香（土藿香亦可）、佩兰、沉樟木、苍术，任选一种，量不拘多少，煎水熏洗全身，均有解困醒神之功。

以上为治疗不明原因困倦嗜睡小方，基本都能治愈。如能审证求因，用药见效更速。

三十三、便秘

【辨证施治】 便秘，即大便秘结不通，或欲便而排出不畅，甚至排便困难，俗称习惯性便秘。至于某些疾病引起暂时性大便秘结不通，稍加调治便愈的，不属此症。引起便秘原因，大多与喜食辛辣之物，燥热伤津，宿垢聚结，而致便秘；忧思气结，津液不行，传导失畅，形成便秘；气血亏虚，传送乏力，肠失濡润，多致便秘，多见于老年体虚，失血过多，或大病后正气未复等，均可引起便秘；阳气不足，浊阴凝结，肠失温润，亦可导致便秘，有三五日一解，有六七日一解，排出困难，便下不畅，日久引起痔核，肛裂，大便带血，腹胀或痛，纳差嗳气，眩晕不寐者时有之，治法如下。

1. **燥热便秘**　出气热而有异味，俗称口臭，腹胀溺赤，苔薄黄腻，脉象滑实有力，治宜清热润燥，方用大承气汤合麻子仁丸加减。气滞加槟榔、木香、沉香之类。

2. **气血不足**　气短汗出，排便无力，或便后神疲倦怠，舌苔薄腻，脉象虚软者，治宜益气润肠，方用当归补血汤加味；血虚形瘦，唇甲淡白，头晕目眩，咽干口燥，舌中花剥，质见淡红，脉来细弱者，治宜滋阴养血润燥，方用五仁丸加地黄、当归、枸杞子、何首乌之类。

3. **浊阴凝结**　多见于老年体弱之人，时感腹痛，轻按则舒，得温病减，口和舌淡，脉多沉迟，治宜温肾助阳、润肠通便，用加味苁蓉润肠丸为主方，对证加减。张景岳曰："凡下焦阳虚，则阳气不行，阳气不行则不能传送，而阴凝于下。"所以老年阳虚于下，用药当以温阳化凝为要。

【对证方药】

1. **大承气汤合麻子仁丸加减**　清热润燥通便。用于肠胃燥热，气滞腹胀，口渴口臭，大便秘结，属实证者。大黄 9 ~ 15g（后下），枳实、厚朴各 15g，黄连、黄芩各 12g，胡麻仁 18g，郁李仁 12g，木香 9g，槟榔、生地黄、麦冬各 5g，水煎温服。

2. **加味当归补血汤**　补气养血润肠。用于气血不足，排便无力，气短疲倦等症。炙黄芪 18g，人参 15g，当归 12g，胡麻仁、郁李仁、陈皮、木香、厚朴各 9g，炙甘草 6g，大枣 3 枚。水煎温服。

3. **加减五仁丸**　滋阴养血，润肠通便。用于血虚形瘦，唇甲淡白，咽干口燥，眩晕，便秘等症。熟地黄、当归、龙眼肉、枸杞子、制首乌各 15g，胡麻仁、郁李仁、桃仁、杏仁、柏子仁各 9g，炙黄芪 24g，大枣 5 枚，炙甘草 6g，水煎温服。

4. **加味苁蓉润肠丸**　温肾助阳，润肠通便。用于年老体弱，下焦阳虚，浊阴凝结，便秘腹痛，倦怠畏冷，得暖则舒等症。肉苁蓉 15g，沉香 6g，橘核、益智仁、小茴香各 9g，胡麻仁、当归身各 15g，炮附子、肉桂各 3g，水煎温服。脾肺气虚者加炙黄芪、人参各适量；血虚加龙眼肉、大枣各适量；腹胀腹痛加木香、厚朴各适量。余随症。

肾主五液，津液盛则大便如常，房欲过度，精血耗竭，多致秘结。或饥饱劳役，损伤胃气，或辛热厚味，渐渍助火，伏于血中，耗散真阴，津液亏少，致令大便结燥。高年血不充，每患是疾。故古人有胃实脾虚，风秘、气秘、痰秘、冷秘、热秘、虚秘、实秘之分，临证须当详察细问。或问曰：干结之甚，硝、黄亦可暂用否？曰：承气汤用硝、黄，乃伤寒邪热入里，胃液干枯，肾水涸竭，故宜急下以救阴津为务。若老人虚人及病后肾水本亏，精血不足以致燥结，再用硝黄下之，是虚其虚，目下取快一时，来日复秘愈甚，欲再下之，虽铁石不能通矣！倘遇此证，当劝慰之，缓图奏效，切勿性急，自昭其咎。阳结脉沉数或促，阴结脉迟伏或结。老人虚人便秘，脉多沉伏而结促不匀，若见雀啄者不治（《张氏医通》）。引方二则，临证选用。

5. **四顺清凉饮** 清热凉血通便。治血热便秘脉实者。当归、赤芍各15g，甘草6g，酒大黄9～15g，水煎，入生蜜1匙，热服。加枳实、厚朴、黄连各适量，其效更佳。

6. **固本丸** 养血润燥通便。治老人津血俱亏，咳逆，便秘等症。天冬、麦冬、生地黄、熟地黄、人参各120g，共为细末，蜜丸梧子大，每次9g，温黄酒下，日2次。熬膏服尤宜。食少便滑者禁用。

7. **简便方** 清热通便，润肠通便。用于肠胃燥热便秘与老年或体虚精血不足，气虚无力送便，解便困难，甚至干燥难下等症。

（1）泻火通便：大黄或番泻叶3～12g，开水泡服，如不验，用此水冲服芒硝3～9g，日2次，必通。通后用酒制大黄6～12g，开水泡，当茶饮，减少饮酒及过食腥辣油腻等助湿生热之物，以减少便秘反弹。或用酒大黄为细末蜜丸，每服6～9g，日服2次，温开水送服，简便易行，效果亦良。九制清宁丸（中成药）常服亦效。

（2）润肠通便：当归15g，郁李仁9g，酒大黄3g，开水泡服，无糖尿病者入蜂蜜适量，以增强润肠通便之功。或用火麻仁、瓜蒌仁各12g，桃仁、酒大黄各3g，开水泡服。气虚无力送便者，加炙黄芪15g，人参6g；精血不足，肠燥便秘者，加制首乌9g，龟甲胶（烊冲）6g，生地黄12g；气滞腹胀者，加木香3g，厚朴6g。余随症。

（3）肛裂带血：当归9g，生地黄15g，槐花、地榆、仙鹤草各12g，开水泡，无糖尿病者兑入蜂蜜适量和服。另用此方煎水熏洗后阴（肛门周围）。或用九制清宁丸常服。或用槐花、地榆各12g，五倍子3g，开水泡，加蜂蜜适量当茶饮，效果亦良。饮食清淡，适当运动，常吃蔬菜水果及红薯等粗粮，可减少便燥肛裂。

便秘患者日增，多与厚味、懒动有关。能够饮食清淡，减少坐睡，多加户外运动，保持恬淡心态，此病自会大大减少。方药再灵，致病原因不除，疗效难以持久。要想根治，或治愈后减少复发，最终还须养成良好饮食起居习惯。

三十四、癃闭

【辨证施治】癃闭，亦称小便不通。由于三焦气化失常，不能通调水道，而致水道不通。东垣曰："小便不通，皆邪热为病，分在气在血而治之，以渴与不渴而辨之。渴而不利，或黄或涩者，热在上焦气分也。小便者，膀胱所主，若肺热不能生水，是绝其寒水生化之源，宜清肺而滋化源，故当从肺分助其秋令，宜茯苓、泽泻、车前、木通之类淡味渗泄之药，水自生焉。如不渴而小便不通者，热在下焦血分，肾与膀胱受热，闭塞其流，须知、柏之类苦寒气味俱阴之药以除其热，稍兼肉桂辛温散结之阳药以泄其闭，若服淡渗之味，则阳无以化，而阴愈闭塞不通矣。"邪热犯肺，不能通调水道，下输膀胱；中焦湿热伤脾，升降失职；下焦气化失司，一为肾阳不足，二为膀胱蓄热，而致小便不通。尚有石淋、热淋、血淋等异物阻塞，均可导致小便癃闭不通，甚至憋痛难忍，审证求因，施治方效。

癃闭主要为小便不通，小腹胀痛，多为偶发，需要及时疏通，不然会引起胸满气喘，呕吐昏冒，甚至水肿等症，须防病情恶化。故有"不怕十天不大便，就怕一日不小便"之说。若因消渴等大病引起的肾衰竭，不属此病范围。

1. 气化失常　肺热者口渴欲饮，呼吸短促，苔薄乏津，脉象滑数，治宜清肃肺热，方用五苓散去桂，加黄芩、连翘、薏苡仁之类；属于湿热壅滞，胸腹满闷，口淡不渴，泛泛呕恶，舌苔黄腻，脉来濡滑，治宜分利湿热，亦用五苓散加滑石、厚朴、竹茹之类；属于下焦蓄热，多与上、中二焦之热留恋不去，复注于下焦，以致少腹胀满而急，小便不通，治宜滋阴化气，方用加味滋肾通关丸为主；若属中气不足，小便欲解不爽，或气坠肛脱，精神委靡，懒于动作，舌淡苔白，脉象虚软者，治宜益气升提，方用补中益气汤为主；如属肾阳衰微，无力传送，以致小便淋沥不畅，面色㿠白，神情怯弱，舌淡津润，脉来沉细者，治宜温肾助阳化气，方用济生肾气丸为主方，对证加减。

2. 尿道阻塞　结石等瘀块内阻者，少腹急痛难忍，小便滴沥不畅，需要针对病因，总宜速去其"瘀"，通畅为首要，五苓散、八正散等方，对证加减。活田螺捣烂加麝香少许，无则用冰片少许亦可，敷于肚脐神阙穴，亦有利尿功效，可作辅助治疗。

张璐曰："闭癃者，尿闭不通，淋沥点滴也。惟肝与督脉、三焦、膀胱主之""实则闭癃，虚则遗溺""惟宜滋养真阴，兼资气化""夏秋热伤癃闭，以滑石调水饮之即通，但阴虚泉竭者禁用。"

【对证方药】

1. **加减五苓散** 清热肃肺，通利水道。用于邪热犯肺，肺失通调水道、下输膀胱之能，而致上窍闭而下窍塞，小便不利等症。猪苓、茯苓、泽泻各 15g，白术、黄连各 9g，黄芩、薄荷各 15g，薏苡仁 18g，栀子、玄参各 15g，车前草 30g，甘草梢 6g，水煎温服。若湿热偏盛，胸脘痞闷，口淡不渴，泛泛欲呕者，再加滑石、厚朴、竹茹各适量。

2. **加味滋肾通关丸** 滋阴化气，通利小便。用于下焦蓄热，小腹胀满而急，小便不通等症。生地黄 18g，泽泻、牡丹皮、茯苓、滑石各 15g，知母 18g，黄柏 12g，甘草梢 6g，肉桂 3g，水煎温服。

3. **补中益气汤** 方见"劳倦"下。

4. **济生肾气丸** 方见"水肿"下。

5. **加味八正散** 清热利湿通淋。用于湿热下注，小便不通，少腹急满，甚至尿血刺痛等症。川木通 12g，车前子 30g，瞿麦、萹蓄、滑石各 15g，甘草梢 6g，酒大黄 9g，栀子、川牛膝、牡丹皮、赤芍、生地黄各 18g，灯心草 6g，水煎温服。

6. **简便方** 利尿通淋。用于湿热下注，小便不通，少腹胀急，心烦口渴等症。大病如膀胱癌等引起癃闭者，切不可依赖小方通利小便，仅作辅助之用。

（1）水蓼草鲜品 30g，鸭跖草鲜品 90g，干品各减半，水轻煎，微温频服。夏秋受热，烦渴尿闭，小腹胀痛者，速用 2 味煎服，少时小便可通，诸症缓解。此草旷地广为生长，潮湿处更多。

（2）或单用鲜竹叶、车前草、薏苡仁根、栀子、滑石、木通、泽泻、赤茯苓、黄芩等，用其中一味或多味均可，轻煎微温频服，亦多能迅速尿通痛解。

（3）每次用 1～2 只蝼蛄（俗称土狗子），焙焦研细末，温黄酒或白开水送服，可迅速通利小便。

（4）受热引起小便赤涩而短，或淋沥涩痛，六一散（滑石 180g，生甘草梢 30g，共研细粉）9～15g，鲜荷叶一大张，薄荷 12g，开水泡，送服六一散，清热利尿之功甚佳。

（5）绿豆皮 18g，赤小豆 6g（为末），西瓜翠衣 60g，开水泡服，清热解毒、降暑利尿之功甚速。无赤小豆亦可。

三十五、淋证

【辨证施治】淋证，小便淋沥涩痛是其主要症状，有五淋之称。致病原因大致与饮食厚味，饮酒过多，助湿生热，蓄积日久，下注膀胱，而致气化失常，不能通调水道，发生淋证；或因肾虚有热，房事不节，肾阴亏耗，阴虚火动，以致小便淋沥涩痛。由于湿热内蕴，气滞瘀阻，结成砂石，阻塞尿道；或因热甚伤血，迫血外溢，而出现血淋，若起初湿热不能及时清除，迁延日久，则可导致脾肾两虚、中气下陷等症，继而出现劳淋、膏淋等。张璐云："诸淋所发，皆肾虚而膀胱生热也。水火不交，心肾气郁，遂使阴阳乖舛，清浊相干，蓄在下焦，故膀胱里急，膏血砂石从水道出焉，于是有淋沥不断之状，甚者窒塞其间，令人闷绝。凡小肠有气则小便胀，小肠有血则小便涩，小肠有热则小便痛，制剂之法，并宜流行滞气，疏利小水，清解热邪。其于平调心火，又三者之纲领焉。心清则小便自利，血不妄行，最不可用补气之药，气得补而愈胀，血得补而愈涩，热得补而愈盛，水渎不行，加之谷道闭遏，末见其有能生者也。虽然，肾气虚弱，囊中受寒而成淋涩者有之，其证先寒栗而后溲血，盖冷气与正气交争故也。又有胞系转戾不通者，其证脐下急痛，小便不通，凡强忍小便，疾行走马，或忍尿入房，使水气逆上，气迫于胞，故屈戾而不得舒张也。"

1. 石淋　脐腹隐痛，小便难，痛不可忍，溲如砂石，或黄赤，或浑浊，色泽不定，正如汤瓶久受煎熬，底结白碱，宜清其积热，涤其砂石，如麦冬、葶苈子、木通、冬葵子、滑石、车前、连翘、瞿麦、知母之类；涩痛甚者，为膀胱蓄血，加琥珀、肉桂、大黄之类，辛温以散之。加味葵子茯苓散，专治石淋。

2. 劳淋　遇劳即发，小便淋沥不绝，如水滴沥而不断，有脾劳、肾劳之分。劳于脾者，补中益气加车前、泽泻；劳于肾者，六味丸加麦冬、五味之类。

3. 血淋　血淋者，虽主实主血而与小肠为表里，然须看血色分冷热，色鲜紫者，为小肠实热，小肠热甚而血渗胞中，与溲俱下，大剂生牛膝为主，兼车前、山栀子、生地黄、紫菀、牡丹皮、水牛角、桃仁、鲜芦根、生藕节汁之类；血虚而热，用生地黄 60g，黄芩、阿胶各 15g，鲜侧柏叶 9g，水煎服之。若色瘀而淡者，属肾与膀胱虚冷，六味地黄汤加肉桂3~6g，芦根18g，水煎微温服。若两尺脉沉弦而数，必有瘀血停蓄，四物汤加牡丹皮、红花、赤芍、三七、紫菀、牛膝、水牛角等味，对证定量，水煎微温服。

4. **气淋** 气淋者，气化不及州都，胞中气胀，小腹满坚，溺有余沥，宜沉香、肉桂、茯苓、泽泻，佐以木通、瞿麦、冬葵子、山栀子、石韦之类。实则气滞不通，脐下胀闷，再加香附、木香、沉香之类，如不应，加芒硝、大黄之类。溺后疼痛，去石韦、木通、瞿麦、冬葵子、山栀子，加秋石、生甘草梢、藕汁之类。气淋，服利水药不能通者，沉香降气汤、四磨汤等方，对证选用，因人加减。

5. **膏淋** 膏淋者，俨若脂膏，乃精溺俱出，精塞溺道，故便欲出而不能，小腹及阴茎痛，宜茯苓、秋石、沉香、海金沙、泽泻、滑石之类；如不甚痛者，须固涩其精，慎勿误用通利，鹿角霜、肉苁蓉、菟丝子、莲须、芡实、山药之类；或用桑螵蛸、菟丝子各60g，泽泻30g，为末蜜丸，每服9g，日服2次，米饮下，续以六味地黄汤加涩精之味，如五味子、芡实、桑螵蛸、莲须、益智仁、龙骨之类调治之。

【对证方药】

方药已见上述，复引数方，以备对证选用。

1. **加味导赤散** 清热利尿。主治心火过旺，移于小肠，烦渴面赤，小便涩痛，淋沥不净等症。生地黄18g，川木通、淡竹叶各12g，甘草梢、灯心草各6g，茯苓、黄芩、栀子、滑石各15g，水煎微温服。

2. **萆薢分清饮** 益肾化浊。主治肾虚膏淋，小便白浊频数等症。川萆薢、石菖蒲、乌药、益智仁各9~15g，甘草梢6~9g，茯苓12~18g，水煎温服。

3. **加味菟丝子丸** 固肾涩精。用于劳淋、膏淋，肾水不足，腰膝酸软，手足心热，形体消瘦等症。菟丝子（黄酒蒸透焙干）18g，茯苓、山药、莲子、芡实、枸杞子各15g，知母（盐水炒）、地骨皮各12g，车前子15g，脾肺虚加西洋参、炙黄芪、百合、白术各适量，水煎温服，或加量为末蜜丸绿豆大，每服9g，稀粥或温开水送服，日2次。节房事，适劳逸，戒烟酒，减少思欲，适度运动，有助于疾病痊愈。

4. **参苓琥珀散** 治小便淋涩，茎中引胁下痛。人参、延胡索各15g，牡丹皮（一作柴胡）、茯苓各12g，川楝肉、琥珀各3g，泽泻、当归尾、生甘草梢各9g，为散，每12g，长流水煎，去渣热服，日2次。

5. 简便方 利尿通淋，补肾涩精。热淋可与癃闭下小方互参。

（1）石淋：石韦、金钱草各 15 ~ 30g，开水泡服。或海金沙 15g，萹蓄 18g，车前草 60g，开水泡服。或用金钱草 60 ~ 120g，川木通 12g，开水泡服。或用薏苡仁根 30 ~ 90g，开水泡或水煎服。或用瞿麦 15g，滑石 18g，水煎温服。

（2）膏淋、劳淋：煅牡蛎、煅龙骨、怀山药、芡实、白莲子各 15 ~ 30g，水煎温服。或用鹿衔草、芡实各 30g，水煎温服。或用桑螵蛸 12g，补骨脂 15g，白首乌 30g，水煎温服。或用金毛狗脊 15g，益智仁 6g，核桃仁 18g，水煎温服。或用人参 9g，茯神 18g，山茱萸 12g，覆盆子 15g，水煎温服。或用五味子 3g，金樱子 15g，车前子 18g，莲须 15g，水煎温服。"遗精"下相关方，亦可对证选用。

三十六、小便不禁

【辨证施治】小便不禁，即小便不能自控而自行排出，除肺肾两虚引起之外，亦多见于温病、中风、妇人产后、抑郁、怔忡、小儿肾气未充等。以上病症出现小便不禁的，在各症中辨证施治。自《内经》而始，古人多认为小便不禁多因于膀胱不能约束而致。膀胱为贮尿之器，输送赖于气化，所以藏溺、出溺者，皆借三焦之气化。脾肺肾三脏无病，三焦气化正常，膀胱自然约而藏之，输送之，即无闭而不出、出而不禁之患。

1. 肾气不足 肾为水脏，与膀胱为表里，开窍于二阴，虚则摄纳无权，而致膀胱失约，出现小便失禁。起病大多缓慢，且多见于老人，小溲不能自控，频频欲溺，或伴眩晕腰酸，心悸少寐等症，舌淡脉细，治宜益肾固涩，方用桑螵蛸散合缩泉丸加减；甚则肾阳虚衰，四肢不温，小便滴沥不禁，或伴大便溏稀，舌淡脉弱，是为肾阳极虚，治宜温肾助阳、固摄下元，方用巩堤丸为主方，对证加减。

2. 脾肺气虚 虚则不能约束水道而自出者，谓之上虚不能制下，小便不禁，疲劳之时，不禁益甚。精神不振，容易疲倦，食少气短，舌质淡白，脉象虚软，治宜补中升提，方用补中益气汤为主方，加以固涩之味。

【对证方药】

1. 桑螵蛸散和缩泉丸加减 益肾涩精，固摄缩尿。用于肾气不足，摄纳失职，小便频频欲出，甚至眩晕腰酸，小便失禁等症。桑螵蛸 12g，龟甲（锉碎）

9g，龙骨、人参、茯苓、茯神、远志、石菖蒲、乌药各 15g，砂仁（后下）9g，山药、益智仁、莲须各 15g，水煎温服。

2. **巩堤丸**　温肾助阳，固摄下元。用于肾阳虚衰，四肢不温，小便滴沥不尽，甚至大便溏稀等症。熟地黄、菟丝子各 90g，五味子 18g，益智仁、补骨脂、白术、茯苓、韭子各 60g，附子 30g，怀山药 120g。除山药外，共为细末，山药煮糊，和药末为丸，梧桐子大，每服 9g，淡盐汤或温黄酒送服。亦可改为汤剂煎服，效果较丸药为速。病情不急者，丸以缓之，徐徐调治，老年体弱人尤宜。

3. **补中益气汤**　方见"劳倦"下。加龙骨、芡实、五味子、山茱萸、益智仁、乌药各适量，水煎温服。

老年人尿多频数者，是膀胱血少，阴火偏旺也。治法宜滋肾水真阴，补膀胱津液为主，六味丸加麦冬、五味子之类，不可概用温药。若属于肾气不足，小便淋沥涩痛者，此为真阳不固而下渗，固脬丸为主，或合桑螵蛸散加减；昼甚者，为阳虚，补中益气汤加熟附子；夜甚者，为阴虚，六味地黄丸加知母、龟甲；脬气不足，小便频数，昼甚于夜者，夜起小便多者，用金匮肾气丸（见"水肿"下）加五味子。

4. **固脬丸**　治虚寒小便不禁。黄酒制菟丝子 60g，小茴香 30g，炮附子、炙桑螵蛸、青盐各 15g。为末，干山药糊丸梧子大，酒下 9g，日 2 次。

5. **简便方**　温肾助阳，涩精缩尿。用于肾阳不足，或脾肾气虚，下元不固，以致小便不禁或夜尿过多等症，"劳淋""膏淋""遗精"下小方可互参选用。

（1）乌药、砂仁、益智仁各 6g，开水泡服。

（2）桑螵蛸、覆盆子、山茱萸各 9g，水煎温服。

（3）山药、芡实各 15～30g，五味子 3～6g，水煎温服。

（4）熟地黄 15g，附子 3g，沙苑子 30g，水煎温服。

（5）金毛狗脊、巴戟天、山药各 15～30g，水煎温服。

（6）炙黄芪、人参、覆盆子各 6～15g，鹿茸 3g，水煎温服。

三十七、遗精

【**辨证施治**】遗精，有梦遗与滑精之分，梦中遗精谓之梦遗，无梦自遗谓之滑精。若属青壮年偶尔遗精，则不属病象，而是性成熟生理现象。病因则多为精神刺激，如惊吓恐惧、脑劳过度、所欲不遂等，均可引起心神不宁，君火偏亢，相火妄动，从而刺激肾精外泄，发生遗精；房事无节，纵欲过度，损伤封藏之本，损及肾之阴阳；肾阴损则相火旺，干扰精室，而致封藏失职，肾精妄遗；肾阳损则下元虚惫，精关不固，因而精液自遗，手淫无度，屡损肾真，日久自遗，与以上因果相同。又有禀赋素弱，先天不足，肾虚不能藏精而致遗精者，亦不少见。医者能够对证施治，患者解除致病原因，多可在较短时间痊愈。"有梦为心病，无梦为肾病"之说，有一定道理。尤其是单相思、手淫等原因引起的遗精，不解除致病原因，仙丹也难奏效。证治如下。

1. **君相火旺**　梦遗居多，精神烦闷，少寐不宁，头胀口干，五心燥热，舌红少苔，脉象弦数，治宜滋阴清热、涩精止遗，方用知柏地黄汤为主方，加入莲须、芡实、桑螵蛸、龙骨之类，以涩精止遗。

2. **肾虚不藏**　无梦自遗者居多。肾阴虚者，头晕目眩，耳鸣腰酸，精神不振，形体消瘦，舌红少苔，脉细微数，壮水滋阴，方用萃仙丸为主方；兼有相火不宁者，酌加盐制知母、酒炒黄柏之类；病延日久，肾虚不固，当固肾涩精，方用金锁固精丸合九龙丹加减；肾阳虚者，面色㿠白，精神委靡，甚至见色精液自出，舌淡津润，脉象细弱，治宜温补固摄，方用加味固精丸之属。药物治疗同时，患者首当心情平和，驱除妄念，节制房劳，去掉手淫毛病，忌食腥辣油腻之味，能戒酒最好，多做户外运动，对治愈疾病大有裨益。

【对证方药】

1. **知柏地黄汤**　滋阴清火。即所谓壮水之主，以制阳光，滋肾水，泻心火，以制命门相火偏亢，夜寐遗精，心烦不宁，舌红少苔，脉象沉细而数等症。生地黄24g，牡丹皮、泽泻、山药、茯苓、山茱萸各15g，知母18g，黄柏12g，加莲须18g，桑螵蛸12g，芡实、龙骨各18g。水煎温服。

2. **知柏萃仙丸**　滋肾固精。用于肾虚遗精早泄，腰酸膝软，甚至无梦自遗，头晕目眩，须发早白，耳鸣眼花，形体消瘦，精神委靡等症。沙苑子240g（洗净，隔纸微焙为末，取120g入药，留粗末120g同金樱子熬膏），山茱萸120g（酒蒸），芡实120g（同枸杞子捣），白莲蕊120g（酒洗曝干），枸杞子120g，菟丝子（酒浸蒸焙）60g，川续断（酒浸）60g，覆盆子（去蒂，酒蒸晒）60g，盐制黄柏、酒炒知母各60g。金樱子肉60g同沙苑子粗末120g熬膏，上8味共为细末，入二子（沙苑子、金樱子）膏内拌匀，加炼蜜适量为丸，如梧桐子大，每服80丸，渐加至100丸，晨用淡盐汤送下，晚用温黄酒下。

3. **金锁固精丸合九龙丹加减**　补益精血，固肾涩精。用于遗精日久，或纵欲太过，败精损肾，滑泄不禁等症。枸杞子、金樱子、白莲须、白莲子、芡实、山茱萸、当归身、熟地黄、制何首乌、云茯苓各90g，龙骨、牡蛎、沙苑子、覆盆子、金毛狗脊各60g，怀山药180g。上药除山药外，共为细末，用清黄酒煮山药如糊，和药末为丸，梧桐子大，每服9g，渐增至15g，服法同知柏萃仙丸。

4. **加味固精丸**　温补固摄，用于肾阳虚羸，面色㿠白，精神委靡，甚至见色精液自出，虚甚滑泄，不能自控，舌淡津润，脉象细弱。菟丝子、韭子、牡蛎、龙骨各90g，五味子、桑螵蛸、白石脂各60g，加芡实、金樱子、山药各90g，人参、茯神、砂仁、山茱萸、核桃仁各75g。共为细末，用粳米、大枣各120g，同煮为糊，去枣之皮、核，和药末为丸梧桐子大，每服9g，日服2次，渐加至12～15g，稀粥送服。

肾藏精，肾虚则不固，故遗精。多由精神压力过大，饮食起居失常，纵欲无度，或者屡犯手淫，以及惊恐怵惕伤神等原因，日久造成梦中遗精，甚至无梦自遗，疲劳自遗。张璐曰："肾为阴，主藏精，肝为阳，主疏泄，故肾之阴虚，则精不藏，肝之阳强，则气不固。"下列诸方，以备临证选用。

5. **还少丹**　填精补髓，通调心脾肾。主治心脾肾三脏精血不足，精髓不固，夜寐遗精，或无梦自遗，身体早衰，下元虚寒，腰酸乏力等症。盐厚杜仲（青盐炒断丝）、川牛膝（酒浸焙）、巴戟天肉、山茱萸、肉苁蓉（酒浸）、白茯苓、远志肉（甘草煎水浸炒）、五味子、楮实子各60g，干山药、枸杞子、熟地黄各120g，石菖蒲、小茴香（盐水炒）各30g。共为细末，炼蜜同大枣肉为丸，梧桐子大，每服五七十丸，清晨盐汤，卧时温酒。精滑者去牛膝，加续断60g，即打老儿丸，主治老年肾虚白浊。

6. **加味金锁玉关丸**　调补心肾。主治心肾不交，遗精白浊，心悸怔忡等症。芡实、莲子（去芯）、藕节粉、茯苓、茯神、干山药各60g，石菖蒲、远志、五味子、龙骨、牡蛎各30g。上药共为细末，金樱子120g熬膏去渣，代蜜和上药末，捣三千下，为丸如梧桐子大，每服9g，空腹稀粥下，日服2次。

7. **简便方**　安神宁志，益肾涩精。用于心肾不交，相火过旺，肾虚精滑等症。可与劳淋、膏淋、小便失禁等症下简便方互参。

（1）麦冬、生地黄、酸枣仁、山茱萸、莲须各9～18g，水煎温服。药渣再煎，加陈醋适量，睡前泡足。

（2）知母、龟甲、龙骨各6～15g，服用法同上方。

（3）芡实30g，桑螵蛸9g，五味子3g，服用法同上方。

（4）麦冬、龙眼肉、山药、石菖蒲各 6 ~ 15g，水煎温服。

（5）枸杞子、白莲肉、山茱萸各 9 ~ 15g，服法同上方。

（6）覆盆子、金樱子各 9 ~ 18g，五味子 3 ~ 6g，服用法同一方。

三十八、阳痿

【辨证施治】阳痿，即阴茎不举，或举而不坚。肾虚患者居多。此症与遗精引起的原因相近，房事过度，屡犯手淫，思虑过度，过于疲劳，嗜酒熬夜，等等，均可导致阳痿不用。命门火衰，精血虚寒，心脾亏损，或者精神恐惧，经久不释，而致心脾肝肾亏虚，神情不宁等，皆能导致阳痿不举。

如属命门火衰，则见面色㿠白，精神委靡，腰膝酸软畏冷，脉来沉细无力，舌淡津润，此为肾阳虚极，治宜补肾助阳、温养下元，方用龟龄集为主方，对证加减；心脾亏虚，食少神疲，面色萎黄，四肢倦怠，治宜调养心脾，方用归脾汤加减；恐惧伤肾，精神不振，胆怯多疑，寐不安宁，治宜补益心肾，方用大补元煎合柏子养心丸加减；肾阴偏虚，头晕腰酸，甚至夜寐汗出，舌红少苔，脉象细数者，治宜滋养肾阴，方用六味地黄汤为主，对证加味。药物治疗，精神调养，消除不良习惯，保持正常心态，养成良好饮食起居习惯，自可事半功倍，提高疗效，早日康复。

【对证方药】

1. **龟龄集加减** 补肾助阳。用于命门火衰，下元虚冷，筋骨无力，阳痿不举等症。人参、茯神、山药各60g，砂仁、益智仁、鹿茸各30g，熟地黄、当归身、续断、杜仲、肉苁蓉、锁阳、补骨脂、枸杞子、怀牛膝、菟丝子、淫羊藿各45g，雄蚕蛾30g，山茱萸、巴戟肉各45g，紫河车1具，附子、肉桂各15g，核桃仁60g。上药各如法炮制，共为细末，蜜丸绿豆大，每服9g，日服2次，早用淡盐汤、晚用温黄酒送服。上方适当减少分量及药味，可做汤剂水煎服，见效较丸药要快。

2. **归脾汤** 方见"郁证"下。加枸杞子15g，益智仁12g，补骨脂18g，鹿茸片6g，核桃仁18g，以温肾助阳、补益精血。水煎温服。

3. **大补元煎和柏子养心丸加减** 补益心肾，安神宁志。用于恐惧伤肾，精神不振，胆怯多虑，寐不安宁，甚至寝汗心悸等症。人参、熟地黄、山药、当归、肉苁蓉、山茱萸、枸杞子各15g，石菖蒲9g，远志肉、柏子仁、茯神各

15g，龙骨 24g，琥珀 9g，麦冬 15g，炙甘草 6g，大枣 3 枚，水煎温服。加量为末蜜丸，每服 6 ~ 9g，日服 2 次，稀粥或温黄酒送服亦可，体现"缓者调之"。

4. 六味地黄汤　方见"血证"下。加盐制知母、酒炒黄柏、龟甲、枸杞子、制首乌各适量，以滋肾养阴、补益精血。

阳痿一证，需要审证求因，对证施治，不可概以阳虚通治，而屡伤肾阴，致使阴精枯竭，气阳独旺，则根本坏矣！我曾治多例阳痿不举患者，年龄均在 30 岁以下，因为服春药过度，致使阴茎萎缩，小便滴沥不禁，六脉唯见右尺浮越无根，余部寻之不见，多年毫无性欲，更无性能力，汗多不分昼夜，眩晕心悸，四肢乏力，精神委靡，皆纯用壮阳药之害也。我用和法，调养心脾肾三脏，月余六脉复出，精神转振，小便正常，续调月余，性功能基本恢复。可见对证施治之重要。

5. 简便方　填精益肾，调养心脾，根本不亏，房事自济。如上所述，一味求快，耗伤肾真，此为恶性循环，导致早衰者常有。纵观历代皇帝，长寿者有几？皆与服壮阳药过度，肆无忌惮纵欲有关。忠恳之言，诚望惜命者思之。

（1）白何首乌 15 ~ 30g，枸杞子 15g，当归身 12g，黑大豆、核桃仁各 15g，黑大米 60g，煮粥，分 2 次，早、晚各服 1 次。虽然见效缓慢，久服自知其妙。

（2）炖羊肉汤放入人参、当归、枸杞子、核桃仁、制首乌、熟地黄、巴戟天各适量，汤、肉、药适量食之，大有温肾助阳、补益精血之功。虽不能立即见效，常服必有效果。

（3）鹿茸 30g，雄蚕蛾 18g，黄狗肾 1 付，淫羊藿 120g，各去净杂质，如法炮制，焙焦，共为细末，蜜丸绿豆大。每服 6 ~ 9g，日服 2 次，早用淡盐开水、晚以温黄酒送服。老年及肾精虚者慎服。

（4）淫羊藿、仙茅各 18g，鹿茸 2g，煎水送服六味地黄丸（中成药)6 ~ 9g，日服 2 次。

（5）黄秋葵根干品、韭子各 15 ~ 30g，水煎温服。

（6）托腰七 30g，菟丝子 18g，水煎温服。

（7）胡芦巴 18g，枸杞子、核桃仁各 15 ~ 24g，水煎温服。

（8）白何首乌 30g，阳起石 18g，水煎温服。晚间用药渣煎水泡足。

（9）当归 15g，鹿茸 5g，煎水兑黄酒温服，晚间连药渣食之。

三十九、耳鸣

【辨证施治】耳鸣，为一侧或双侧耳内不自主鸣响，状若蝉鸣声不绝，或如钝器撞击木柜声，甚至猝然耳闭若聋等。骤起耳鸣耳闭，甚至响声如雷，口苦咽干，小便黄赤，大便秘结，头痛心烦者，多属肝胆火旺；鸣声绵绵不绝，状若小蝉鸣叫，肾阴虚者居多；亦有脾肺气虚，容易汗出倦怠，则多属中气下陷。肝胆实火者易治，脾肾虚弱者难疗。后者虽然难治，耳鸣声绵绵不绝，但大多数患者都不影响听力，亦无明显不适症状。

1. 肝胆火旺　多因饮酒熬夜，过食辛辣油腻，或精神压抑，恚怒愤郁等原因，导致湿热偏盛，五志化火，痰火上逆，引起耳鸣耳闭、头痛眩晕、心烦口苦等症，舌质红绛，舌苔黄厚或腻，脉来滑数兼弦，治宜清泻肝火、舒郁通窍，方用龙胆泻肝汤为主方。痰火上逆者加竹茹、胆南星、天竺黄、赭石之类，以清热化痰降逆；耳鸣耳闭加蝉蜕、通草、磁石、石菖蒲之类，以镇逆通窍。

2. 肾阴不足　长期睡眠不足，用脑过度，或饮酒失度，或精神持续压抑等，致使肾阴损伤，虚火上炎，耳鸣如小蝉叫声，绵绵不绝，心烦少寐，或夜寐多梦，舌红少苔，脉象沉细或数，治宜滋肾养阴，佐以镇逆通窍，方用知柏地黄汤为主，加通草、蝉蜕、磁石、石菖蒲之类；若兼脾虚气陷，耳鸣声小，断续不绝，头脑昏沉，甚至心慌气短，食少倦怠等症，舌淡红，苔薄白，脉来虚细无力者，治宜补脾益气，方用补中益气汤为主，对证加减。

【对证方药】

1. 加味龙胆泻肝汤　方见"头痛"下。加竹茹、胆南星、天竺黄、赭石、通草、磁石等，以清热化痰、降逆通窍；溺赤便秘加大黄、滑石各适量，以通利二便；烦渴加麦冬、天花粉各适量，以生津止渴；耳鸣耳闭加磁石、赭石、通草、蝉蜕等，以滋肾养阴、镇逆通窍。余随症。

2. 知柏地黄汤　方见"血证"下。壮水之主，滋阴泻火。加石菖蒲、通草、蝉蜕、磁石、赭石、酒炒白芍之类，以滋阴平肝、镇逆通窍。

3. 补中益气汤　方见"劳倦"下。酌加石菖蒲、远志、龙眼肉、枸杞子各适量，以滋肾养血宁志。

耳鸣实证易愈，虚证难以速见疗效，只能减轻鸣声，消除不适症状。因为虚证多属所谓"神经性耳鸣"，中药加其他疗法如针灸、敷贴等，能够提高疗效，彻底治愈较难。如因某些大病引起耳鸣者，可根据病情，对证治疗，亦有本病治愈后耳鸣自除，不需专门治疗。

4. **简便方** 辛凉通窍。主治突发耳闭，因为暴怒气逆，或持续饮酒熬夜，湿热偏盛，导致耳鸣响声如雷，单侧或双侧猝失听力，或伴头脑胀痛、心烦口渴等症。

（1）鲜石菖蒲根一握，去净杂质，绞取汁 50mL，冰片 2g 擂极细粉。将冰片粉合入菖蒲汁搅化令匀，用棉签蘸汁滴入耳内，1 次一二滴，日三四次，有一定清热止痛通窍之功。

（2）僵蚕、蝉蜕、黄芩各 15g，水煎温服。

（3）石菖蒲、通草、木通各 12g，服法同上。

（4）磁石、赭石各 12g，生地黄 24g，服法同上。

（5）薄荷 15g，石菖蒲 12g，冰片 1g，开水泡服。

（6）黄柏、知母各 12g，蝉蜕 15g，服法同上。

无论水煎服或开水泡服，药渣晚间再煎，加陈醋 250mL 泡足，均有一定舒络通窍的辅助功效。

四十、脱发

【**辨证施治**】脱发，亦称落发，即头发脱落明显，掉多生少，由密到疏，甚至露出大面积头皮，亦有整块脱掉，边缘清晰，此为斑秃，俗称鬼剃头。究其致病原因，大致与耳鸣相近，多由精神压力过大，睡眠不足，过食荤腥油腻辛辣之物，或人为熬夜，夜宵饮酒吃烧烤，等等，助湿生热，损伤阴血，肾水亏乏，风火上炎，而致发质干枯，头皮燥痒，头发随之脱落。某些大病，如各种癌症放化疗后、失血、惊恐、长期精神压抑等，亦可出现脱发。后者对证调治，多可短时间内新发复生，恢复原状。此处主要针对 40 岁左右之人，无明显疾病，仅因精神压抑及不良生活习惯导致的脱发。

由于用脑过度，或者饮酒熬夜，过食腥辣油腻，湿热偏旺，肾水不足，阴血亏乏，不能润养毛发而致毛发干枯，头皮瘙痒，头发脱落者，多有情志不舒、记忆力下降等症状，舌质多红乏津，舌苔黄腻或少津，脉来滑象，治宜滋养肾阴、清热润燥，方用首乌当归汤为主方。中药治疗同时，需要心情平和，精神减压，饮食有节清淡，保障睡眠，能做到这些，即可事半功倍，调治 1 个月左右，便可控制脱发，并使新发复生，甚至发质更佳。

【对证方药】

1. **首乌当归汤**　滋肾养阴，清热润燥。用于肾阴不足，精血亏乏，不能润养毛发，而致头皮瘙痒、毛发干枯脱落等症。何首乌（黑大豆汁浸透，和黄酒蒸70小时晒干）18g，大当归、熟地黄、山茱萸、桑椹、枸杞子各15g，天麻、防风、蝉蜕、僵蚕、杭菊花、墨旱莲、巨胜子（黑芝麻）各12g，甘草6g，黑大豆18g，水煎温服。四煎宽水，煎开后加陈醋100mL，趁热熏头皮，待温洗头10分钟，然后泡足半小时，皆有助于滋养气血、润燥止脱之功。加以精神调养，饮食清淡，保障睡眠，其效更佳。用此洗头，不可再用任何洗涤品，用后自知其妙。头屑瘙痒脱发，或者发质不佳，皆验。

2. **单验方**　主治发落、发黄、发少、发枯、头皮痒等症。亦可与《医门课徒录》脱发方互参。

（1）头发容易脱落：榧子3个，核桃2个，侧柏叶30g，共捣如泥，泡入雪水搅匀，木质梳子蘸水梳头，久之发不落而且光润。

（2）促进毛发再生：黑芝麻梗（俗称芝麻秆）、柳枝各等份，煎水洗头，发易生且润。此水入黑芝麻油少许，用木质梳子蘸水梳头亦妙。小儿发稀，洗之亦生新发。

（3）促生新发：鲜墨旱莲不拘多少，捣烂敷头皮脱发处，新发易生而多。

（4）发枯失润：鲜侧柏叶、鲜桑白皮各30g，黑芝麻、黑大豆各9g，木瓜、核桃壳各15g，煎水洗头，日1次，泡洗数次后，可见乌润。

（5）头皮干痒起屑：地肤子、防风、白鲜皮、生首乌、当归、墨旱莲各15g，煎水泡洗头皮，日1次，忌食辛辣油腻，数日可愈，且可乌发、防脱。

（6）白发：白发少则拔去，用白蜜涂敷毛孔中，有人用此，即生黑发。如果无效，再用梧桐子捣汁涂之，多有生出黑发者。如白发多而难以尽拔，可用柿饼、枸杞子各等份，共捣烂，每服12g，日服2次，黑大豆、黑芝麻各15g，煎水送服，久服可愈。

（7）斑秃、落发：骨碎补30g，白酒100mL，浸泡7日即可使用。先用温水洗净发脱之处头皮，续用生姜切开，切口擦患处，令头皮微红，再用骨碎补酒涂之，1日2次，数日毛发即生出，屡用屡验。

以上诸方，简便易行，无毒无害，并可作为辅助治疗，能够加服首乌当归汤，其效更稳。

四十一、脱肛

【辨证施治】脱肛，即肛门直肠外脱。多因脾肺气虚，或辛辣油腻、大酒大肉等助湿生热之物屡伤脾胃，或者产育过多，泻痢过久，小儿气血未充，老人气血已衰，气虚不能约束，以致脾虚气陷，失于升提所致。故《难经》有"出者为虚"之说。张璐曰："肛门之脱，非虚而何？况大肠与肺为表里，肺脏蕴热则闭，虚则脱。须升举而补之，慎不可用坠气之药。"

由上可见，脱肛多为脾肺气虚，收摄失权，因而导致直肠下垂，无力升起，患者多见面色萎黄，食少气短，精神不振，舌淡，脉细，治宜补脾益气、升提收摄，方用大剂补中益气汤为主，对证加减。泻痢腹痛，脱肛赤肿者，加葛根、黄连、金银花之类，以清热燥湿、消肿解毒；里急下重有脓血者，加白芍、当归、生地黄、木香、乌梅、白头翁之类，凉血止血，收敛止痢。大肠热甚而脱，或为肠风下血而脱者，加凉血疏风之味如槐花、地榆、金银花、黄芩、黄连、生地黄、防风之类。久脱难升者，用蓖麻仁 3 粒，捣烂，捏成小饼贴于百会穴，待脱出直肠升起，即刻去掉蓖麻仁，并洗净剩余残药，续用补中升提法调理之，以巩固疗效。并忌烟酒、辛辣油腻刺激之物。每日用金银花、生黄芪各等份，水煎去渣，温洗肛门周围（子宫脱垂洗前阴），保持洁净，以防复发。小儿脱肛，鳖头烧灰涂之，并用小剂量补中益气汤调理，勿令啼哭用力，便可巩固。审症求因，辨证施治，脱肛不难治愈。

【对证方药】

1. 补中益气汤　方见"劳倦"下。兼见诸症加减，见上所述。或用补中益气丸常服，以防气陷复脱。

2. 简便方　益气升提。用于脾肺气虚、中气下陷引起的脱肛或子宫脱垂。

（1）炙黄芪 15g，人参、升麻各 3g，大枣 3 枚，每日开水泡服，至晚水煎，和大枣、人参连汤服下。药味甘温适口，功能益气和营，脾肺气虚者宜之。

（2）生黄芪 30g，煎水去渣，用黄芪水煮粥加大枣，每日 1 次。益气养颜，防止气陷。

（3）补中益气丸（中成药）常服，简便有效。更重要的是勿过度用力，饮食温和有营养，保持脾肾不虚，病愈后即可巩固，复发者甚少。

四十二、汗证

【辨证施治】汗，为五液之一，心之所化。汗证，即异常汗出，属于病象者。张景岳云："汗出一证，有自汗者，有盗汗者。自汗者，濈濈然无时，而动作则益甚；盗汗者，寐中通身汗出，觉来渐收。"自汗者多属阳虚，盗汗者多属阴虚。阳虚者，腠理不固，人以卫气固其表，卫气不固，则表虚自汗，而津液为之发泄外出；阴虚者，阳必凑之，故阳蒸阴分则血热，血热液泄而为夜寐盗汗。阳虚宜固表，阴虚宜滋阴，此其治疗大法。然而自汗日久，亦有阳虚导致阴虚者，昼夜不分，汗出多寡，几乎相等，时有阴阳兼病者，盗汗日久不愈亦然。临证但需察其所偏，辨其汗出微甚，对证用药，有所侧重，治之不难速愈。其中有火无火，或阴或阳，是为关要。火旺而汗出者，因火烁阴，多见五心烦躁，夜寐汗多，是为阴虚可知；无火而汗出者，倦怠畏寒，面色㿠白，食少气短，是为脾肺气虚，表卫不固，偏于阳虚可知。

头汗者，头为诸阳之会，额上多汗而他处无者，湿热上蒸，迫其津液外出使然；手足汗多者，为脾胃湿热蒸腾，旁达于四末，致使手足多汗；阴汗者，会阴部汗出，常感潮湿，此属下焦湿热偏盛所致；半身汗出者，夏月只半身汗出，为外感暑湿、内伤寒饮所致；中风患者偶亦有半身汗出者，可照偏瘫治之。张璐曰："汗家腠理疏豁，其脉必缓，兼浮则为风，兼滑则为痰，兼大则为热，兼弱为卫虚，兼芤为失血，兼迟为气虚，兼细为阴（血）虚。"

自汗，白昼汗出偏多，畏寒畏风，四肢不温，口淡食少，倦怠懒言，面色㿠白，动则汗出，舌质淡苔白润，脉象虚弱，治宜益气固表、温补脾肾，方用玉屏风散合金匮肾气汤加减；盗汗，夜寐汗出为多，醒来方知，伴有五心烦热，唇红口干，情绪不安，小便黄赤，大便时燥，舌红少苔，脉象细数，是为阴虚乏津之候，治宜滋肾养阴，方用知柏地黄汤为主方，对证加减；会阴部潮湿，胁满口苦，烦躁易怒，便秘溺赤，舌质暗红，少苔黄腻，脉来滑数，是为肝经湿热偏盛，治宜清热燥湿，方用龙胆泻肝汤为主方，对证加减。

【对证方药】

1. **玉屏风散合金匮肾气汤加减** 温肾助阳，益气固表。用于脾肾阳虚，表卫不固，畏寒倦怠，食少气短，动则汗出等症。生黄芪、防风、白术各20g，熟地黄18g，山药、牡丹皮、泽泻、茯苓、山茱萸各15g，炮附子、肉桂各9g，龙骨、牡蛎各18g，炙甘草6g，大枣5枚，浮小麦18g，粳米15g，水煎温服。四煎宽水，适温泡足。

2. **加味知柏地黄汤** 滋肾养阴止盗汗。用于肾阴不足，精血亏乏，夜寐盗汗，腰酸膝软，手足心热，心烦不宁等症。酒炒生地黄 18g，牡丹皮、山药、泽泻、茯苓、山茱萸、盐制知母各 15g，酒炒黄柏、醋制龟甲各 9g，酒炒白芍 12g，枸杞子、地骨皮各 15g，水煎温服，四煎加陈醋泡足。汗止大半，将此方配制丸药缓服，每服 9g，日服 2 次，以巩固疗效。

3. **龙胆泻肝汤** 方见"头痛"下。加黄柏、知母、白鲜皮、白芍之类各适量，以清热燥湿、收敛止汗。水煎内服，末煎熏洗会阴、泡足。

4. **生脉饮** 方见"伤暑"下。保肺复脉。主治热伤元气，多汗心悸。气虚甚者加黄芪适量。

5. **玉屏风散** 固表止汗。主治自汗不止，气虚表弱，易感风寒，阳虚不能卫外，津虚易泄。与伤风汗出不同，伤风为实邪，此为虚邪。生黄芪、防风各 30g，白术 60g，共为细末，每服 9g，日服 2 次，稀粥或大枣、山药煮汤送服。

6. **加减牡蛎散** 敛汗固表。治阳虚自汗，心悸倦怠，舌质淡，脉细缓等症。煅牡蛎、龙骨、生黄芪各 30g，麻黄根 15g，浮小麦 18g，淡附片 6g（先煎），炙甘草 9g，糯米 30g，大枣 15g，水煎温服。四煎宽水，适温泡足。

7. **简便方** 固表止汗，养阴止汗。用于表虚自汗、阴虚盗汗的辅助治疗。

（1）密陀僧粉或牡蛎粉扑之，止汗亦佳。

（2）玉屏风散，每日 15g，纱布包作小包，开水泡当茶饮，适于表虚自汗。

（3）龙骨、牡蛎各 18g，煎水调服玉屏风散，可增强止自汗之功。

（4）龟甲、知母、地骨皮各等份，共为细末。每服 6g，日服 2 次，黑大豆 15g 煎水送服。滋肾阴，止盗汗。适宜于肾阴不足，夜寐盗汗。

（5）鳖甲（陈醋炒）、青蒿、白芍（老黄酒炒）各等份，共为细末。每服 6g，用天精草（地骨皮之嫩叶）轻煎去渣，温服。滋阴虚，清潮热，止醒后溅溅汗出。

（6）地骨皮 9g，开水泡当茶饮。清虚热，止盗汗。或加银柴胡 9g，可提高药效。

（7）麻黄根 6g，浮小麦 18g，牡蛎 30g，大枣 3 枚，水煎温服。收敛止汗。适于表虚汗出过多者。

（8）糯稻根 30 ～ 90g，大枣 5 枚，开水泡，当茶饮。清虚热，和营血，疗脾肺气虚，溅溅然时汗出。或单用糯稻根一味亦可。

四十三、消渴

【辨证施治】消渴，以多饮、多食、多尿或尿味发甜为主要表现。其致病原因大致与过食甘肥、忧思恚怒、房事失节等有关。古人分为上、中、下三消，以多饮称上消，多食称中消，多尿称下消。其病因病机，与肺、胃、肾三脏关系最为直接，辨证施治，可作依据。过食甘肥则助湿生热，损耗津液；忧思恚怒则化火耗阴；房事过度则损肾精乏，虚火内灼。以上诸因之害，最甚者莫过于过食甘肥，房劳、思虑等亦不可轻视，因为皆可导致肺胃肾阴虚津乏，邪热内耗，病延日久，肾阴肾阳俱损，甚至肾阳明显不足者亦有之。所以起初步步顾阴，病久须防阳虚。津液不亏渴自止，精血涵养肾不损。慎口、减欲、节房事，配合药物治疗，可收事半功倍之功。切勿等到形体消瘦、精神不振、容易疲劳、肌肉酸楚、皮肤瘙痒等症出现，此时病已渐重。应在"三多"（多饮、多食、多尿）之时早治，不可待到"一少"（体重减轻）出现，方才重视。辨证施治如下。

1. 上消　烦渴引饮，口干舌燥，大便如常，小溲频数，此为肺燥伤津，亦称膈消，治宜甘寒生津、苦寒清热，方用二冬汤合消渴方加减。

2. 中消　胃热善饥，食多形瘦，大便秘结，小便黄数，脉象滑实，舌苔黄糙，是为胃腑燥实，治宜苦寒荡涤，方用调胃承气汤合玉女煎加减。

3. 下消　小便频数量多，或似膏油，头晕腰酸，精神疲惫，舌红少苔，脉来细数，是为肾阴亏虚，治宜滋养肾阴，方用六味地黄汤加入固涩之品。若饮一溲一，甚或尿多于饮，面色黧黑，阳痿不举，畏寒倦怠，舌淡苔灰，脉来细弱，是为肾阳不足，治宜益肾助阳，用金匮肾气汤、赞育丹等方，适证选用。

以上仅是理论上有上、中、下三消之分，肺燥、胃热、肾虚论治有别，但临证"三多"症状往往同时出现，肺、胃、肾三脏互为影响，肺胃燥热，耗伤津液，邪热下移，复劫肾阴，阴虚日久，肾阳亦损。因而，临证辨证，遣方用药，需要因人因证，活法运用，不可执泥一方一法。方药治疗同时，调养亦为重要，保持精神愉悦安宁，饮食有节清淡，起居有常，保障睡眠，节制性欲，劳逸适度等方面，都较重要。本病一旦转为下消，即所谓糖尿病，甜尿频频出现，血糖不易控制，持续升高，谨防出现痈疽、溃疡、偏枯、聋盲等并发症。出现并发症时，辨别寒热虚实，对证治疗。

【对证方药】

1. 二冬合消渴方加减　甘寒生津，苦寒泻火。用于消渴之上消证，烦渴引饮，口干舌燥，大便如常，小溲频数等症。天冬、玄参、麦冬、沙参各 18g，天花粉、黄芩、黄连各 9g，知母 15g，甘草 6g，西洋参 9g，生地黄汁、鲜藕汁各 60g，水煎，和入二汁微温服。

2. 调胃承气汤合玉女煎加减　苦寒荡涤，泄热凉胃。用于消渴之中消证，胃热善饥，多食消瘦，大便秘结，小溲黄频，舌苔黄糙，胃腑燥热等症。大黄 12g（后下），芒硝 15g（分 2 次烊冲），甘草 6g，石膏 90g（先煎），生地黄、麦冬、芦根、甘葛根、石斛各 24g，川牛膝 15g，水煎微温服。

3. 六味地黄汤　方见"血证"下。滋肾养阴，涩精。用于消渴之下消证，小便频数，或如膏油，头晕腰酸，精神疲惫，属于肾阴不足者。原方加莲须、芡实、鹿衔草、五味子、覆盆子、枸杞子之类。水煎温服，或共末蜜丸服俱可。

4. 金匮肾气汤　益肾助阳。用于消渴之下消证，饮一溲一，小便量多，面色黧黑，畏寒阳痿，精神疲倦，舌淡脉弱，属于肾阳不足者。熟地黄 30g，牡丹皮、泽泻、山药、茯苓、山茱萸各 15g，附子、肉桂各 9g，水煎服、为丸服均可。

5. 赞育丹　补肾助阳，温养气血。用于消渴之下消证，阳痿精衰，下元虚冷，小便频数，清长量多，面色黧黑，精神不振等症。熟地黄、冬白术各 240g，当归身、枸杞子各 180g，厚杜仲、仙茅、巴戟肉、淫羊藿、肉苁蓉、韭子各 120g，蛇床子、盐附子、肉桂、人参、鹿茸、沉香各 60g，上药各精制，共为细末，炼蜜为丸，梧桐子大。每服 9g，日服 2 次，空腹温酒送服。

6. 加味竹叶石膏汤　清热养阴，生津止渴。用于肺胃积热，烦渴引饮，甚至大渴大饮，小便赤涩，甚至饮十溲一，或者小溲全无者。用此甘寒生津、清热泻火之大剂，宽水煎，微温频服，务在短时间内止其烦渴引饮，促其小便清利。淡竹叶 18g，生石膏 120g，粳米 18g，麦冬、沙参、芦根各 60g，黄芩、甘葛根、天花粉、茯苓各 15g，石斛 60g，玄参、生地黄各 30g，宽水煎，微温频服，以渴止溲清为度。大便秘结者酌加酒大黄适量，以便软通畅为度。我用此方治验多例上、中二消证，3 天内消除烦渴，随之对证加减，最长 1 周痊愈。

7. 加减六味地黄汤　滋肾养阴，涩精固本。用于消渴日久，血糖反复升高，甚至蛋白尿持续不减，身体消瘦，疲倦乏力，腰酸背痛，视物昏花等症。生熟地黄各 30g，牡丹皮、泽泻、茯苓、山药、山茱萸各 15g，枸杞子、续断、杜仲、巴戟天、肉苁蓉、金樱子、莲须各 18g，鹿衔草、芡实各 30g，水煎温服，四煎泡足。脾胃虚弱，食少纳差者，加白术 15g，砂仁 12g（后下）；津少口渴者，加沙参、麦冬各 18g；脾肺气虚者，加黄芪 18g，人参 12g；肾阳不足，畏寒阳痿者，加附子、肉桂各 9g。余随症。病情不重者，亦可配制丸药缓服，以控制血糖、尿蛋白正常，身体无明显不适为度。

以上二方，是我数十年治疗本病经验方。如能对证加减，效果更佳。

8. 简便方　甘寒生津，涩精止浊。用于病情不重者，有辅助降糖之功。

（1）甘葛根 9g，麦冬 15g，丹参 30g，每日 1 剂，开水冲服代茶饮。甘寒生津。

（2）沙参、石斛、芦根各 20g，服法同上方。心烦加莲子心、连翘各 6g，以清心火。功同上方。

（3）玄参、乌梅各 12g，五味子 2g，鲜荷叶 30g，口渴加天花粉 6g，服法同一方。功同上方。

（4）芡实、莲须、鹿衔草各 15g，服法同上方。益肾涩精，控制蛋白渗出。

（5）西洋参 3g，枸杞子、百合各 15g，服法同上方。滋肾养阴，益气润肺。

（6）核桃仁、枸杞子、覆盆子各 15g，水煎温服。肾阳虚加益智仁 12g，熟地黄 15g，附子 3g；或巴戟天、金毛狗脊、山药各 18g，服法相同。补肾涩精。

四十四、黄疸

【辨证施治】黄疸，亦称黄瘅，系胆汁外溢引起的以身黄、目黄、尿黄为三大主症的疾患，通常分为阳黄和阴黄二证，亦有急黄、虚黄的记载。阳黄起病较急，其黄鲜亮如橘皮，多伴身热脘胀，食欲不振，甚至胁满呕哕，二便不通，此为湿热实证；阴黄起病较缓，色黄晦暗，状若烟熏，偏于脾虚。以二证为主，临证提纲挈领，进行辨证施治。急黄则起病较阳黄更急，病势发展迅速，病情险恶；虚黄多见于慢性疾患肝脾虚弱等。病因病机多因外感时邪失于及时疏泄，邪郁不能外达，与内蕴湿浊相合，郁而化热，影响胆汁流行，不循常规，入于血分，引发黄疸；膏粱厚味，饮食失节，尤以嗜酒少食，反复空腹饮酒致醉，屡屡损伤脾胃，致使运化失常，饮食留滞，酿为湿热，蕴蓄不化，阻碍胆汁正常疏泄，因而引起黄疸；情绪抑郁，或突受惊恐，精神异常不宁，胆府受伤，肝脾失和，以致胆汁外泄，泛溢肌肤，而成黄疸。此症之形成，总与湿蕴不化，湿郁化热，胆汁不循常规，入于血分，溢于肌肤，则发为阳黄；如属湿困伤脾，或因阳黄迁延失治，以致脾虚无力运化，甚至脾阳虚衰，不能化湿，胆汁疏泄受阻，渗于肌肉，溢于皮肤，则发为阴黄。辨证施治如下。

1. 阳黄　湿热蕴结，色黄鲜泽，状如成熟之橘皮色，身热烦渴，胸脘痞闷，纳差厌油，小便黄赤，大便不爽或秘结，此为湿热实证，治宜清热利湿为要，需辨湿胜、热胜。湿胜发热不显，口淡不渴，或渴不多饮，泛恶纳减，头重胸闷，小便不利，大便如常或溏稀，苔腻脉缓，治宜淡渗利湿，方用五苓散加减；热胜则发热明显，心烦口渴，胸中郁闷，腹满或痛，大便不通，小溲短赤，苔厚黄腻，脉象滑实或数，治宜苦寒泄热，方用茵陈蒿汤为主方，加入利尿之品。若便秘数日不行，舌苔黄糙，脉象滑数者，酌加枳实、厚朴、芒硝之类，以荡涤肠胃，大便通畅，湿热方衰；如夹有外感表证者，可加以透表之味如薄荷、荆芥、淡豆豉、柴胡、蝉蜕之类。

2. 阴黄　脾虚湿阻，色黄晦暗，状若烟熏，胁痛脘闷，畏寒疲乏，大便不实等，为其主要表现，亦须辨证施治。如属肝郁脾虚者，身黄虽退，目黄不减，右胁隐痛，脘胀纳差，肢体疲软乏力，大便不实或溏，或见色黑，舌苔薄腻，脉见小弦，治宜健脾疏肝，方用逍遥散为主方，对证加减。若脘腹或胁下有痞块胀痛，或腹部胀满，需加消积祛瘀之品，如硝石矾石散等方。脾阳不足，色黄晦滞，畏寒倦怠，四肢欠温，大便溏薄，舌质淡，脉沉迟，治宜温阳化湿，方用茵陈术附汤为主方，对证加减。水湿内聚，腹部膨大，触之有波动感，小便短少，甚则胸满喘逆，已成腹水，治宜消胀行水，参照臌胀治法。

3. 急黄　来势急骤，病情险恶，故名急黄。此症多发生于阳黄期间，亦有状似"重感"，突然发病者，多有治之不及而殂者，因而称急黄为凶险。此患由于邪热炽盛，不从外达，直入营血，病情传变迅疾，极易恶化。此症色黄显著增加，肤色红黄，高热烦躁，神昏谵语，甚至衄血便血，舌质红绛，舌苔黄腻，治当急予清热解毒，方用千金犀角散或安宫牛黄丸急救。遇此疾病，最好立即送大医院治疗，分秒不可延误！

4. 虚黄　亦称萎黄病，是由于劳倦过度、失血或疟疾之后，脾土薄弱，阴血亏虚所致。症见周身皮肤呈淡黄色，干萎乏泽，或双目不黄，小便清利，头晕心悸，夜寐不安，四肢疲软乏力，脉象虚软，治宜培补根本，方用人参养荣汤为主方，对证加减。

【对证方药】

1. **五苓散** 方见"水肿"下。此处用治阳黄湿重，桂枝用量勿过大。淡渗利水。用于黄疸之湿胜者，发热不重，口淡不渴，小便不利，苔腻脉缓者。本方加茵陈、栀子、薏苡仁、车前子之类以渗湿利湿退黄。水煎温服。药渣再煎，加陈醋 150mL 泡足。

2. **茵陈蒿汤** 苦寒泄热，利尿退黄。用于黄疸之热胜者，发热烦渴，腹满或痛，大便秘结，小溲赤涩，舌苔黄腻，脉象滑数等症。茵陈 30g，栀子 15g，大黄 12g（用量以大便通畅为度），加茯苓、泽泻、滑石、木通、黄芩各 15g，薏苡仁 18g，丹参 30g，生甘草 6g，以增强清热利尿退黄功效。热甚，舌苔黄糙，大便不通，再加枳实、厚朴、芒硝（烊冲）各 15g，生何首乌 18g。水煎微温服。药渣再煎，加陈醋 250mL 泡足。

3. **逍遥散** 方见"郁证"下。疏肝解郁，健脾和胃。用于阴黄之脾虚肝郁，色黄晦暗，胁痛脘胀，四肢倦怠，大便不实，纳差神疲等症。方中加入人参 9g，山药 15g，大枣 5 枚，桂枝 9g，去薄荷。水煎温服。药渣再煎，适温泡足。

4. **硝石矾石散** 消积祛瘀。用于阴黄之脘胁下有痞块胀痛，或腹部胀满等症（可与治臌胀痞满方互参）。

5. **茵陈术附汤** 温阳化湿。用于阴黄之脾阳不足，色黄晦滞，四肢欠温，畏寒倦怠，大便溏薄，精神委靡，舌质淡，脉沉迟者。茵陈 24g，白术 15g，附子、干姜、肉桂、甘草各 6g，加人参 12g，茯苓 15g，大枣 5 枚，薏苡仁 18g，当归、赤芍各 12g，水煎温服。四煎宽水，适温泡足。

6. **千金犀角散** 清热凉血，解毒退黄。用于急黄之病情危急，肤色红黄，黄色迅速增加，高热烦躁，神昏谵语，衄血便血，病势危急者。犀角（代）、黄连、升麻、山栀子、茵陈。提示：此处仅为了解古人处治方法，切不可照搬使用，速速送有条件医院，分秒不可延误！

7. **安宫牛黄丸（中成药）** 清热化痰，凉血镇惊。主要用于高热惊厥、神昏谵语、热盛衄血等症。药味省略，因为有成药，个人配制，延误病机！此二方仅作救急参考之用，不可全当治疗急黄！此病发展迅疾，十分险恶，万不可守旧执泥，勉强为之，误人性命。

8. **人参养荣汤** 方见"痿证"下。益气养血。用于虚黄，因于疲劳过度、失血或疟疾之后，脾虚血亏，肤色淡黄，干糙乏泽，目不黄，尿清利，头晕心悸，夜寐不宁，神疲倦怠，脉象虚软等症。酌加龙眼肉适量，以养血安神驻颜。

阳黄属于湿热盛实，病情较急，治当清热利湿通便，急以茵陈蒿汤加减；阴黄则起病较缓，肤黄晦暗，身多不热，大便不实或溏，治宜温中散寒，利湿退黄，方用茵陈术附汤加减。若发病急骤，则称为急黄，其病多较险恶，需要十分警惕。至于肝郁脾虚、水湿内聚，而成腹水臌症者，可参照治臌症方调治。

下列诸方，为临证经验所得，常获满意疗效。并附于此，以备选用。

9. **经验方加味茵陈蒿汤** 清热利湿退黄。用于阳黄身热，溺赤便秘，厌食胁满，心烦易怒，脉滑，苔黄，湿热偏盛者。茵陈60g，栀子15g，大黄9g（后下，以利为度，不利加量），垂盆草30g，藤梨根90g，薏苡仁30g，茯苓、泽泻、黄芩各15g，丹参、车前子各30g，粳米（护胃养胃）15g，水煎温服，三煎宽水，加醋泡足。此方清热利湿退黄效果极佳，用于阳黄证及黄疸持续不退，脾胃不虚，尿黄便秘，胁满口苦，脘腹胀闷，"肝功""病毒"指标偏高者，此方皆有显效。依照"见肝之病，当先实脾"之嘱，在使用清热利湿药的同时，加以和胃健脾药如白术、砂仁、陈皮、粳米等，以减少苦寒药对脾胃的伤害。待湿热消退，"三黄"消除之后，续以调和肝脾之方服之，以巩固疗效。

10. **加减茵陈术附汤** 温中散寒，利湿退黄。用于阴黄脾虚寒湿内阻，肤色晦如烟熏，胁痛脘胀，畏寒疲乏，大便不实等症。茵陈30g，白术18g，柴胡、香附各12g，丹参30g，赤芍18g，木香12g，附子、干姜、肉桂、甘草各6g，粳米15g，水煎温服。四煎宽水，加醋泡足。气虚加党参、黄芪各适量；血虚加当归、熟地黄各适量；不寐加灵芝、酸枣仁各适量。余随症。

11. **加减清营汤** 清热解毒，凉血活血。用于热入营分，身热烦躁，口渴欲饮，神昏谵语，心烦不寐，或现斑疹隐隐，舌绛脉数等症。水牛角片30g，生地黄、玄参各18g，淡竹叶、麦冬、丹参各30g，黄芩、金银花、连翘、红花、赤芍、紫草各15g，茵陈30g，栀子15g，酒大黄9g（后下，以大便通利为度，不利加量），甘草6g，粳米15g，水煎温服，四煎加醋泡足。待病势消退，药随症减，不可苦寒太过，以免损伤脾胃中和之气。

湿热黄疸，本不难治，最忌讳的就是延误病机，或者失治误治，或不遵医嘱，饮酒食荤，劳累过度，以致病情持续加重，甚至演变成各种慢性肝病，经年累月不能治愈者，时而有之。

12. **简便方** 清热利湿退黄。用于黄疸辅助治疗，以提高疗效。

（1）藤梨根（野生猕猴桃根）干品30～90g（鲜品60～120g），水轻煎，微温服。清热解毒，利湿退黄。适于湿热黄疸、肝癌等症。湿热黄疸配茵陈、栀子、田基黄、大黄之类，可提高退黄功效；肝癌配野葡萄藤、半枝莲、八月札、白花蛇舌草之类，均有一定作用。单味藤梨根治湿热黄疸，效果亦很明显。

（2）三颗针根（树皮、木、枝、根俱可，根之效力最强），干品6～12g，鲜品15～18g，枝、木等鲜品18～30g，干品12～18g，水煎温服。清热泻火，利湿退黄。适于湿热黄疸，目黄、肤黄、尿黄、大便秘结之湿热实证。

（3）茵陈蒿、车前草各30～60g（鲜品加倍），开水泡服。清热利尿退黄。用于黄疸辅助治疗，可明显提高疗效。病情不重，或"三黄"已退，用此续服以清余邪，皆有明显效果。少加栀子、黄芩，退黄作用更为显著。

（4）垂盆草鲜品约1500g，去净杂质，清水洗净，晾干水湿，纱布包捣烂，拧取汁约150mL，加白糖30g，兑入开水约300mL，搅令糖化，温服，体弱者分2次温服。清热利尿退黄之功甚佳。若无鲜品，用干品90g煎服或开水泡服亦可。

（5）虎杖15g，薏苡仁30g，水煎温服。适宜于湿热黄疸，疗效亦佳。或用虎杖一味亦可，但不可大量常服，因为苦寒伤胃。同薏苡仁服，既可增强利湿退黄之功，尚可渗湿健脾。加粳米15g，可明显减少对胃的伤害。

（6）茵陈30g，白术15g，附子3g（先煎半小时），水煎温服，或用煎附子之水泡上2味当茶饮亦可。适宜于阴黄，色泽不鲜亮，口不渴，或渴不思饮，小便淡黄量多，大便不实或溏稀者。

（7）丹参30g，红花、赤芍、铃茵陈（俗称黑茵陈）、柴胡各9g，水煎服、开水泡服均可。用于肝气不舒，湿滞血瘀，胁满或痛，神疲倦怠，即所谓"慢性肝炎"。大便不畅或秘结，加酒大黄6g；食少纳差，加白术、陈皮、炒山楂各9g；早期肝硬化，加醋炒鳖甲、郁金、当归尾各9g；或用鸡矢藤、墓头回、矮地茶各15g，水煎服或开水泡服均可；或用红木香、石见穿各18g，路路通9g，开水泡服或水煎服，都具有疏肝解郁、活血解毒功效，皆可用于多种慢性肝炎的辅助治疗，退黄、降酶、减毒，使用对证，多有显著效果。特别是野生草药如石见穿、墓头回、矮地茶、红木香等，用于治疗各种肝病，皆有较好功效，甚至可以使"大三阳"转阴，消除"病毒"，迅速"降酶"，退黄，疗效明显高于常用同类中药。可能因为野生或者人们接触偏少之故，因而疗效异常之佳。我用10年整着重运用总结，有很多案例证明，野生草药，疗效奇特。可惜民间草医渐绝，治病良法迅速失传！

四十五、肺痈

【辨证施治】肺痈，即肺部痈疡，俗称肺生疮，因于风热犯肺，蕴久伤营，肺气失宣，血瘀凝滞，蓄结而成此病；饮酒过度，湿热熏蒸，热聚于肺，复感外邪引动，亦可成痈。其主要症状为咳嗽胸痛，浊痰腥臭，咳吐脓血，初起多属实热，后期多转正虚邪实。

1. 初起 状似一般外感，畏寒发热，咳嗽胸闷，痰多黄稠，苔薄脉浮等，但明显胸部疼痛，呼吸不畅。胸片检查有助于明确诊断。治宜清热化浊，方用千金苇茎汤加牛蒡子、桑白皮、金银花、黄芩、瓜蒌皮、川贝母、桔梗、杏仁、生甘草之类。

2. 成痈 发热不退，时时振寒，咳逆上气，胸痛喘满，口干少饮，浊痰腥臭，舌苔黄腻，脉来滑数，治宜清热解毒，上方再加牡丹皮、赤芍、连翘、紫花地丁之类，水煎，送服西黄丸 3g（中成药），其效更良。若咳吐浊痰不尽，再加葶苈子、白石英、瓦楞子、芭蕉根之类。

3. 溃脓 胸胁烦满，吐出脓血，状如米糊，舌质红，苔黄腻，脉象滑数，此为实热之象，治宜清热解毒排脓为要，于苇茎汤中再加鱼腥草、红藤、瓜蒌仁之类；病久体虚，食欲不振，面失润泽，形体消瘦，或伴低热，脉转虚数，舌绛乏津，恐为肺痈未消，正气已衰之候，须防肺痨，早请西医及时检查确诊为上。若不是肺结核，治宜养阴清热为主，方用景岳桔梗杏仁煎，气虚加生黄芪，扶正托毒，痈疡早消，脓血早尽，是为上法。

【对证方药】

1. 千金苇茎汤 清热化浊。用于肺痈初起，畏寒发热，胸闷咳嗽，痰多黄稠等症。芦苇茎、薏苡仁各 30g，桃仁 12g，瓜蒌皮 15g，加减如上述。水煎温服。

2. 桔梗杏仁煎 养阴清热。用于肺痈日久，正虚邪恋，食欲不振，形体消瘦，面色失润等症。桔梗、杏仁各 12g，甘草 9g，阿胶 12g（烊冲），金银花、麦冬、百合各 18g，夏枯草、连翘、贝母、枳壳各 12g，红藤 15g，加生黄芪 18g，水煎温服。

3. 简便方 清热解毒，消肿散结。用于肺痈，烦热胸闷，咳吐脓血等症。

（1）芭蕉根（四季可采，极易获得，挖取肉质根，去净杂质），每用鲜品 150g，水煎取汁，微温饭后服。

（2）开金锁（俗称野荞麦根，四季可采，生于水沟河沿，潮湿处多有生长，挖取块状根，洗净泥土杂质，劈开），每用 60～90g，放入砂罐加水适量，锅内添水，罐放水上，锅下加热，炖 90 分钟，取汁温服，不可用火直接煎煮。

（3）薏苡仁 30～120g，鱼腥草 18～30g，桔梗 15g，水煎温服。

以上三方药味，既能单用，亦可合为一方煎服，功效相同。合为一方，效力增强。此为民间广泛使用，20 年前曾经用治多人，均有明显效果。

（4）冬瓜仁、牡丹皮各 15g，薏苡仁 30g，桔梗、黄芩各 15g，金银花 18g，甘草 6g，水煎温服。

西黄丸，每服 3g，日服 2 次，用以上诸方所煎之汤送服，效果更佳。

（5）七叶一枝花根 18g，桔梗 12g，金银花 30g，水煎温服。吐脓血加牡丹皮 15g，仙鹤草 18g；吐黄痰加川贝母 9g（为细末，分 3 次吞服），黄芩 15g，瓜蒌仁 12g。余随症。

四十六、失音

【辨证施治】失音，是指声音不扬、嘶哑，甚至不能发声的病症，以声音嘶哑为主要症状。多见于外感风热或风寒化热，亦见于其他疾病过程中，肺肾阴虚、上焦火旺、津液不足等亦可引起声音嘶哑。"肺为声音之门，肾为声音之根"（《仁斋直指方》），因而失音与肺、肾直接相关。

外受风寒，或寒邪包热，寒邪化热，耗伤津液，或痰热阻遏，肺气壅阻，声道失畅，而成"金实不鸣"；或肺胃素热，肾阴不足，以致津液失于上润，渐成虚损，而成"金碎不鸣"；高声呼叫，讲话过多，熬夜酗酒，饮水太少，或小儿啼哭激烈、过久等原因，均可损耗津液，伤及肺气，而致声音嘶哑。至于鼻咽喉及其他疾病如癌肿、结核等引起失音者，亦可参照本症调治，但最后还是对病治疗。暴暗多实，久暗多虚。实证其病在标，虚证其病在本。辨证施治，不可统揽。

1. **实证**　外感六淫，寒热咳嗽，微渴咽痒，暗哑不扬，俗称"寒包热"，舌苔薄白乏津，脉象浮数，治宜疏解表邪、清肺化痰，方用桔梗汤加减；若痰多黄稠，咽干口苦，舌苔黄腻，脉象滑数者，多属肺胃津乏，痰热交阻，治宜清热化痰、润肺止咳，方用清咽宁肺汤为主方；高声呼叫，或讲话太多，伤于肺气暗哑者，胖大海或罗汉果任选一味，开水泡服，多可速愈，或用玄麦甘桔汤少加薄荷、僵蚕，泡水频饮即可。

2. **虚证** 咽干口燥，喉痒肿痛，干咳少痰，声音沙哑，舌质光红，脉象细数者，属于肺燥伤津，治宜清肺润燥、清热止咳，方用桑杏汤加减；素禀肾阴不足，腰膝酸软，虚烦不眠，耳鸣目眩，手足心热，咽燥喑哑，舌质红绛，脉来细数者，治宜滋肾养阴、清热润肺，方用六味地黄汤加味。

【对证方药】

1. **加味桔梗汤** 解表清肺，化痰止咳。用于外感时邪，寒热咳嗽，微渴咽痒，喑哑喉干等症。桔梗 15g，甘草 6g，荆芥、防风、薄荷、蝉蜕、桑叶、前胡、黄芩各 15g，射干、山豆根各 12g，蜜炙枇杷叶、金银花各 18g，水轻煎，微温服。偏寒者加葱白连须 3 茎，生姜 3 片，去黄芩、金银花；偏热者加玄参、麦冬各 15g，另用胖大海 9g，桔梗 6g，每日泡水当茶饮，润肺利咽。

2. **加味玄麦甘桔汤** 清热润肺，清咽利喉。用于外感六淫，化热伤阴，或素禀肺胃阴虚，津液不足，口干咽痒，声音沙哑等症。薄荷、僵蚕各 3g，麦冬、玄参、桔梗各 9g，甘草 1g，鱼腥草 9g，开水冲泡，当茶频饮。水煎服需要适证加量。

3. **加味清咽宁肺汤** 清热化痰，润肺止咳。用于肺热嗽咳，痰黄稠黏，咽痒声哑等症。桔梗、前胡各 15g，桑白皮 18g，川贝母 9g（研细末，分 2 次吞服），黄芩、知母、栀子各 15g，甘草 6g，鱼腥草 30g，麦冬、金银花、蜜炙枇杷叶各 18g，水煎温服。

4. **六味地黄汤** 方见"血证"下。加地骨皮、知母、玄参、麦冬、石斛、沙参各 15g，水煎温服。另用胖大海 6g，桔梗 9g，山豆根 3g，为 1 日量，开水泡服。

5. **简便方** 清热利咽，生津润肺。用于肺胃素热，经常失音、沙哑，甚或咽干口燥，心烦渴饮等症。

（1）玄麦甘桔汤：玄参、麦冬各 12g，甘草 3g，桔梗 9g，开水泡服。生津止渴，清咽利喉。

（2）金果榄（切薄片）3g，胖大海 9g，服法同上。清热解毒，消肿润喉。

（3）金银花 12g，连翘 9g，罗汉果半个。服法、功效同上方。

（4）薄荷、黄芩、甘葛根各 9g。服法、功效同上方。

（5）生地黄 15g，牡丹皮、野菊花各 6g。清热泻火，凉血解毒。适宜于血热火旺，咽喉肿痛等症，服用法同上方。

（6）芭蕉根（切片晒干）15g，七叶一枝花根（切片晒干）6g，沙参18g，水煎服或开水泡服均可。清热解毒，养阴润肺，功效同上方。

（7）细石斛6g，百合15g，乌梅3g。生津止渴，润肺出音。适宜于肺胃阴虚、津液不足而致口渴、声哑等症。

（8）苦瓜霜（半成熟苦瓜破开，用朴硝不拘多少塞入瓢内，扎紧开口，放于通风无日及蚊蝇处，将生出之白霜刷下）100g，冰片3g，金果榄细粉60g，蜂蜜适量，和为丸，含于口中缓缓咽之。清凉爽口，润喉利咽。用于咽喉干燥、声音沙哑等症。

四十七、痨瘵

【辨证施治】痨瘵，亦称"痨病"，泛指极虚劳损之类疾患，如肺痨（肺结核）、骨蒸（白血病）等。历代多有记载，不属常见病范围。今将其列入本稿，是因为此病发展过程中所出现的一些症状如潮热、盗汗、咯血、纳差、体弱等症，均可参与调治之需，传统方药仍有一定作用。但肺痨之类传染性疾病，切不可全靠中医治疗，以免延误病机，酿成不良后果。

正气不足，身体虚弱，是导致本病之根本原因。因为元气虚损，精血不足，外邪容易乘虚侵入，日久正气进一步受损，形成痨瘵。而身体虚弱，有因于先天不足，禀赋薄弱，或后天伤于七情劳倦，或病后失于调养，时日延久，而致脏器虚损。古人认为瘵虫侵染，着于素体怯弱之人，日久损耗精血，正气衰败，而成痨瘵。此为简要提示，欲详以上诸病原由，需要认真阅读《内经》《难经》《外台秘要》《肘后方》等经典名著相关内容。

本病以咳嗽、咯血、胸痛、骨蒸潮热、夜寐盗汗、身体消瘦、纳差神疲等为主症，大都属于肺肾阴虚、根本不足。

1. **阴虚肺损**　咳痰带血，口干咽燥，或有潮热，腰膝酸痛，或夜寐盗汗，虚烦不宁等症，舌质红绛，脉象虚数，治宜滋阴清肺、补虚止咳，用月华丸为主方，对证加减。

2. **阴虚火旺**　骨蒸痨热，自汗盗汗，咳血喉痛，甚则失音喘息，少寐多梦，虚烦遗精，潮热颧红，舌质红绛乏津，脉象细弦而数，治宜滋阴生津、退蒸敛汗，方用百合固金汤合秦艽鳖甲散加减。自汗多者加黄芪、牡蛎、龙骨、浮小麦之类。

3. **阴损及阳** 久咳不止，肌肉瘦削，面色㿠白，两颧红赤，动则喘息，脉微无神，或浮大无根，治宜阴阳同补，方用大补元煎合龟鹿二仙胶加减，大补精血、益气养元之剂。如见大便溏稀、食少神疲等症，是为脾胃虚寒，首应调理脾胃，用异功散为主方，对证加减。

此类疾病早期诊断、隔离治疗、防止传染、精神愉悦、饮食调养、保障睡眠、劳逸适度等方面，都十分重要。西医诊断治疗为主，中医参与扶正治本、消除症状，中西医结合，有利于提高疗效，缩短病程，促进康复。

【对证方药】

1. **月华丸** 滋阴清肺，补虚止咳。用于阴虚损肺，口干咽燥，咳痰带血，潮热体酸等症。天冬、麦冬、熟地黄、山药、百部、沙参、川贝母、阿胶、茯苓、獭肝、三七，法制为丸，每服6g，日服2次，温开水送服。

2. **加减月华丸** 功能主治同上。天冬、麦冬、生地黄、玄参各15g，百合、山药各18g，百部、沙参各15g，川贝母12g，三七粉6g（分2次吞服），仙鹤草18g，阿胶12g（烊冲），甘草6g，水煎温服。阴虚甚者加地骨皮、知母各15g；火旺加牡丹皮、黄芩各12g；虚烦盗汗加茯神、银柴胡各15g，或酒炒白芍、盐制黄柏各12g（以上均为常用量，仅作参考）。余随症。

3. **百合固金汤和秦艽鳖甲散加减** 滋阴生津，退蒸敛汗。用于阴虚火旺，骨蒸痨热，咳血咽痛，潮热颧红，遗精失音等症。生地黄、麦冬、百合各18g，贝母12g，玄参15g，桔梗12g，秦艽15g，鳖甲12g，银柴胡、地骨皮各15g，青蒿9g，知母15g，甘草6g，水煎温服。加减同上述。

4. **大补元煎合龟鹿二仙胶加减** 阴阳同补，益气养血。用于肺痨阴损及阳，久咳不止，体虚消瘦，面色㿠白，两颧红赤，动则喘息，脉微无根，大虚羸弱之证。人参9～18g，黄芪15～30g，熟地黄12～18g，山药、白术、茯苓、山茱萸、当归、杜仲、枸杞子各15g，鹿角胶（烊冲）、龟甲胶（烊冲）各12g，炙甘草9g。病情重者水煎温服，病情缓者共末蜜丸，每服9g，日服2次，红枣枸杞粥送服。

5. **加减异功散** 健脾益气，温胃止泻。用于痨瘵脾胃虚寒，食少神疲，大便溏稀，神疲倦怠等症。人参、白术、茯苓、山药各15g，陈皮、砂仁、肉豆蔻、诃子、乌梅各9g，大枣5枚，炮姜、炙甘草各9g，水煎温服。如脾肾阳虚，畏寒倦怠，大便溏泻者，加炮附子9g（先煎），益智仁15g；自汗，加生黄芪30g，龙骨、牡蛎、浮小麦各18g。余随症加减。

6. 单验方　补肺益肾，清热止血。用于痨瘵潮热盗汗、胸痛咳血等症。

（1）鹿衔草 30 ～ 90g，水煎温服。有补益肺肾、止咳止血之功。

（2）白及 15 ～ 30g，糯米 30 ～ 90g，同煮至米化，为 1 日量，分 2 次食之，连服 7 日。民间常用于肺痨咳血，效果明显。

（3）冬虫夏草 3 ～ 9g，百合、枸杞子各 30g，粳米 120g，砂罐文火炖至米化，分 2 次连药食之。大有补益肺肾之功，用于肺肾阴虚，喘息盗汗，小腿酸楚无力，心烦少寐等症，久服自见奇效。

（4）银柴胡、地骨皮、知母各 9 ～ 18g，水煎温服，或泡水当茶饮，滋阴清热，退蒸止汗。用于痨瘵阴虚，夜寐盗汗等症，有一定效果。

四十八、中风

【辨证施治】中风，重者突然仆倒，不省人事，同时半身不遂；轻者，无知觉出现口眼㖞斜，面颊肌肤不仁，即为此症。引起原因大致与火盛、气虚、湿痰、肝风内动等有关。此病多为现代医学之脑卒中，及早西医治疗，哪怕是一分一秒都很重要，尤其是脑出血、梗死，切不可盲目中药治疗，延误最佳治疗时间！此为扬长避短之举，患者至上之为，绝非轻视自己。调理康复，促使偏瘫恢复肢体功能，以及提早预防此病之发生，乃中医药优势，依然显著。

正气偏虚之人，肌表不固，经络空虚，外风入袭，营卫失调，导致风邪乘虚而入，壅阻脉络，引起肢体麻木，甚至半身不遂；肾阴不足者，心火旺盛，水不制火，火升血逆，或水不涵木，肝阳偏亢，甚至肝风内动，遂成中风；肥胖之体，痰湿素盛，炼液为痰，痰火壅盛，风动痰壅，上蒙清窍，脉络瘀阻，以致卒中昏仆，半身偏枯。此病多见于 40 岁以上身体偏胖之人，表里俱虚，加之七情过激，嗜酒熬夜，饮食肥厚，正虚湿盛，风火气逆，而致中风者居多。但亦见初生尚未满月、婴儿、7 岁、9 岁、13 岁孩童，身体偏瘦、素无痰火，亦无其他疾病，突然口眼㖞斜、半身不遂，而原因不明者，此我亲历，至今困惑。究其家史，并无中风及所谓高血压患者，因而至今不明其理。临证所见中风患者，体虚、湿痰、火盛、阳亢、情绪波动等引起者居多，往往互为影响，难以截然分开，而内风引起中风者，占绝大多数。

1. 中经络　症状为肌肤麻木不仁，肢体沉重，不经昏仆而猝然口眼㖞斜，甚至半身不遂，或兼有寒热、肢体拘紧等症，脉象多见浮缓或弦紧，治宜祛风养

草木皆为药——一名基层老中医 55 年中草药简易方

血、通经活络，方用大秦艽汤为主方，对证加减。

2. 中脏腑　症状多为突然昏倒，不省人事，轻者逐渐苏醒，重者续见鼾睡，或口眼㖞斜，或半身不遂，语音不利，甚至不能言语，吞咽困难等症，治法需分"脱""闭"二证，以别虚实用药。

3. 闭证　两手紧握，牙关噤闭，痰涎壅塞，声如拽锯，面赤气粗，脉来洪数弦劲，舌苔黄腻，此为闭证中之阳证，治宜清热豁痰、开窍醒神，方用至宝丹；若静而不烦，鼻起鼾声，脉沉而缓，舌苔白滑，此为闭证中之阴证，治宜芳香开窍，方用苏合香丸，均用鲜竹沥、生姜汁调服。若牙关噤闭不开，用乌梅擦牙法，口仍不开，可用鼻饲法，同时配合针灸、麝香线蘸香油焠相关穴位如颊车、地仓、大椎、十宣等穴，可促进苏醒。

4. 脱证　症状为目合口开，鼻鼾遗溺，甚至面赤如妆，汗出如油如珠，手足逆冷，脉微欲绝，苔多白滑，此为阳气暴脱之象，最为危急。急宜扶阳救脱法，方用参附汤加龙骨、牡蛎之类。如若既见脱证，又见痰涎壅盛，此为内闭外脱之象，急用三生饮，重加人参，以开闭固脱。

卒中应与"厥证""痫证"鉴别，厥、痫二证发病时大致症状与卒中相似，但无口眼㖞斜、半身不遂等后遗症。卒中急救之后，昏迷渐苏，如仍见口眼㖞斜、语言不利、半身不遂等症，则需辨别风、火、痰之偏盛，以及元气虚衰之轻重，对证施治。风则息之，火则清之，痰则豁之；虚衰视其气、血、精、津，辨其五脏之所属，适证调治，促其康复。

1. 内风偏盛　症见头痛眩晕，肢体麻木，脉象弦细，或见身热，手足拘急等症，治宜滋阴潜阳、镇肝息风，用大定风珠之类方。

2. 偏于火盛　头痛面红，口燥目赤，咽干口渴，烦躁易怒，便秘溺赤，舌质红绛，舌苔黄糙，脉来滑数或弦，治宜清肝泻火，方用天麻钩藤汤加羚羊角（代）、龙胆草、枳实、大黄、赭石之类。

3. 偏于痰盛　多见四肢麻木，语言不利，痰多胸痞，苔腻，脉滑，治宜涤痰为主，用涤痰汤为主方，对证加减。

4. 元气虚衰　面色㿠白，倦怠神疲，心悸气促，声喑难言，舌质淡红，脉多弦细，治宜滋阴助阳、补益元气，方用地黄饮子为主方，对证加减。

经过治疗之后，诸症逐渐平息，而遗半身不遂的，仍需进一步调治。偏于气虚者，治宜益气祛瘀、疏通经络，方用补阳还五汤、大活络丸之类；偏于血虚夹热者，治宜滋阴活血，方用四物汤加牡丹皮、红花、丹参、地龙、天麻、僵蚕之

240

类；口眼㖞斜者，方用牵正散治之，配合针灸治疗，可提高疗效。

上面提到，此病初起急救，长处在西医，预防及后遗症偏瘫等症的治疗，还应中药调治，配合针灸、按摩、气功等，可加快康复，其中自我锻炼，配合治疗，起关键作用。患者意志是否坚强，能否坚持锻炼，是功能能否恢复之重中之重。此病虽然普发、常见，但比较难治，尤其卒中初期，生存机会稍纵即逝，所以此病既险又难。其中尤须注意的是，反复中风，又给治疗带来难上加难。能在中风先兆症状如头痛、眩晕、耳鸣、指麻、舌强、唇颤、烦躁易怒等症出现时，能够及时到医院诊断治疗，大多都会转危为安。后期症状如偏瘫等，按以上调治，亦多能逐渐恢复正常。

【对证方药】

1. **大秦艽汤**　祛风养血，通经活络。主治卒中手足不能运掉，舌强不能言语，风邪散见，不拘一经者。秦艽 15g，石膏 24g，当归、白芍、川芎、生地黄、熟地黄、白术、茯苓各 15g，甘草 6g，黄芩、防风、羌活、独活、白芷各 12g，细辛 3g，或因人对证加减，水煎加生姜汁、鲜竹沥各 15～30mL 温服。

2. **至宝丹（中成药）**　清热豁痰，芳香开窍。用于卒中闭证，猝然昏仆，牙关噤闭，两手紧握，痰壅面赤，声若拽锯等症。由犀角（代）、牛黄、玳瑁、龙脑、麝香、朱砂、琥珀、雄黄、安息香、金银箔组成。每服 3～6g，鲜竹沥、生姜汁和服。

3. **苏合香丸（中成药）**　方见"厥证"下。温开通窍，行气化浊。用于卒中寒闭，猝然昏倒，牙关噤闭，痰涎壅盛，不省人事，或腹痛肢冷等症。每服 3～6g，用生姜汁、鲜竹沥调服。

4. **参附汤**　温肾助阳，益气固脱。用于卒中之脱证，目合口开，汗出如油如珠，手足逆冷，鼻鼾遗尿，脉微欲绝等症。人参 30～90g，附子 15～24g（先煎），加龙骨、牡蛎、生黄芪、大枣、白术各适量，文火缓煎浓汁，分次温服。

5. **三生饮**　开闭固脱。主治卒中痰厥，脱证痰盛，既见脱象，又痰涎壅盛，昏愦不语，不省人事等症。生南星 30g，生川乌（去皮）、生附子各 15g，木香 6g，为末，每用 30g，同人参 30g 浓煎温服。

6. **大定风珠**　滋阴潜阳，养血息风。用于内风偏盛，久热不已，头痛眩晕，四肢麻木，手足拘急，舌绛苔少，脉象虚细等症。生白芍 18g，阿胶 12g（烊冲），生龟甲 12g，干地黄 18g，胡麻仁 9g，五味子 6g，生牡蛎 18g，麦冬 18g，炙甘草 12g，生鸡子黄 2 个，生鳖甲 12g，水煎去渣，入鸡子黄搅匀，温服。气虚而喘者加人参；自汗加龙骨、人参、浮小麦；心悸加茯神、人参、浮小麦。余随症。

7. **天麻钩藤汤** 方见"头痛"下。清肝凉肝，泻火潜阳。用于卒中，肝火过旺，头痛目赤，烦躁易怒，咽干口苦，便秘溺赤者。原方加羚羊角（代）、龙胆草、枳实、大黄、赭石各适量。

8. **涤痰汤** 涤痰通窍。用于中风痰盛，舌强不语，四肢麻木，胸脘痞闷，苔腻，脉滑者。姜半夏、胆南星各 12g，橘红、枳实、厚朴各 15g，茯苓 18g，人参 12g，石菖蒲、远志、竹茹各 15g，甘草 6g，生姜 3 片，水煎温服。四煎宽水，加陈醋 250mL，适温泡足。

9. **地黄饮子** 滋阴助阳。用于中风元气虚衰，面色㿠白，神疲倦怠，心悸气短，舌暗不能言，足软不能行，舌淡脉细者。熟地黄 24g，巴戟天、山茱萸、肉苁蓉各 15g，附子、肉桂各 9g，石斛、茯苓、石菖蒲、远志、麦冬各 15g，五味子 6g，水煎温服。气虚加黄芪 24g，人参 15g；脾虚加白术、山药各 15g；纳差加陈皮、砂仁各 9g；血虚加当归 15g，阿胶 9g（烊冲）；心悸加茯神、酸枣仁、龙眼肉各 15g。余随症。

10. **补阳还五汤** 益气祛瘀，活血通络。用于中风偏瘫，半身不遂，因于气血失和者。黄芪 60g，川芎、当归尾、赤芍各 15g，地龙、桃仁、红花各 9g，加甘草 6g，大枣 5 枚，以调和养营。水煎温服。如嫌药效不足，可用此汤送服大活络丸（丹）适量，其效大增。

11. **大活络丹（小活络丹亦可）** 温经散寒，活血通络。用于中风偏瘫，半身不遂，风湿麻木，关节疼痛，日久不愈，经络中痰湿死血，四肢肿痛冷木等症。《兰台轨范》方药味繁多，他方略有出入，个人难以配制，药味略。每服 3～6g，可用上方煎汤送服，以提高疗效。

12. **四物汤** 方见"血证"下。加牡丹皮、红花、丹参、地龙、僵蚕、天麻、钩藤、鸡血藤各适量，以凉血清热、活血通络。水煎温服。药渣再煎，加陈醋泡足。或先将药渣加陈醋、白酒各适量，加热敷患处，而后泡足。

13. **牵正散** 祛风痰，通经络。主治风中经络，口眼㖞斜，面部肌肉抽动麻木者。白附子、僵蚕、全蝎各 30g，共为细末，每服 3～6g，温酒调下，日服 2 次。面部抽掣颤动者，可酌加天麻、钩藤、蝉蜕、防风、秦艽、当归尾各 30g，红花 15g，合并上 3 味同研细末，服法可适当加量至每次 6～9g，日服 2 次，以增强疏风通络、活血行瘀之功。

14. **简便方** 祛风通络，活血舒筋。用于中风偏瘫，半身不遂，肢体僵硬，活动不便，血压稳定者。

（1）制草乌 60g，穿山甲 30g，红花 120g，共为细末，每服 3g，日服 2 次，淡黄酒送服。

（2）三七 120g，丹参 180g，地龙 90g，鸡矢藤 300g，共为细末，每服 6～9g，日服 2 次，温开水送服。适宜于肢体强痛，活动不便，或兼头痛眩晕等症。

（3）天麻、钩藤、当归、桂枝各 90g，制马钱子霜 18g，共为细末，每服 3g，日服 2 次，温开水送服。作用同上方，通络之功更强。但不宜服量过大，因为马钱子有大毒。用法及功效同上方。

（4）老鹳草 15～24g，水煎温服；另用老鹳草不拘多少，研为粗末，用陈醋、白酒各半调湿润，加热布包，热敷患肢僵硬疼痛或麻木处，冷则随换，每次敷 1 小时左右，谨避风寒。有祛风除湿、活血通络之功。适于关节僵硬，肢体麻木，或肿胀疼痛等症。

（5）生川乌、生草乌、羌活、独活、白芷、麻黄、桂枝、红花、赤芍、细辛各 60g，野西瓜 300g，共为粗末，白酒调稠糊，敷于麻木僵硬或肿胀疼痛处，干则用白酒洒之，保持湿润，需要保温，一日一换。大有祛风湿、通经络、活血止痛之功。用于中风偏瘫，寒湿痹痛，麻木不仁，关节肿胀，或肌肉冷木不温，关节僵硬，活动不便等症，效果较为明显。仅限外用，严禁内服！

《沉疴治悟录》疼痛证治下痛痹、陈伤关节僵硬诸方，均可对证选用。《医门课徒录》熏洗、热敷诸方，亦多有对证适应之方，可根据病情选用。简便方甚多，对证皆有一定效果，配合锻炼，作用更佳。

四十九、虫积

【**辨证施治**】虫积，《诸病源候论》有三虫、九虫之说，而最为常见的有蛔虫、蛲虫、寸白虫三种。多由饮食不洁引起，如生食瓜果，吃不熟蔬菜，以及间接通过衣被、手指不洁等，皆可将虫卵带进口中。而寸白虫则由偶食未熟之猪、牛肉类所致。脾胃虚弱或湿热积滞为致病内因。

1. **蛔虫** 胃中嘈杂，脐腹疼痛，甚至痛时脐腹部位隆起，口吐成虫，时发时止，痛止后饮食如常，鼻孔发痒，寐中错牙，面黄肌瘦，面部、白睛生虫斑，白睛色见淡蓝，偶尔大便带出蛔虫等，治宜健脾驱虫，方用追虫丸、乌梅丸之类。

2. **蛲虫** 多寄生于直肠，夜间肛门发痒，内服使君子大黄粉，外用百部煎水灌肠。

3. **寸白虫** 食欲不振，腹痛，呕吐，下痢等，日久可见头痛，心悸，面色萎黄等，内裤、衣被、粪便偶可见到虫节，驱虫用槟榔汤。

西药驱虫服用方便，效果可靠安全。中药调治虫积引起的脾胃虚弱、食少消瘦、正气不足、精神欠佳等症，效果显著。仍按传统治法，下列数方，以备临证参考选用。

【对证方药】

1. **追虫丸加味** 健脾驱虫。用于驱除蛔虫，健脾化积，止腹痛。槟榔、雷丸各 12g，南木香 9g，苦楝根（有毒！用量须慎）、皂荚各 3g，黑丑 6g，茵陈 15g，加使君子肉 12g，酒大黄 6g，白术 15g，陈皮 9g，山药、党参各 18g，甘草 6g，大枣 5 枚。水煎服、为丸服均可。

2. **乌梅丸** 驱虫散寒，益气养血。用于虫积腹痛，面黄肌瘦者。乌梅 15g，黄连、黄柏、桂枝、附子、干姜、蜀椒各 6g，细辛 3g，当归、人参各 15g。服法同上。

3. **验方二味驱虫散** 用于驱除蛲虫。使君子肉 80g，大黄 10g，共为细粉，每 1 岁服 0.3g，按岁增加，最多不超过 3.1g，连服 6 日。另用百部 30g 煎汤灌肠，每晚 1 次，连用 5 天。

4. **槟榔汤** 用于驱除寸白虫。槟榔 15g，小儿酌减，水煎服。

5. **家传驱虫消积健脾散** 驱虫健脾，滋养气血。用于驱虫之后，或患虫积之前，脾胃虚弱，食少消瘦，气血不足，精神委靡，小儿疳积，易患感冒，消化不良等症。醋制鳖甲、醋制龟甲、炙穿山甲各 15g，槟榔 18g，炒白扁豆、炒枳壳、焦白术、云茯苓各 15g，煨木香、酒炒黄芩各 12g，地骨皮、连翘、焦山楂肉、陈皮、净砂仁、炒鸡内金、微炒使君子肉、榧子各 15g，人参 18g，炒山药、当归身、龙眼肉各 15g，炙甘草 9g，共为细末，黄小米、大枣各 150g，煮至米化，去枣皮及核，和上药为丸梧桐子大，每服 9g，小儿酌减，日服 2 次，稀粥或枣汤送服。

简便方省略。因为平常之物驱虫几乎无效，有效的大多有毒，甚至有大毒。例如苦楝根，20 世纪 50 年代一很有名的老中医用此药给其孙子驱虫，结果其 12

岁孙子中毒而亡！悲剧不能重演，因而不安全之方，概拒门外。

五十、疝气

【辨证施治】疝气，前人分为寒、水、筋、血、癫、气、狐七疝。除筋疝、血疝为外科疾患外，其余多指腹中攻撑作痛、少腹痛引睾丸坠痛之疝气。《内经》认为疝气是"任脉为病"，任脉起于中极之下会阴部，上出毛际深部。任脉依附于肝经，肝经络于阴器，因而疝气与肝经相关。具体辨治如下。

寒疝：寒气侵入腹内或寒冷涉水，阴寒凝聚，而成寒疝。阴囊清冷，失于温软，睾丸时痛，治宜温经散寒，方用暖肝煎加吴茱萸、干姜、炮附子之类。

水疝：水湿聚于囊中，蕴久化热，水不下行，而成水疝。阴囊色红肿痛，小便短赤不利，治宜清热利湿，方用大分清饮加黄芩、黄柏、龙胆草、琥珀、通草之类。若阴囊肿如水晶，少腹按之有声，当行水消肿，用禹功散加味。

癫疝：湿伤于下，留而不去，气滞血瘀，而成癫疝。阴囊肿大，形如升斗，不痛不痒，治宜行气消坚，方用济生橘核丸加味。

气疝：劳力过度，或号哭愤郁，气失疏泄，肝气郁结，易成气疝。气坠少腹，下及阴囊，睾丸偏坠而痛，治宜疏肝理气，方用天台乌药散为主方，对证加减。

狐疝：气虚不能固摄，睾丸时上时下，小腹与睾丸疼痛，乃成狐疝。睾丸时上时下，卧则上升入腹，行或立则下入阴囊，治宜补中升陷，方用补中益气汤为主方，对证加减。

【对证方药】

1. 暖肝煎　方见"腹痛"下。加减同上述。

2. 大分清饮　清热利湿。用于热极瘀积，小便不利，睾丸肿痛，蓄血淋闭等症。茯苓、泽泻、木通、猪苓、栀子、枳壳各 9～15g，车前子 15～30g，水煎微温服。热甚加黄芩 15g，黄柏、龙胆草各 12g，生地黄 24g，通草 9g，牡丹皮、琥珀各 12g；大便秘结加大黄 9g；热郁蓄血腹痛加红花、桃仁、青皮各 9g，八月札 15g，木香 9g。

3. 禹功散　行水消肿。用于阴囊肿亮，状若水晶，少腹按之有声等症。黑丑 9g，小茴香 12g，加紫苏叶、泽泻、茯苓各 12g，八月札、野葡萄藤、寻骨风各 15g，以增强利湿消肿、散瘀止痛之功。水煎温服。

4. 济生橘核丸　疏肝散瘀，行气消坚。用于癫疝阴囊肿大，大如升斗，不痛不痒，或痛引少腹等症。橘核30g，川楝子、海藻、昆布、海带、桃仁、延胡索、厚朴、枳实、木通各18g，桂心9g，木香15g，加八月札、沉香、乌药、荔枝核、小茴香各15g，以增强疏肝理气功效。共末为丸服，每次6～9g，日服2次，温开水送服。或因人对证，适当减量，水煎服亦可。

5. 天台乌药散　疏肝理气，散寒止痛。用于气疝，睾丸偏坠，上至小腹，下及阴囊牵引疼痛等症。乌药、木香、小茴香、高良姜各15g，槟榔2个，青皮15g，川楝子10个，巴豆70粒（先将巴豆打破，同川楝子、麦麸15g，同炒至焦黑，去净麦麸及巴豆），共为细末，每服3g，日服2次，温开水送服。

6. 补中益气汤　方见"劳倦"下。补中升提，益气举陷。主要用于脾虚气陷、中气不足引起的脱肛、子宫脱垂、气陷气短等症。如睾丸及小腹牵痛者，可加乌药、橘核、八月札、小茴香之类。水煎温服，或为末服、蜜丸服均可。

7. 简便方　疏肝理气缓痛。适宜于疝气小腹坠痛或睾丸胀痛等症，可减轻或缓解疼痛。

（1）枸橘干品12g（鲜品18g），开水泡服。

（2）小茴香籽或叶、根、秸秆均可，籽干品9g（鲜品15g），其余干品18g（鲜品60g），开水泡服。

（3）橘叶或佛手叶干品15g（鲜品30g），开水泡服。

（4）寻骨风6g，橘核15g，开水泡服。

（5）乌药12g，木香、青皮各5g，开水泡服。

（6）香附、荔枝核各15g，柴胡、川楝子各6g，水煎温服。

（7）八月札18g，开水泡服。

五十一、脚气

【辨证施治】脚气，主要表现为两脚麻木，行动不便，或肿或不肿，先从脚起，故名。导致此症的原因，多为常坐卧于潮湿之地，风湿毒气侵袭，流注足胫，阻滞经络，气血不得宣通，久之形成脚气；或恣食甘肥，嗜酒无度，多食腥辣油腻，致使湿热壅盛，脉络瘀阻，而成此症；或者移居外地卑湿之处，不服水土，日久则患脚气者，亦不鲜见。其病初起，仅感两脚软弱无力，或肿或不肿，或麻木不仁，或缓纵不遂，或蜷缩挛痛，如病势渐进，则顽麻上及少腹，甚或唇指麻木，重者上气喘急，呕吐不食，胸脘满闷等。常分干、湿二种，辨证施治。

1. **湿脚气**　水湿偏盛，两足及胫水肿重着，行动不便，小便不利或频数，病势渐进，则少腹肿满，但肿势很少及于周身。若兼有风寒，则麻痹走痛，形寒胫冷；若湿蕴化热，则两足多不发冷畏寒，苔多黄腻，脉象濡缓。治宜辛温逐湿，行气舒筋，方用鸡鸣散为主方。兼风寒者，加防风、羌活之类，以散风寒；湿热蕴结者，加入清热利湿之味，如黄柏、防己、薏苡仁、木通之类。

2. **干脚气**　热重血燥，两胫不肿，但日渐枯燥，或挛急疼痛，或顽麻不仁，饮食减少，时或干呕，小便热赤，舌质淡红，脉来弦滑，治宜和营活血、利湿清热，方用四物汤加川牛膝、木瓜、黄柏、知母、薏苡仁之类。

无论干、湿脚气，若病程中突然出现呼吸急促，呕吐不食，心悸烦渴，甚则神志恍惚，言语错乱，鼻煽唇紫，面色晦暗者，即为脚气冲心之危象，亟以下气泄毒，寒湿偏重者用吴茱萸汤，热甚者用犀角散。

在治疗脚气过程中，如若患者出现胸腹满闷症状，即为脚气冲心先兆，须防出现危症。胸腹宽舒，诸症虽重，尚无大碍；若诸症渐解，而胸腹不适者，仍须注意。"不问脚，须问腹如何"之说，在诊治脚气时，需要加以留神。

【对证方药】

1. **鸡鸣散**　祛湿解毒，行气舒筋。用于湿脚气，双足胫水肿重着，畏寒胫冷，麻痹走痛等症。槟榔 7 枚（切片），橘红、木瓜各 30g，吴茱萸、紫苏各 9g，桔梗、生姜各 15g，水 3 碗，文火煎至 1 碗半，倾出药汁，再入水 2 碗，煎至 1 小碗，两煎相合，次日五更，分三五次冷服之，冬月天寒稍温服，服至天明，当下黑粪水，即是肾家所感寒湿之毒气。若得黑粪水，勿再服。兼感风寒与湿热蕴结者，增益药味同上述。

2. **四物汤**　方见"血证"下。四物汤养血活血润燥，加牛膝、木瓜、黄柏、知母、薏苡仁、红花、鸡血藤、木通之类，以清热燥湿、活血通络，用以治疗干脚气之湿热蕴结证，足胫红肿疼痛，小便不利或频数者。水煎温服。药渣再煎，微温泡足，以促进活血化湿、消肿止痛之功。

3. **吴茱萸汤**　温散寒湿，泄毒除满。用于脚气无论干湿，足胫逆冷，呼吸急促，胸腹胀满，呕吐不食，面色晦暗之危症，脚气冲心者。吴茱萸 9g，人参 12g，大枣 9 枚，生姜 5 片，加木瓜、槟榔各 15g，水煎温服。

4. **犀角散**　泻火凉血，下气降逆。用于脚气无论干湿，病情危急，呼吸急促，心悸烦渴，语言错乱，胸脘胀满，气逆呕吐等症，脚气冲心之险症。犀角

6g（磨汁兑服。可用水牛角 15 ~ 30g 替代，或用玄参、生地黄、牡丹皮、紫草、赤芍各 9 ~ 15g，羚羊角粉 3 ~ 6g 分 2 次吞服，以替代本品），枳壳、防风各 12g，沉香 6g，紫苏梗、槟榔、麦冬各 15g，木香 9g，赤茯苓 15g，水煎服、为末服均可。药量应视病情轻重缓急加减，汤剂起效最速，散剂次之，丸药最缓。水煎服，药渣宽水再煎，微温泡足，可直接疏解湿热毒邪，减轻症状。

5. 单验方　作为干、湿脚气之辅助治疗，均有一定消肿止痛效果。

（1）赤小豆同鲤鱼煮食。

（2）花生米、赤小豆、大枣同煮食。

（3）米糠浓煎汁煮粥食。

（4）木瓜 120g，明矾 30g，煎水熏洗，消肿止痛，二三次即可见效。

（5）大槟榔 1 个（9 ~ 15g），研细末，童便、生姜汁、温酒各约 20mL 混合，调服槟榔末，用于脚气冲心，有一定效果。

（6）木瓜 30g，薏苡仁 60g，槟榔 30g，水煎，内服少量，外用泡足。祛湿舒筋，消肿止痛。

跋

  我庆幸有一位知识渊博、为人谦和的秀才祖父，是他教我做人以仁、做事以诚。我入医门，乃祖父教读《素问》开始，脑海里自幼刻下"岐黄"二字。《黄帝内经》一书，是我一生最大靠山。10岁以后，父亲便教我国医相关知识，如药性、汤头、四诊、医理等，同时进入深山认药，长达数载。此间对于兵书哲理，饶有兴趣，读过《孙子》《易经》等多种名著，因为侦敌犹诊疾，用药如用兵。年不及二旬，即初涉临证。行医五十余载矣，依然诚惶诚恐，如履薄冰。大病常疾，从不敢稍失谨慎。每获痊愈之疾，仅作励进；疗效不如意料时，必首责己身。我已年逾七旬，来诊者有增无减，时间、精力已感不足。虽然心无他顾，一意行医，然而所诊之疾，多杂而难，压力之大，不言自喻。常病尚且不论，顽疾令人费神。譬如各种癌症、不孕不育等症，其治疗之难，令人寝食难安，甚至心身憔悴。无奈医者父母心，明知能力有限，还得竭力而为。因为患者恳请，却之于心不忍。唯有勤勉励进，不断寻求有效之方。每遇难克之疾，汗颜有负先人。然而，不能得心应手治病，岂能心安？纵然百般努力，对于顽症而言，手无利器，岂能克敌？虽然，已经治愈不少疑难险症，如产妇、婴儿破伤风生命垂危，欲截肢患者，哮喘年久不愈，少数肺癌、胰腺癌，无数男女不孕不育，帕金森病等。千里之外患者不断来诊，但我从未有过丝毫欣慰。因为按医道圣贤之要求，依然相距甚远。许多疑难杂症，总感医技不佳，力不从心。仅怀恻隐之心，而无回天之术，岂不有负众生？

  暮年来临，在不碍应诊之余，将终生所学、所用、所记，选其屡验实效者，反复斟酌整理，去其雷同，择其较为满意者，付诸愚作。诸多内容，皆加以合并修订。对于癌症治疗点滴体会，仅作初探小结。由于此类疾病日增，无奈亦将很不成熟之经验，亦纳入此稿，旨在抛砖引玉，期待同仁指点，寄希提高疗效。51种病症传统治法，为30年前初稿，重修续入，有望继续提高疗效；部分单味药治验及担当重任之药举要等内容，均为个人数十年经验之谈。不揣鄙陋，完成晚年唯一心愿，寄望后人收藏，于己于人，应有裨益。因为不属一时书稿，虽经重修，但语言、格式仍有差异。因为闲暇时间奇少，加之知识所限，又不会写作，书中偏颇、舛错难免。能得到国医先辈赐教，读者指正，实感幸甚！

周正祎

时在甲午年孟冬于西苑医院旧宅